Pamela Emmerling

Ärztliche Kommunikation

Pamela Emmerling

Ärztliche Kommunikation

Als Erstes heile mit dem Wort ...

Mit 6 Illustrationen von Gittasree Dutta

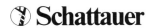

Pamela Emmerling
lerntechnik.emmerling@gmx.de
www.balancekonzept.de

Bibliografische Information der Deutschen Nationalbibliothek
Die Deutsche Nationalbibliothek verzeichnet diese Publikation in der Deutschen Nationalbibliografie; detaillierte bibliografische Daten sind im Internet über http://dnb.d-nb.de abrufbar.

Besonderer Hinweis:
In diesem Buch sind eingetragene Warenzeichen (geschützte Warennamen) nicht besonders kenntlich gemacht. Es kann also aus dem Fehlen eines entsprechenden Hinweises nicht geschlossen werden, dass es sich um einen freien Warennamen handelt.
Das Werk mit allen seinen Teilen ist urheberrechtlich geschützt. Jede Verwertung außerhalb der Bestimmungen des Urheberrechtsgesetzes ist ohne schriftliche Zustimmung des Verlages unzulässig und strafbar. Kein Teil des Werkes darf in irgendeiner Form ohne schriftliche Genehmigung des Verlages reproduziert werden.

© 2015 by Schattauer GmbH, Hölderlinstraße 3, 70174 Stuttgart, Germany
E-Mail: info@schattauer.de
Internet: www.schattauer.de
Printed in Germany

Projektleitung: Ruth Becker
Lektorat: Katharina Sporns-Schollmeyer, Berlin
Umschlagabbildung: Paul Klee, „Disput", Öl auf Leinwand, 1929
Satz: Satzpunkt Ursula Ewert GmbH, Bayreuth
Druck und Einband: Himmer AG, Augsburg

Auch als E-Book erhältlich:
ISBN 978-3-7945-6797-3

ISBN 978-3-7945-2974-2

Geleitwort

Das Gespräch zwischen Arzt und Patient ist ein Kernbestandteil jeder ärztlichen Behandlung. Die Kommunikationsfähigkeit ist somit eine ärztliche Kernkompetenz. Der Erfolg einer medizinischen Behandlung hängt oft in erheblichem Maße davon ab, wie der Arzt Vertrauen schaffen, Diagnose und Therapie erläutern, den Patienten motivieren und auf seine Ängste eingehen kann. Studien belegen zudem, dass gelungene Kommunikation ein wesentlicher Faktor für den Behandlungserfolg und entscheidend für die ärztliche Berufszufriedenheit ist.

Es zählt zu den zahlreichen Irrtümern über das Wesen der Kommunikation, die sich hartnäckig halten: Kommunizieren kann man oder man kann es eben nicht. Kommunikation ist ganz einfach – reden kann schließlich jeder. Insbesondere im Medizinstudium hat aber mittlerweile ein Umdenken stattgefunden: Angebote zur Schulung der ärztlichen Kommunikationskompetenz sind mittlerweile vielerorts selbstverständlich. Die Studierenden sollen also möglichst frühzeitig lernen, wie wichtig es beispielsweise ist, die Körperhaltung ihrer Patienten zu beachten, Nähe und Distanz zu dosieren, offene Fragen zu stellen und aktiv zuzuhören.

Darüber hinaus gibt es auch während der Facharztweiterbildung und im Berufsalltag die zunehmende Notwendigkeit, sich mit der Thematik auseinanderzusetzen. Sei es, um vorhandene Kenntnisse zu vertiefen und spezifische Erfahrungen aus dem Berufsalltag zu reflektieren. Die in diesem Band anhand von Beispielen aus Klinik und Niederlassung anschaulich dargestellten Theorie- und Denkansätze werden Ihnen dabei sicherlich eine wertvolle Unterstützung sein.

Jenseits von individuellen Fähigkeiten kann die ärztliche Kommunikation ihre positive Wirkung aber nur dann entfalten, wenn die Rahmenbedingungen stimmen. Davon ist unser Gesundheitssystem noch weit entfernt. Die Ökonomisierung der Medizin greift um sich. Eine überbordende Bürokratie verschlingt kostbare Arbeitszeit, die eigentlich den Patienten gehören sollte. Der Mangel an Arztstunden und der demografische Wandel tun ihr Übriges. Hinzu kommen Vergütungssysteme, welche das Gespräch mit dem Patienten nicht ausreichend vergüten. Es ist höchste Zeit, dass der Gesetzgeber diese Fehlentwicklungen korrigiert. Auch darüber müssen wir reden.

Prof. Frank Ulrich Montgomery
Präsident der Bundesärztekammer

Vorwort

Mit zwei Fragen wurde ich in den Seminaren und Trainings über Ärztliche Kommunikation immer wieder konfrontiert:
„Warum weiß man von all dem so wenig, wenn es doch so nützlich ist?"
Und:
„Gibt es dazu Bücher?"
In den vergangenen zehn Jahren durfte ich mit vielen hundert Medizinern im Themenbereich Kommunikation arbeiten. In Ärztekammern, Kliniken und Praxen gab es großen Bedarf zu Fragen der gelingenden Informationsübermittlung, der Konfliktlösung und der Teambildung. Ob Praxismanager oder Facharztprüfer, alle erlebten in ihrem Arbeitsalltag einen Mangel an wirksamen Kommunikationsstrategien.
Meine Impulse zu diesem Themenkreis wurden mit großem Interesse angenommen und nach kurzer Zeit ergab sich eine produktive Seminararbeit. Und die Rückmeldungen zeigten überdurchschnittlich gute Ergebnisse. Viele Teilnehmer berichteten, dass ihnen die Impulse eine große Hilfe im praktischen Alltag waren.
Erst viel später erkannte ich, dass diese hoch qualifizierten Mediziner in ihrer Ausbildung kaum etwas mit Kommunikation zu tun gehabt hatten. In der Oberstufe hatten sie zuletzt vom Vier-Ohren-Modell von Schulz von Thun gehört, aber niemand hatte sie auf die konkreten Anforderungen der Kommunikation in ihrem Arbeitsalltag vorbereitet.
Auch in den Fort- und Weiterbildungen gab es nur wenige Angebote zu diesem Thema. Aber wenigstens Literatur musste es doch geben? Bei meinen Recherchen fand ich einige großartige Werke, die ich auch in diesem Buch zitiere, aber manche Autoren hatten übersehen, wie knapp die Zeit der meisten Ärzte ist. Neben dem Beruf zu lernen, verlangt schon viel Disziplin.
Ein starker Helfer bei der Motivation ist der Humor. „Seien Sie heiter und das meine ich ernst!", so hieß ein Seminar für medizinische Führungskräfte. Der relativ junge Trend, Humor als Führungsstrategie einzusetzen, wird in diesem Buch, wann immer es angemessen scheint, realisiert. Die Aufgabe der Ärztlichen Kommunikation nehmen wir so ernst, dass es gut tut, wenn man es leicht verständlich angeht.
Techniken sind austauschbar, Menschen sind einzigartig. Deshalb wurde eine Vielfalt an Wegen dargestellt, aus der sich der Einzelne seinen individuellen Pfad erstellen kann.

Meine Familie hat mich mit vielen naturwissenschaftlichen und neurobiologischen Impulsen unterstützt und durch ihre Liebe getragen.
Der Schattauer Verlag hat mir ein Vorbild wie Bernhard Lown, eine gelungene Betreuung durch Ruth Becker und ein wunderbares Lektorat durch Katharina Sporns-Schollmeyer geboten.

Aber eigentlich sind es die vielen Ärzte gewesen, die mich mit ihren Fragen auf den Weg brachten: Sie haben so viel Wichtiges zu sagen, da gehört es sich doch, dass man ihnen die besten Techniken zur Verfügung stellt, die man einsetzen kann.

So entstand dieses Buch.

Da ich selbst ab und zu Patientin bin, wünsche ich ihm von Herzen Erfolg.

Falkensee, im August 2014 **Pamela Emmerling**

Und das sagen Ärzte

„Frau Emmerling hat mit ihrer Hilfe zur Selbsterkenntnis meinen Kursteilnehmern im Prüfungsvorbereitungskurs zum Facharzt für Plastische Chirurgen die nötige Ruhe und Kraft, und mit der Kommunikationsfähigkeit den Schlüssel zum Erfolg vermittelt. Ich werde seither von Prüfern und Prüflingen auf die Wirksamkeit der von ihr vermittelten Kursinhalte angesprochen. Ich danke im Namen aller beteiligten ärztlichen Kolleginnen und Kollegen, die dauerhaft davon profitieren durften!"

Dr. med. Dirk Cichon, Herne
Facharzt für Plastische und Ästhetische Chirurgie

„In expandierenden Praxen mit unterschiedlichen Standorten sind es die Schnittstellen und die Veränderungen, die Probleme machen können. Frau Emmerlings These, dass gelingende und positiv gestaltete Kommunikation das Fundament für eine erfolgreiche Zusammenarbeit ist, konnten wir in regelmäßigen Teamtrainings praktisch erleben. Und Spaß hat es uns allen auch noch gemacht."

Dr. med. Andreas Deimling, Schleswig
Facharzt für Innere Medizin und Pneumologie

„Sicherlich ist es eine Herausforderung für uns Ärzte, die zahlreichen in diesem Buch vorgeschlagenen Änderungen umzusetzen. Aber wenn wir es denn wollen, können wir sehr viel für unseren Arbeitsalltag daraus ziehen. Und wenn nur eine kleine Veränderung etwas Positives wie z. B. eine Erleichterung im Umgang mit unseren Patienten bewirkt, dann ist ein Anfang gemacht, und der kann sich fortsetzen."

Michaela Matthiesen-Lieber, Wedel
Fachärztin für Allgemeinmedizin

Inhalt

1 »Reden kann doch jeder« 1

    1.1 Was Patienten hören wollen 1

    1.2 Fünf Thesen zur Kommunikation 3
        1. Gute Kommunikation ist erlernbar 3
        2. Erfolgreiche Kommunikation spart Zeit und Geld 3
        3. Positive Kommunikation macht Spaß 4
        4. Gute Kommunikation steigert die Adhärenz 4
        5. Gelingende Kommunikation ist Heilen 4

    1.3 Begegnung ohne Worte 5

    1.4 Gebrauchsanweisung für »Ärztliche Kommunikation« 6

    1.5 Navigationshilfe zu »Ärztliche Kommunikation« 7

2 Kommunikationsexperten als Helfer in der Sprechenden Medizin 9

    2.1 Pareto – optimierter Zeiteinsatz 11

    2.2 Mehrabian – wir sind alle Augenmenschen 13
        Was bedeutet das für die Ärztliche Kommunikation? 15

    2.3 Satir – von den vielen Gesichtern 16
        Trösten und Beschwichtigen 17
        Drohen und Anklagen 17
        Rationalisieren 18
        Ablenken 18

    2.4 Watzlawick – von guten und schlechten Wirklichkeiten 21
        Man kann nicht nicht kommunizieren 22
        Jede Kommunikation beinhaltet einen Inhalts- und einen Beziehungsaspekt 22

Die Natur einer Beziehung ist durch die Interpunktion
der Kommunikationsabläufe seitens der Partner bedingt 23
Zwischenmenschliche Beziehungsabläufe sind entweder
symmetrisch oder komplementär 23

2.5 Schulz von Thun – Kommunikation hoch vier 24

2.6 Rogers und Gordon – bei Problemen zuhören.................... 27
1. Echtheit... 28
2. Wertschätzung 28
3. Empathie.. 28

2.7 Emotionale Intelligenz – die heilende Macht der Gefühle 31

2.8 Gewaltfreie Kommunikation – von Giraffen und Wölfen 34
Wie muss eine Erfolg versprechende Bitte aufgebaut sein?........ 38

2.9 Salutogenese – veränderter Blick auf Gesundheit 40

3 »Du Patient« – andere verstehen............................. 45

3.1 Riemann-Thomann-Modell – »Wer sitzt denn da?« 47
Der Dauer-Mensch 48
Der Wechsel-Mensch 49
Der Distanz-Mensch....................................... 50
Der Nähe-Mensch 50
Am Rande einer ausgeglichenen Balance 54
Typengerechte Kommunikation 55

3.2 Ich bin o.k. – Selbstbewusstsein reloaded 56
Optimale Anwendung von »Ich bin o.k., du bist o.k.« 58

3.3 Transaktionsanalyse – schön erwachsen bleiben 61
Die Kind-Ichs.. 62
Die Eltern-Ichs... 65
Das Erwachsenen-Ich 67

3.4 Körpersprache – Schultern lügen nicht......................... 69
Sind wir uns über unsere körpersprachliche Wirkung im Klaren? . 70
Das Gegenüber spiegeln 71
Verbal kontra nonverbal.................................... 72

Inhalt

- 3.5 Mit dem Dritten – ... spricht man besser 73
- 3.6 DISG® – Verständnis vierfarbig 76
  - Auswertung von DISG® 79
  - DISG® und Patientenkommunikation 81
- 3.7 Zuhören – aktiv kommt man weiter 84
  - Schrittweise das Aktive Zuhören lernen 86
  - Fallstricke des Aktiven Zuhörens 87
  - Paraphrasieren und Verbalisieren 89
- 3.8 Halo – wie man einen Heiligenschein vermeidet 90
- 3.9 Metakommunikation – »Gut, dass wir darüber gesprochen haben« 92
- 3.10 Eisberg-Modell – Talkshow auf der Titanic 95
  - Was nutzt das Eisberg-Modell im medizinischen Alltag? 97

4 »Ich Arzt« – sich selbst verstehen 99

- 4.1 Gewohnheiten – business as usual 101
- 4.2 Johari – vom blinden Fleck 103
- 4.3 Antreiber – Motor oder Quälgeist? 105
  - Der Antreiber-Test 106
  - Die Auswertung des Antreiber-Tests 109
  - Optimieren statt antreiben lassen 111
  - Antreiber und Kommunikation 112
- 4.4 Rollenangebote – Praxis als Bühne 113
  - Die Rolle des Arztes im Wandel 114
- 4.5 Dramadreieck – Trio infernal 118
  - Der Verfolger 119
  - Das Opfer 120
  - Der Retter 120
  - Die eigene Rolle im Dramadreieck 121
  - Lösungen für Verfolger, Opfer und Retter 122
  - Die Rollen des Dramadreiecks aus Sicht der Transaktionsanalyse .. 123

	4.6	Inneres Team – you'll never heal alone 125
		Schrittweise das Innere Team teamfähig machen................ 126
	4.7	Feedback – wenn das Fremdbild dem Selbstbild hilft 128
	4.8	Rosenthal – von Mäusen und Menschen 132
	4.9	Zeit – one moment in time 133

5 »Wir Team« – Kommunikation für alle 137

- 5.1 Fragetechnik – nur wer fragt, findet Antworten 138
  Verschiedene Möglichkeiten zu fragen 140
- 5.2 Bambus – stabile Stärke durch Flexibilität 144
- 5.3 Strokes – Hunger nach Zuwendung 147
  Strokes – ihre Bedeutung und wie sie vermittelt wird 148
  Strokes und die Bedingungen, die Kultur und Erziehung
  hervorbringen – was Sie vermeiden sollten.................... 150
  Verantwortung des Arztes als Stroke-Geber 150
- 5.4 VW-Regel – weiterkommen durch Wünsche..................... 152
- 5.5 Komplimente – Gebrauchsanweisung zum Wohlwollen 154
  Das Lob als spezielles Kompliment............................ 156
  Lob und Kompliment effektiv einsetzen 157
- 5.6 Erklären – Wissen als Geschenk 159
  Schrittweise Erklären lernen 160
- 5.7 Impact – der Joker aus der Schublade 162
- 5.8 Gesprächskiller – aus dem Giftschrank 166
- 5.9 Wave – Welle der Überzeugung............................... 169
  Widerstände durch Empathie auflösen 171

6 »Alle zusammen« – Kommunikation für Fortgeschrittene 173

6.1 PEF – miteinander entscheiden 175

6.2 Spikes – Halt nicht nur an guten Tagen 179

6.3 Mediation – ein Fall für drei 184

6.4 Einklang – mehr Zusammen geht nicht 187

6.5 Humor – »Kommt ein Mann zum Arzt …« 190
Medizinische Wirkung von Humor 191
Humor als Zeichen von Toleranz und Flexibilität 192
Humor als Element zum Erfolg 193
Humor erkennen und erlernen 194
Flip-Flop-Technik 196
Die dunklen Geschwister des Humors 197
Humor versus Stress 197

6.6 Metapher – von Strohfeuern und Sternstunden 199
Analogien mit »wie« 199
Metaphern für die Erstanamnese 200

6.7 Storytelling – Mensch als Geschichte 203
»I have a dream« 204
Unser Gehirn liebt Geschichten 205
Es geht im Kern um … 206
Nur gesicherte Erfolge sind beständig 206
Vom Storytelling zur Adhärenz 207
Was braucht eine gute Geschichte? 208

6.8 Salutogene Kommunikation – energy flows where attention goes .. 212

6.9 Vertrauen – … führt 217
Probleme absetzen 218
Vertrauen geben 218

7	**Alles hängt mit allem zusammen**	221
7.1	Dr. Google – Diagnose aus dem Netz?	223
7.2	Dr. Avatar – jedem seinen virtuellen Arzt?	224
7.3	Resümee – Etappen und Ziele	228
7.4	Balint – Qualitätszirkel in freier Kollegialität	229
7.5	Thure von Uexküll-Akademie für Integrierte Medizin	230
7.6	Placebo – un(er)messliche Wirkung	232
7.7	Hoffnung – der Arzt des Menschen Freund	234

Literatur 237

Sach- und Personenverzeichnis 244

1 »Reden kann doch jeder«

> »Eine der Hauptursachen des heutigen Durcheinanders
> ist der Mangel an Liebe auf Seiten derer, die Willen haben,
> und der Mangel an Willen bei jenen, die gut und liebevoll sind.«
> (Roberto Assagioli 2008, S. 87)

Worte gehen wie Berührungen unter die Haut. Während das Auflegen der Hand oder das Berühren eines kranken Körperteils an der oberen Hautschicht endet, gelangt Kommunikation bis in das tiefste Innere des Menschen.
In der Chirurgie haben sich in den vergangenen Jahrzehnten spektakuläre Entwicklungen ergeben. Ein Chirurg von Anfang des letzten Jahrhunderts könnte sich in einem OP von 2014 nicht mehr zurechtfinden. Dieser Bereich der Medizin, der buchstäblich in den Menschen eindringt, hat stattliche Erfolge zu verzeichnen und wird mit großem Aufwand betrieben. Dagegen wird die Idee, dass ein Arzt auch mit seinen Worten die Außenhülle des Menschen durchdringt, oft vernachlässigt und mit der Einschätzung, man habe ja »nur« geredet, abgetan. Ja, viele Gespräche sind alltäglich oder gar banal. Bei der Kommunikation sind beide Gesprächspartner bei Bewusstsein und keiner hat ein Skalpell in der Hand. Oder vielleicht doch? Können nicht auch Worte einschneidend sein? Jeder Patient, der eine gravierende Diagnose bekommen hat, und jeder Arzt, der eine solche Botschaft überbringen musste, weiß das nur zu gut.

1.1 Was Patienten hören wollen

»Bald werden Sie wieder gesund sein!«, diesen einen Satz wollen Patienten hören. Manchem ist sogar beinahe egal, welcher Weg zu seinem Ziel führt. Aber mit eben diesem Satz müssen Ärzte sehr sparsam umgehen, ihr Fachwissen verbietet voreilige Versprechungen.
Dennoch ist die innere Haltung des Arztes zum Patienten und seinen Chancen von unermesslicher Bedeutung. Gerade ein kranker Mensch hat ein feines Gespür für Schwingungen. Schlimmstenfalls »geheimnist« er in jede Geste, jedes Wort einen dunklen Sinn.
»Werde ich wieder gesund?«, diese Frage lässt sich oft nicht so einfach beantworten. Hätte der Patient gefragt »Wie kann ich wieder gesund werden?«, wüsste der Arzt spontan viele Möglichkeiten. Speziell bei chronischen Erkrankungen ergibt sich dann nicht nur die Polarität »krank – gesund«,

sondern vielmehr die Zielvorstellung eines gelingenden Lebens trotz der Krankheit.
So sind in der Ärztlichen Kommunikation – ebenso wie im OP – der Respekt vor den Möglichkeiten und Wirkungen, die penible Hygiene und die gute Kenntnis der Techniken unerlässlich. Wie man für eine Operation viel körperliche Kraft und absolute Aufmerksamkeit braucht, kann ein Gespräch nur dann gelingen, wenn Verstand und Gefühl anwesend sind. Eine unterbrochene Gallenblasenresektion ist eine Katastrophe, ein unterbrochenes Gespräch wird viel zu oft akzeptiert. Der Anteil am Misslingen von Behandlungen durch abgebrochene oder verunglückte Gespräche dürfte eine nicht zu vernachlässigende Größe darstellen.
»Wie kann ich gesund werden?«, darauf kann ein Arzt immer antworten: »Ich begleite Sie, bis wir das herausfinden.« So fängt Heilung an. Ärzte haben gelernt, die Sprache des Körpers in allen unterschiedlichen Zuständen und Reaktionen auf vielfältige Art zu diagnostizieren und zu behandeln. Wenn sie nun auch die Sprache der Menschen auf diese Art verstehen und beantworten lernen, lassen sich medizinische Erkenntnisse dem Patienten optimal näherbringen. Damit wird auch das Gefühl, gegen eine Wand zu sprechen oder ständig der Entwicklung hinterherzulaufen, ersetzt durch proaktives Verhalten, das Erfolg verspricht.
Wenn nicht mehr die Krankheit, sondern die Heilung im Fokus steht, können weder Arzt noch Patient allein diesen Prozess vollbringen; nur zu zweit schaffen sie das. Und dazu brauchen sie die Sprache. Fachlich recht zu haben ist das eine, es auch therapeutisch zur Entfaltung zu bringen etwas anderes. Die ärztliche Heilkunst ist so wichtig für die Menschen, dass es der besten Kommunikationstechniken bedarf, die derzeit bekannt sind.
Seit der Antike wird den Ärzten eindringlich gesagt, wie wichtig eine wertschätzende Kommunikation ist. Erst seit einigen Jahren bemühen sich die Universitäten und Hochschulen darum, diesem Anspruch schon während der Ausbildung gerecht zu werden. An der Charité-Universitätsmedizin Berlin gibt es für Medizinstudenten die Möglichkeit, an Simulationspatienten Anamnesegespräche zu üben. Die »Patienten« sind für einen bestimmten Formenkreis vorbereitet und simulieren die vereinbarten Symptome. So können Medizinstudenten schon während ihrer Ausbildung ein Gespür für die notwendigen ärztlichen Kommunikationsskills entwickeln. Das nutzt aber den jetzt praktizierenden Ärzten nichts. 72 % der befragten Mediziner sagen aus, dass sie während ihrer Ausbildung gar nichts oder eher wenig über Gesprächsführung gelernt haben (Müller 2006).
Dabei ist der ärztliche Beruf ein sprechender Beruf. Etwa 200 000 Gespräche führt ein Arzt im Laufe seines Berufslebens. Damit verbringt er 30 % seiner Zeit. Die normale, bisherige Ausbildung hat ihn, wie erwähnt, auf diesem Feld nicht unterstützt. Wer Kommunikation von Grund auf lernen will, würde berufsbegleitend etwa fünf Jahre brauchen. Das ist nicht zumut-

bar. Deshalb liegt hier kein komplettes Lehrbuch vor, sondern ein praxisrelevantes Manual.

Es gibt Ärzte, die ein Berufsleben lang darunter leiden, dass sie ihr wichtigstes Instrument, das ärztliche Gespräch, nie professionell gelernt haben. Der Anspruch und der Wunsch sind da, denn in der Praxis kosten manche Gespräche unendlich viel Kraft. So droht ein Ausbluten in einem immer schneller werdenden Alltag. Manch ein Arzt hat sich im Learning-by-Doing-Verfahren verschiedene Techniken angeeignet, aber professionelle Arbeit verdient die bestmögliche Unterstützung.

Aus dem Wunsch heraus, den jetzt praktizierenden Medizinern ohne viel Theorie-Ballast Techniken und Wege zu zeigen, wie die tägliche Kommunikation optimiert werden kann, ist dieses Buch entstanden.

1.2 Fünf Thesen zur Kommunikation

1. Gute Kommunikation ist erlernbar.

Es gehört zu den Mythen der Kommunikation, dass es sich um eine Begabung handelt. Es stimmt nicht, dass man zum Reden »geboren« sein muss. Selbst introvertierte Menschen, denen Sprechen nicht so leicht fällt, können einen guten Zugang zum Patienten finden. Natürlich ist die Vorstellung bequemer, es handele sich um eine Begabung. Aber Kommunizieren ist eine Fähigkeit, die wie chirurgische Techniken erlernbar ist.

Fakt ist Unzählige Menschen in sämtlichen Berufen können gutes Kommunizieren erlernen.

2. Erfolgreiche Kommunikation spart Zeit und Geld.

Alles muss sich in dieser Zeit dem Kosten-Nutzen-Aspekt unterwerfen, auch Dinge, die da offensichtlich nicht hingehören. So konnte es geschehen, dass man Soft Skills für irrelevanten Schnickschnack hielt. Oder wie es ein Chirurg einmal formulierte: »Ich brauche keine Kommunikation, ich trage Mundschutz!« Sollte das Gespräch in einer erfolgsorientierten Medizin Zeitverschwendung sein?

Fakt ist An fast allen Stellen im Medizinbetrieb konnten eindeutige Vorteile durch gelungene Kommunikation nachgewiesen werden. Eine profitable Medizin kommt ohne Kommunikation nicht mehr aus.

3. Positive Kommunikation macht Spaß.

Das tägliche Gespräch mit Patienten in schwierigen Situationen kann zur zermürbenden Stressprobe führen. Wenn man die Methoden der gelingenden Kommunikation anwendet, werden die Hürden kleiner und ein positiver Kontakt gelingt immer öfter.

Fakt ist Souveränität und Humor erfüllen den Alltag mit Freude.

4. Gute Kommunikation steigert die Adhärenz.

Nichts zu erklären und eine Behandlung einfach anzuordnen, das wäre das Gegenteil von Adhärenz. Dazu belegt eine große Studie, dass Patienten, die verstehen, warum sie auf eine bestimmte Weise behandelt werden, eine größere Compliance zeigen (Klemperer u. Rosenwirth 2005).

Fakt ist Patienten wollen heute mitgenommen werden in die Verantwortung für den Heilungsprozess. Dazu müssen sie angemessen angesprochen werden.

5. Gelingende Kommunikation ist Heilen.

Immer noch wird zwischen Heilen und Gespräch unterschieden. Dabei gilt Reden als Haupttechnik der Psychotherapie.

Fakt ist Kommunikation ist ein unverzichtbarer Bestandteil des Heilungsvorgangs. Deshalb sollen ärztliche Gespräche als Schlüsselkompetenz optimiert werden.

In den Führungsetagen von Kliniken wird ständig überlegt, wie die Attraktivität einer Einrichtung erhöht werden kann. Dann werden mit großem Aufwand Umstrukturierungen und Verbesserungen installiert. Im Sinne einer »Lernenden Organisation« bietet sich jedoch folgender Kreislauf für einen neuen Impuls geradezu an: Ärzte, die eine gelingende Kommunikation praktizieren, binden Patienten wie Mitarbeiter nachhaltig an sich. Der sich entwickelnde Stil überträgt sich messbar positiv auf die Menschen und die Abläufe. Vor allem wird eine gelingende Kommunikation für Ärzte wie Patienten gleichermaßen Vorteile bringen und mittelfristig einen wertschätzenden Stil in den Arbeitsalltag implementieren.

1.3 Begegnung ohne Worte

»Elfriede, sagen Sie jetzt nichts!« Wer den unvergleichlichen Loriot kannte, der sieht jetzt die entgeisterte Evelyn Hamann und vor allem die Nudel an der Nase des galanten Vicco von Bülow.
»Sagen Sie doch einfach mal nichts! Der Patient wird schon erklären, was ihm fehlt. Dann können Sie in aller Ruhe eine Diagnose stellen. Wenn Sie diese dann nicht laut aussprechen, kann es auch nicht zu lästigen Rückfragen kommen und Sie können ungestört die Behandlung beginnen.« So könnte der nicht ganz ernst gemeinte Rat eines Kommunikationstrainers lauten. Aber ist es umgekehrt die Heilkunst nicht wert, dass man sie in die beste aller Darreichungsformen verpackt: das Gespräch?
Könnte ein kompetenter Arzt einen Menschen stumm heilen? Ich denke schon. Es würde sich eine Art Gebärdensprache entwickeln. Wer je im Ausland krank wurde, kann davon berichten. Aber was fällt weg? Es bleibt weder dem Patienten noch dem Arzt die Chance zu realisieren, was verstanden wurde: Beide sollten sich fürchten. Der Arzt zeigt auf ein Medikament und hebt drei Finger: Bedeutet das, man soll dreimal am Tag eine Tablette nehmen oder drei Tage lang je eine Tablette? Umso schlimmer, wenn der Patient jetzt nickt. Der Arzt kann nicht wissen, ob die Medikation verstanden wurde. Vielleicht sieht er den Patienten bald in der Notaufnahme wieder. Aber er wird ihm ja keine Vorwürfe machen können, da waren ja nur die drei Finger …
Menschen sind auf den Kontakt, den sprachlichen Austausch angewiesen – und zwar in beiden Richtungen. Ohne die Worte des Patienten wird eine Diagnose zum Suchspiel, es sei denn, die Verletzungen sind oberflächlich und auf den ersten Blick sichtbar.

> Ein Mann wird halb bewusstlos in die Notfallambulanz eingeliefert, eine große Fleischwunde klafft auf seinem Oberarm. Das ist keine Situation für lange Fragen oder Anamnesebögen. Und doch spielt Sprache hier immer noch eine Rolle. Automatisch werden die Mediziner den Verletzten mit seinem Namen ansprechen und auf jede Regung achten. Wenn man den (unverletzten) Arm berührt und Sätze formuliert, die beruhigend wirken und Mut machen, wird das in manchen Fällen den Schleier von Schmerz und Panik durchdringen.

Der Grad des Ausgeliefertseins im Notfall ist mit Worten nicht zu vermitteln. Dennoch wird sich niemand wünschen, dass jeder Arzt mal selbst auf der Trage liegen sollte. Genau deshalb ist hier der Perspektivenwechsel so bedeutsam, oder um es mit einer *regula aurea*, einer Goldenen Regel, auszudrücken: Sei so zu den anderen, wie du willst, dass die anderen zu dir sind. Die Darreichungsformen von Medikamenten richten sich nach Wirkung und Verträglichkeit – genauso ist es mit der Kommunikation. Wie schade, wenn interessante Informationen wirkungslos verpuffen, und wie tragisch, wenn wichtige Hinweise einfach nicht vertragen werden. Wie viele menschliche und juristische Auseinandersetzungen ließen sich umgehen, wenn die Kommunikation stimmte? Weil Ärzte sich heute immer stärker in der Rolle eines Unternehmers erleben, sollten ihnen auch die kommunikativen Techniken aus Wirtschaft und Marketing zur Verfügung stehen.

Wo die Ressource Zeit begrenzt ist, wird die Qualität der Worte unschätzbar wichtig. Wie kostbar die wenigen Worte sind, die in belastenden Situationen gesagt werden, kann jeder aus eigener Erfahrung bezeugen. Auch in den Biografien bedeutender Menschen finden sich oft Aussagen wie »Da war nur dieser eine Satz, ... der mich ein Leben lang begleitete.«

Wer antritt um zu heilen, sollte das wichtigste Instrument pflegen: den Austausch zwischen Patient und Arzt. Wer sich durch die oft widrigen Umstände davon abhalten lässt, gibt ein zentrales Instrument aus der Hand. Die Ärzte vergangener Jahrhunderte kämpften gegen Vorurteile, mangelnde Hygiene und andere Missstände. Die heutigen Mediziner lassen sich »bekämpfen« von schwierigen organisatorischen Strukturen.

1.4 Gebrauchsanweisung für »Ärztliche Kommunikation«

Dieses Buch enthält fast 50 Kommunikationsmodelle. Was ist ein Modell? Das erschließt sich nur demjenigen vollständig, der es ausprobiert. Denn ein Modell gibt keine Antworten, es stellt Fragen. Dabei erfasst es Teile der Realität, keineswegs alle, sondern nur die für die Fragestellung relevanten. Nützlich werden Modelle, wenn durch die Kategorisierungen der Blick auf die Phänomene klarer wird. Dann wird kein Schubladendenken entstehen, sondern die Neugierde auf die »richtige Wirklichkeit« entfacht.

Ein Buch über gelingende Kommunikation ist wie ein Foto eines Spitzenorchesters: Man hört nichts. Deshalb finden sich unzählige Gesprächsbeispiele, wie sie jeden Tag in Kliniken und Praxen stattfinden. Etwas läuft schief, auch wenn niemand das will. Oft sind die Protagonisten ganz harmlos angetreten, aber das Ende hat für alle einen schalen Nachgeschmack. Die Bilder im Kopf dürfen dann gern als Projektionsmaterial auf Menschen aus dem Umfeld, aber vorzugsweise auf sich selbst angewendet werden.

Nach dem Gesprächsbeispiel wird im Buch ein Element der Kommunikation vorgestellt. In den als **Eigene Impulse** gekennzeichneten Anregungen kann man Verständnis und Technik erwerben. Am Kapitelende kommt ein Arzt zu Wort, der umgesetzt hat, was er gelernt hat. Dieses Beispiel zum Schluss zeigt, wie gelungene Kommunikation zur geeigneten Behandlung des Patienten und zum Nutzen des Arztes wirkt. Unsere Begleiter sind **Dr. No** und **Dr. Will**. Was die beiden vom Thema halten, sagen sie dann schon selbst.

Eine große Überraschung ist, dass die angebotenen Techniken wirklich funktionieren. Sie kosten viel weniger Zeit als erwartet und bringen viel mehr Nutzen als erhofft. Ein authentisches Gefühl der empathischen Souveränität stellt sich ein.

Ohne Lehrer zu lernen erfordert Fantasie, Engagement und mutigen Einsatz. Biologen kennen das Prinzip des Minimumfaktors: Eine Pflanze kann nur in dem Maße gedeihen, in dem die Substanz vorhanden ist, an der es am meisten mangelt. Egal, ob es Wasser, Mineralstoff oder Sonne ist, der am wenigsten vorliegende Faktor bestimmt das Ergebnis. Da nutzt es auch nichts, etwas zu verstärken, was bereits reichlich vorhanden ist. Wachstum entsteht nur, wenn die schwächste Ressource gestärkt wird.

Für ein Trainingsangebot wie dieses Buch bedeutet das: Bleiben Sie nicht nur in den Bereichen, in denen Sie gut aufgestellt sind. Forschen Sie nach unbekannten Schätzen! Wagen Sie sich gern an Themen heran, die Ihnen bislang wenig zugänglich waren. Dann hat die »Pflanze Kommunikation« bessere Wachstumschancen.

Man kann das Buch ebenso kontinuierlich wie modular lesen. Für die alltägliche Benutzung sind die Kapitel nach einem identischen Muster aufgebaut. Am Kapitelende finden sich für Interessierte an zahlreichen Stellen Empfehlungen **Zum Weiterlesen**. Das Bemühen um eine humorvolle Leichtigkeit ist der Tatsache geschuldet, dass das Thema viel zu wichtig ist, um es nur ernst zu behandeln.

1.5 Navigationshilfe zu »Ärztliche Kommunikation«

Die Kapitel ermöglichen Visiten in verschiedenen Bereichen der Kommunikation. Im **2. Kapitel** kommen renommierte Kommunikationsforscher zu Wort. Sie erfüllen eine Helferrolle für die Sprechende Medizin, denn immer werden ihre Arbeiten an der Frage gemessen: »Was nützt das dem Arzt in der Praxis?«

Nach dem Überblick über einige Theorien soll das **3. Kapitel** den Patienten als solchen besser verständlich machen und so Impulse für den medizinischen Alltag geben. Hebbel sagt, ein Arzt habe die Aufgabe, einen Menschen zu lesen wie andere ein Buch in einem dunklen Zimmer. Es muss, so die Hypothese, Strategien geben, die das leichter möglich machen.

Aber alle Impulse der Ärztlichen Kommunikation betreffen auch die Persönlichkeit des Arztes. Ohne Selbstreflexion ist da nichts zu entwickeln. Das **4. Kapitel** bietet den Zugriff auf die eigenen Ressourcen, die letztlich auch ein Ausbrennen verhindern können.

Nach dem »Du« kam das »Ich«. Im **5. Kapitel** geht es um das »Wir«. Niemand arbeitet allein. Deshalb finden sich sowohl Beispiele für die Kommunikation mit dem Team wie auch mit dem Patienten in therapeutischer Allianz.

Nach der Basisarbeit folgen im **6. Kapitel** Hinweise zur fortgeschrittenen Kommunikation. Denn so viele Wege führen nur zu einem einzigen Ziel: Der Einklang zwischen Arzt und Patient wird erreicht, wenn möglichst viele Elemente stimmen. Und spätestens hier wird klar: Alles hängt mit allem zusammen. Das macht Kommunikation immer spannend, extrem anspruchsvoll und unendlich erfüllend.

Das **7. Kapitel** wagt einen Blick in die Ferne. Haben wir nun eine Krise oder eine Chance? Und wie kann die Zukunft aussehen? Im Moment diametraler Entwicklungen scheint die Rückbesinnung auf Bewährtes sinnvoll.

In diesem Buch werden manche Fachausdrücke für den kommunikativen Bereich in spezieller Bedeutung verwendet: Da ist ein *Impact* nicht die Häufigkeit der Nennung in einer Fachzeitschrift, sondern eine besonders wirksame Methode der Erkenntnisübermittlung. Oder ein *Stroke* steht nicht für die Abteilung zur Behandlung von Schlaganfallpatienten, sondern für eine Wahrnehmungseinheit.

Bei allem Respekt vor den unzähligen, wunderbaren Frauen in der Medizin, bitten wir um die Erlaubnis, in diesem Buch aus praktischen Gründen die männliche Ansprache zu benutzen.

- **Dr. No:** Dafür muss man geboren sein. Kommunikation kann man oder eben nicht.

- **Dr. Will:** Kommunikation ist keine Begabung, sondern eine Fertigkeit. Man kann sie erlernen wie alle anderen Techniken.

Auch wenn er manchmal ein bisschen anstrengend ist: Dr. No ist eigentlich ein ganz netter Kerl und vor allem ist er ein guter Arzt. Er könnte wie Ödön von Horvath sagen:

> »Ich bin eigentlich ganz anders. Ich komme nur so selten dazu.«

2 Kommunikationsexperten als Helfer in der Sprechenden Medizin

»Nichts ist so mächtig wie eine Idee, deren Zeit gekommen ist.«
(Victor Hugo)

Es ist gute Sitte, zu Beginn einer Arbeit die wissenschaftlichen Grundlagen zu umreißen. In diesem praxisorientierten Fachbuch wird die Konzentration dabei immer auf die Relevanz für den ärztlichen Alltag gegeben sein.
Ohne Anspruch auf Vollzähligkeit und ausgewählt wegen der nachgewiesenen Nützlichkeit für den Alltag, werden in diesem Kapitel acht Wegbereiter der Kommunikation präsentiert.
Jeder erfahrene Arzt sollte sich fragen, ob er sich auf die folgenden Erkenntnisse und Thesen einlassen kann, um sie in die eigene Praxis zu übernehmen. Dagegen könnten Gewohnheit und Überlastung sprechen. Dafür aber spricht die Gewohnheit eines guten Arztes weiter zu lernen. Und dafür spricht ebenso die Überlastung eines heute praktizierenden Arztes. Was einige dieser Experten der Kommunikation erforscht haben, kann die Alltagsbelastung durchaus verringern. Deshalb werden nach dem Prinzip »So wenig wie möglich, so viel wie nötig« die Theorien renommierter Granden der Sprechenden Medizin zu Wort kommen.

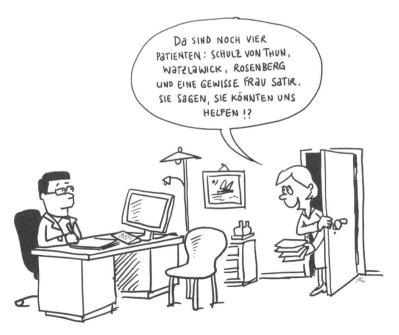

Aber hilft es denn, sich bei den Lehrern der Vergangenheit Hilfe zu suchen? Man kann es ja auf einen Test ankommen lassen. Die Medizin und insbesondere die Ärztliche Kommunikation befinden sich in einem tief greifenden Wandel. Da deprimiert nicht nur die Tatsache, dass ein Arztgespräch im Gegensatz zu Untersuchungen und medizinischen Anwendungen mit nur wenigen Euro vergütet wird. Gleich drei Gegner kämpfen gegen das Arztgespräch:

- die Zeit,
- das Geld und
- der Konstruktivismus.

Die Zeit sitzt allen im Nacken, denn Zeit ist bekanntlich Geld. Nur wenige Minuten bleiben dem Arzt, um möglichst viele Informationen zu sammeln. Aus der Sprechstunde werden Sprechminuten, denn die Uhr tickt. Wer wirtschaftlich effizient arbeiten will, scheint zur Schnelligkeit gezwungen zu sein. Das ist die zweite Versuchung. Die schwierigste, weil ursprüngliche Gegenkraft ist der Konstruktivismus. Wäre der Mensch eine Maschine, dann könnten Techniker die Störung orten und beheben. In vielen Fällen würden sie vielleicht eher zum Neukauf raten. Und genau hier trennen sich die Wege: Eine Medizin, die nur dafür sorgt, dass Symptome verschwinden, hat andere kommunikative Bedingungen als die Kunst des Heilens.

- In Anerkennung der chronischen Zeitnot wird zuerst mit der **Pareto**-Formel ein Weg vorgestellt, der den optimierten Einsatz der kostbaren Ressource ermöglicht.
- Danach konzentrieren wir uns mit Professor **Mehrabian** auf die ersten Sekunden einer Begegnung.
- Ihm folgt eine große Wissenschaftlerin: Virginia **Satir** benennt Fallen und Freiheiten von authentischen Gesprächen.
- Über den intelligenten Umgang mit Missverständnissen kann man viel bei Paul **Watzlawick** lernen.
- Die Ärzte aus dem HNO-Bereich wird es freuen: Friedemann **Schulz von Thun** stiftet das Vier-Ohren-Modell.
- Den Friedensnobelpreis haben sie nur fast bekommen, aber die Thesen von Carl **Rogers** und Thomas **Gordon** sind einen Preis wert.
- Intelligent sind viele, aber reicht das, um ein guter Arzt zu sein? Daniel Goleman sagt Nein. Entscheidend ist die **Emotionale Intelligenz**.
- Auch wenn es um Giraffen und Wölfe geht, Marshall **Rosenberg** hat sich mit Kommunikation und nicht mit Zoologie befasst.
- Das letzte Wort hat Aaron **Antonovsky**. Er ermöglicht uns einen veränderten Blick auf Gesundheit.

2.1 Pareto – optimierter Zeiteinsatz

»Wir haben genug Zeit, wenn wir sie richtig verwenden.«
(Johann Wolfgang von Goethe)

> Dr. O. hat nach der Übernahme der Praxis viel zu tun. Viele Patienten sind von seinem Engagement so begeistert, dass sie neue Patienten mitbringen. Für einen zweiten Arzt reicht aber die finanzielle Decke noch nicht. Also absolviert Dr. O. am Tag die Sprechstunde und am Abend versucht er, die vielen Aufgaben hinter den Kulissen zu bewältigen. Es ist sein Steuerberater, der ihn darauf hinweist, dass er sich mit diesem System schadet. Eine zusätzliche Halbtagskraft für die Abrechnung brächte schon eine Entlastung.

Als der italienische Mathematiker Vilfredo Pareto (1848–1923) die Verteilung der Vermögen in Italien untersuchte, stellte er fest, dass sich 80 Prozent der Vermögen in den Händen von 20 Prozent der Menschen befand. Daraufhin riet er den Banken, sich bevorzugt um diese 20 Prozent der Kunden zu kümmern. Dann seien alle Einlagen gesichert.

Auch wenn man sich dem Verdacht hingeben mag, dass Banken das immer instinktiv machten, wurde daraus das sogenannte Pareto-Prinzip abgeleitet. Es hält einige spannende Erkenntnisse bereit: Mit nur 20 Prozent der eingesetzten Energie erreicht man 80 Prozent des Ergebnisses. Allerdings bedarf es auch der 80 Prozent restlichen Einsatzes, um das gesamte Resultat zu erreichen. Man kann diese **Faustregel** im Alltag überprüfen.

- 20 Prozent der Patienten einer Praxis machen etwa 80 Prozent des Umsatzes aus.
- Wir telefonieren mit 20 Prozent der Menschen, mit denen wir üblicherweise sprechen, während etwa 80 Prozent der Gesprächszeit.
- In 20 Prozent der Zeit schafft man es, einen Vortrag oder ein Manuskript zu entwerfen. Allerdings braucht man die restlichen 80 Prozent der Zeit, bis das Werk fertig ist.

Die Frage nach der Relation zwischen Energieaufwand und Ergebnis ist im medizinischen Umfeld für die Kommunikation überaus wichtig.

> In 20 Prozent eines Patientengesprächs verbergen sich 80 Prozent der effektiven Ergebnisse.

Wenn ein durchschnittliches Gespräch etwa zehn Minuten dauert, gibt es also diese wichtigsten zwei Minuten, in denen 80 Prozent des Effekts liegen. Nun muss nur noch herausgefunden werden, wo diese **Schlüsselminuten** sind.
Wo findet sich der **Kern des Gesprächs** – zu Beginn, im Mittelteil oder am Ende? Die Antwort wird beeinflusst durch drei Determinanten:

- vom Arzt,
- vom Patienten und
- vom Thema.

Als durch das Gespräch Führender kann man maximal zwei Elemente beeinflussen, um für das dritte gut vorbereitet zu sein.

> **Gesprächskern am Anfang**
> Dr. A. hat sich zur Gewohnheit gemacht, zu Beginn des Patientengesprächs ein bis drei Punkte zu nennen, die geklärt werden müssen. Manchmal skizziert er sie auf ein Blatt Papier. So kann der Patient den Ablauf überblicken und seine Fragen im richtigen Moment stellen. »Ich möchte heute mit dem Wichtigsten beginnen …«. Ein langjähriger Patient kommt mit den Worten: »Na, was steht heute auf unserer Tagesordnung?« ins Sprechzimmer.

> **Gesprächskern in der Mitte**
> Dr. B. dagegen weiß, dass Patienten zu Beginn des Gesprächs manchmal aufgeregt oder irritiert sind. Deshalb hat er sich angewöhnt, ein bis zwei Sätze Small Talk zu machen, um dann mit den Worten: »Lassen Sie uns jetzt zum Kern/Hauptpunkt unseres heutigen Gesprächs kommen« den entscheidenden Part einzuleiten.

> **Gesprächskern am Schluss**
> Dr. C. hat die besten Erfahrungen mit dieser Struktur: Nach einer kleinen Aufwärmphase handelt er Details ab, untersucht und kommt dann zur Conclusio: »Zum Schluss möchte ich jetzt die wichtigsten Punkte nennen, die wir heute besprechen wollen …«

Alle drei Ärzte brauchen jetzt weniger Zeit als früher, weil sie mit ihrem festen Schema seltener aus der Ruhe kommen. Sie steuern die entscheidenden Minuten im Gespräch selbst. Indem sie die Hauptfragen ankündigen, bemerkt auch der Patient: Jetzt wird es wichtig. Durch diese Routine entsteht bei Arzt und Patient die Sicherheit des ritualisierten Ablaufs. Wer ein ganz besonders wichtiges Anliegen hat, wird es genau in die »Wichtig-Phase« legen. Aus diesem Blickwinkel besteht bei der Methode von Dr. C. die höchste Anfälligkeit für Überziehungen, da er nach der Klärung der Hauptfragen kaum noch Möglichkeiten hat, auf Small Talk zu verzichten.
Was einem selbst am meisten liegt, das gelingt auch am besten. Vor diesem Hintergrund kann man, besonders wenn sich die Themen wiederholen, auf sein persönliches Optimum zuarbeiten. Aber jeder Patient ist einzigartig und so bleibt es spannend: Ein erfahrenes Selbst trifft mit einem vertrautem Thema auf einen neuen Menschen. Werfen Sie vor dem Gespräch einen Blick auf den Bedarf des Patienten, auf die Pareto-Formel und die Entscheidung für die Positionierung der unverzichtbaren Elemente. Das schafft eine optimale

2.2 Mehrabian – wir sind alle Augenmenschen

Zeitstruktur. Wir wissen aus vielen Rückmeldungen, dass nach einer Eingewöhnungsphase Effektivität und Effizienz der Patientengespräche steigen.

Eigene Impulse
> Was ist schon immer Ihre Strategie?
> Was soll beibehalten, was kann verbessert werden?
> Woran könnte ein solcher Plan scheitern? (Störung, unerwartete Mitteilung des Patienten)

Dr. Ö. arbeitet mit dem Pareto-Prinzip und klärt sein Hauptanliegen in der Mitte des Gesprächs. So kann er sich selbst ein bisschen Aufwärmzeit geben. Und auch bei seinen Patienten scheint die Methode gut anzukommen. Wenn er mit einem Satz die wichtige Phase einleitet, setzen sich manche aufrecht hin und er sieht, jetzt sind die Patienten aufnahmebereit.
Seit das im Patientengespräch gut funktioniert, hat Dr. Ö. bemerkt, dass sich die Pareto-Regel auf vieles übertragen lässt: Die Teamsitzung wird straffer, seine Vorträge geraten besser, wenn er sie in der »Pareto-Zeit« schreibt, die er sich fest installiert hat. Demnächst will er seinen Speicher aufräumen, natürlich nach Pareto …

■ **Dr. No:** Meine Arbeitszeit ist ständig Kernzeit, da brauche ich so was nicht.

▶ **Dr. Will:** Die Konzentration auf die wesentliche Information gibt mir die Entlastung für die restliche Zeit. Ich muss gar nicht dauernd auf 150 Prozent laufen.

2.2 Mehrabian – wir sind alle Augenmenschen

»Es gibt keine zweite Chance für den ersten Eindruck.«
(Arthur Schopenhauer)

Die Patientin kommt beinahe ins Zimmer geschlichen. Sie setzt sich erst nach zweimaliger Aufforderung hin, wobei sie auch dann noch auf der Stuhlkante hockt, als habe sie etwas falsch gemacht. Bei den ersten Sätzen kann sie den Blick kaum heben. Alle Antworten gibt sie in fragendem Ton, als wolle sie um Erlaubnis bitten. Dr. K. merkt, wie er ungeduldig wird. Doch so kommt die Patientin nicht aus ihrem Schneckenhaus. Als er ihre Daten im PC aufruft, merkt er, wie sie ihn verstohlen beobachtet. Als er sich ihr wieder zuwendet, zuckt sie förmlich zurück. »Wie soll ich da eine vernünftige Anamnese machen?« denkt sich Dr. K. etwas irritiert.

1971 führte Professor Mehrabian eine Untersuchung durch, deren Prinzip bis heute gültig ist (Mehrabian u. Ferris 1967, S. 248–252). Er fragte sich, worauf die »Außenwirkung« eines Menschen beruht. Welche Elemente wirken im Kontakt mit einem anderen? Dabei bezog sich seine Untersuchung auf ein erstes Treffen. Die Ergebnisse waren verblüffend. Diese Studie wurde einmal mehreren hundert Facharztprüfern vorgelegt. Sie sollten entscheiden, was sie bei einem Kandidaten am meisten beeindruckt. Zur Auswahl standen:

1. **Der Inhalt** des Gesagten, also was der Prüfling an Antworten formuliert,
2. **die verbalen Elemente**, also die Sprechart, die Stimmlage, alles, was sich akustisch wahrnehmen lässt und
3. **die nonverbalen Elemente**. Das sind Körperhaltung, Gestik, Augenkontakt, also alles optisch Wahrnehmbare.

Die Facharztprüfer waren sich mehrheitlich einig, dass sie nur auf den Inhalt der Antworten reagieren würden (1.), vielleicht könne in Ausnahmefällen auch der »Ton die Musik« machen (2.). Doch die Ergebnisse Mehrabians wollten sie gar nicht glauben:

Zu 55 Prozent beurteilen wir einen Menschen nach den nonverbalen Elementen (3.). Was wir zu sehen bekommen, lässt uns einen Eindruck formen. Erst ein längerer Kontakt kann diesen Eindruck modifizieren. Das ist nebenbei schwieriger, als man meinen möchte, wie an anderer Stelle gezeigt wird. Erklärbar ist dieses Phänomen damit, dass wir »Augenmenschen« sind. Es musste uns in Vorzeiten möglich sein, aus dem Äußeren blitzschnell zu schließen, ob da Freund oder Feind auf uns zukam.

Aber wenn die optischen Eindrücke mehr als die Hälfte ausmachen, was ist mit dem Rest?

Zu 38 Prozent entscheiden die verbalen Äußerungen beim ersten Kennenlernen eines Menschen. Das ist noch nicht der Inhalt des Gesagten. Wenn die Augen ihre Informationen bekommen haben, geht ein zweiter Sinn an den Start. Wir hören die Stimme und versuchen automatisch, diese einzuordnen. Vielleicht assoziieren wir damit Menschen, die wir kennen und mit denen wir gute oder schlechte Erfahrungen gemacht haben. Eine Stimmlage, die uns unangenehm ist, verhindert das Konzentrieren auf den Inhalt. Nicht umsonst ist das Stimmtraining für Menschen, die mit dem Sprechen Geld verdienen, heute Standard.

Unter dem Stichwort »55/38/7-Regel« findet sich die Untersuchung Mehrabians in der Literatur. Das heißt, nur winzige 7 Prozent unserer Aufmerksamkeit wenden sich auf den Inhalt des Gesagten. Das scheint unglaublich, trifft aber auf Erstkontakte so zu.

2.2 Mehrabian – wir sind alle Augenmenschen

Was bedeutet das für die Ärztliche Kommunikation?

Bei der ersten Begegnung mit einem Patienten entsteht ein Gesamtbild. Es wird dominant davon geprägt, welchen Eindruck ein Mensch auf uns macht und nicht von seinen Aussagen. Man wird das nicht ändern können, aber indem man es weiß und berücksichtigt, kann man Verzerrungen vorbeugen.

> **Eigene Impulse**
> - Welche äußeren Merkmale bei einem Patienten empfinden Sie als störend?
> - Welche Art des Sprechens regt Sie auf oder macht Sie sogar aggressiv?
> - Wie muss sich ein Patient darstellen, damit Sie ihn sympathisch finden?

Wenn ein Arzt einen Patienten zum ersten Mal sieht, kann er, ob er will oder nicht, zunächst nur die nonverbalen Elemente wie Gestik, Mimik und körperliche Erscheinung wahrnehmen. Danach prägen verbale Elemente wie Tonfall, Stimmlage oder ein Dialekt das Bild. Und ganz zum Schluss hört er auch auf den Inhalt dessen, was der Patient sagt.
Und umgekehrt prägt auch der Arzt mit seinem ersten Auftreten das Bild beim Patienten nachhaltig. An dieser Stelle sei das Bild vom wehenden Arztkittel erwähnt. Mit welchem Tempo beginnen oft Gespräche? So, als sei der Arzt auf der Flucht. Nicht alle Patienten können und wollen bei diesem Tempo die Botschaft des Arztes aufnehmen.

> Am Nachmittag ist der Überhang bei den Terminen strukturell am größten. Dr. S. hat jetzt schon die Verspätung vor Augen: Seine Frau wartet zu Hause, es sind Gäste für den Abend eingeladen. Aber wenn das mit den Not- und Zwischenfällen so weitergeht, wird er vor neun Uhr nicht zu Hause sein ... An der Tür zum Sprechzimmer fällt ihm auf, dass er im Laufschritt unterwegs ist. Eigentlich müsste er einen Feuerschweif wie ein Komet hinter sich haben. Bei dieser Vorstellung muss er schmunzeln. Was für ein erster Eindruck! Aber er will der Patientin nicht gleich am Anfang wie Dr. Hastig erscheinen. Leicht abgebremst betritt er das Sprechzimmer, wo schon Frau R. wartet. Erwartungsvoll schaut sie ihn an. »Auch wenn es so aussieht, als sei ich auf der Flucht. Ich arbeite hier.« Beide lachen und nehmen Platz.

- **Dr. No:** Das glaub ich jetzt nicht. Ich höre nur auf den Inhalt. Bloß die Patienten sind oft abgelenkt von allem anderen.

- **Dr. Will:** Jetzt wird mir klar, warum mich manche Patienten nervös machen, noch ehe sie etwas gesagt haben.

Zum Weiterlesen
Ekman P, Gefühle lesen. Heidelberg: Spektrum Akademie Verlag 2010.

2.3 Satir – von den vielen Gesichtern

> »Ich glaube daran, dass das größte Geschenk, das ich von jemandem empfangen kann, ist, gesehen, gehört, verstanden und berührt zu werden. Das größte Geschenk, das ich geben kann, ist, den anderen zu sehen, zu hören, zu verstehen und zu berühren. Wenn dies geschieht, entsteht Beziehung.«
>
> *(Virginia Satir 2001, S. 9)*

> Dr. N. hat heute schon 35 Patienten gesehen. Die Praxis brummt, zusätzlich sind im Team zwei Mitarbeiterinnen durch Krankheit ausgefallen. Als jetzt Frau D. mit ihrem zehnjährigen Sohn ins Sprechzimmer kommt, versucht er sein Bestes zu geben, obwohl ihm die Müdigkeit in den Knochen steckt. »Ich mache mir solche Sorgen, Herr Doktor, mein Junge hat sich schon wieder nach der Schule erbrochen, da kann doch etwas nicht stimmen!« Der Junge sieht blass um die Nase aus und Dr. N. tröstet: »Na, das kann ja mal vorkommen. Das ist bestimmt nicht so schlimm.« Das scheint die Mutter nicht hören zu wollen. Sie insistiert, ihre Mutter sei schließlich auch an Darmkrebs gestorben, da würde man sich ja Gedanken machen. »Sie, wenn Sie nicht aufhören, solche Schauergeschichten zu erzählen, verschrecken sie ja den armen Jungen völlig. Schluss damit!« Die Drohung steht wie ein dunkler Schatten im Raum. Sofort ist dem Arzt klar, wie ungünstig diese Drohung war. Aber die Frau nervt, es ist noch kein Schritt in Richtung Diagnose gemacht worden und die Zeit läuft. Er lenkt ein »So, jetzt wollen wir uns mal alle wieder beruhigen und die Dinge klarstellen: Gerade bei Jugendlichen gibt es manchmal kleine Veränderungen, wie zum Beispiel Nierengrieß. Das lässt sich in 80 Prozent aller Fälle beheben«. Immer noch scheint die Mutter unzufrieden. Da versucht Dr. N. die verfahrene Situation zu retten. Er schickt die Mutter wegen des Termins zur Mitarbeiterin an die Anmeldung und beginnt mit der Untersuchung des Jungen.

In diesem Gespräch ist gleich einiges schief gelaufen. Wie in einem Strudel wurde es von Satz zu Satz negativer. Jeder kennt solche Gesprächsverläufe. Ab einem bestimmten Zeitpunkt scheint es egal zu sein, wie man agiert, es wird nur noch schlimmer.

Für die Kommunikation hat die Familientherapeutin Virginia Satir Maßgaben erarbeitet, die bis heute Wirksamkeit und Geltung besitzen (1994). Auf die Frage, was bei misslingenden Gesprächen geschieht, hat sie vier negative Kommunikationsarten ermittelt, die es zu vermeiden gilt:
- Trösten und Beschwichtigen,
- Drohen und Anklagen,
- Rationalisieren und
- Ablenken.

2.3 Satir – von den vielen Gesichtern

Trösten und Beschwichtigen

Einem Menschen Trost zu spenden, scheint zunächst eine tief menschliche Handlung zu sein. Bei näherem Hinsehen kann man jedoch erkennen, dass es sich häufig um eine Art Verlagerung handelt. Trost wendet sich zwar dem Menschen zu, aber nicht dem Problem. Denn ein Satz wie »Das geht schon vorbei« tröstet vielleicht, hilft aber nicht wirklich. Jemanden zu trösten bedeutet oft, seine Probleme als nichtig zu sehen.
Hier soll ganz deutlich betont werden, dass alle Schritte einer kommunikativen Begegnung von Empathie, dem Mitfühlen für die Situation des anderen getragen sein sollten. Schnelles Trösten wirkt stattdessen wie ein einfaches Abwählen des Themas.
Bereits der Satz »Ich kann gut verstehen, wie Sie sich fühlen« löst bei manchen Patienten Misstrauen aus. Gynäkologen haben da naturgemäß bei manchen Patientinnen einen schlechten Stand. Immer, wenn der Trost das Problem verkleinert, fühlt sich der Patient nicht gesehen. »Was weiß der denn schon, wie ich mich fühle?« Diese Haltung bringt einen Patienten nicht dazu, vertrauensvoll zusammenzuarbeiten.

Eigene Impulse
> Sind Sie schon mal getröstet worden?
> Gab es dabei auch negative Empfindungen?
> Was hätten Sie dem Trost vorgezogen?
> Wie oft trösten Sie selbst?
> Welche Reaktion erleben Sie dann?

Drohen und Anklagen

Gesellschaftlich ist ganz deutlich vereinbart, dass Drohungen nicht in ein Gespräch gehören. Aus doppeltem Grund ist davon abzuraten: Die Drohgebärde setzt den anderen herab, betont also die komplementäre Gesprächssituation und evoziert einen spontanen Rückzug. Aber es gibt sehr subtile Formen des Drohens. Besonders gebildete Menschen sind in der Lage, diesen Fehler zu machen. »Wenn Sie die Behandlung ablehnen, kann es zu Komplikationen kommen.« Wen würde das nicht erschrecken? Bestimmt gibt es Patienten, die sich scheinbar nur mit massiven Drohungen zu irgendetwas bewegen lassen. Aber dabei sind zwei Fallen zu bedenken: Eine Drohung ist wie ein Joker nur einmal einsetzbar. Wer dauernd droht, verliert massiv an Autorität. Zweitens hält so ein Impuls nur für kurze Zeit. Wie bei einem Suchtverhalten müssten die Dosierung und die Frequenz erhöht werden. Was bleibt dann noch: Mit welchen Drohungen bewegt man einen Menschen dazu, besser auf sich zu achten?

> **Eigene Impulse**
> - Haben Sie schon einmal einem Patienten gedroht?
> - Welchen Effekt haben Sie damit erzielt?
> - Wie reagieren Sie selbst auf Drohungen?

Rationalisieren

Besonders bei naturwissenschaftlich gebildeten Menschen ist diese spezielle Art des Gesprächskillers häufig das Mittel der Wahl. Vieles lässt sich auf rationale Gründe zurückführen, nur die Gefühle müssen dabei draußen bleiben. Genau da liegt der Haken. Alle menschlichen Gespräche sowie alle Entscheidungen sind geprägt und werden getragen von Emotionen. Die Neurowissenschaft kann nachweisen, dass selbst vermeintlich rationale Entscheidungen emotional initiiert sind.

Wer mitten im Gespräch auf die scheinbar sichere Seite der Ratio springt, verlässt den anderen ganz konkret und somit die gemeinsame Basis. »Wir wollen jetzt mal die Gefühle außen vor lassen und uns den Tatsachen zuwenden.« Dieser Satz konnte noch bis vor einigen Jahren ungestraft in Sitzungen ausgesprochen werden. Eine optimale Kommunikation berücksichtigt immer auch den emotionalen Aspekt.

> **Eigene Impulse**
> - Mögen Sie Rationalisierungen?
> - Wer in Ihrem Umfeld reagiert darauf negativ?
> - In welcher Situation würden Sie niemals zu Rationalisierungen greifen? (In Seminaren antworten an dieser Stelle viele Menschen mit »In der Liebe«. Nun gut, dann wäre es bestimmt hilfreich, das Arztgespräch als einen Akt der Liebe zu sehen.)

Ablenken

In jedem Team findet sich ein Mensch, der bei Konfliktsituationen in echte Not gerät. Egal, in welchem Maß er selbst beteiligt ist, allein die Tatsache, dass die Wogen hoch schlagen, erträgt er nicht. Während sich alle die Köpfe heiß reden über den neuen Vertretungsplan, leidet unser Kandidat still, bis er dem Wahnsinn ein Ende macht. »Jetzt mache ich uns allen erst mal einen Tee!« tönt es zur Verblüffung aller in eine Kampfpause. Man weiß nicht, ob man lachen oder sich veralbert vorkommen soll. Der Ablenker sorgt auch im schwierigsten Dilemma immer für nette Stimmung. Auf die Dynamik einer Entwicklung kann er dabei nicht auch noch achten. Die Unfähigkeit, Konflikte auch nur mitzuerleben, geschweige denn sie selbst auszutragen, treibt ihn in immer absurdere Harmonisierungsfeldzüge. Lässt man sich darauf ein, überzieht ein leichtes Lächeln das Gesicht des Ablenkers und man hört ein gemurmeltes »Geht doch!«.

2.3 Satir – von den vielen Gesichtern

Eigene Impulse
> Wie reagieren Sie auf Ablenkungsmanöver?
> In welcher Situation scheint Ihnen Ablenkung angemessen?

Soweit beschreibt Satir vier Schieflagen im Gespräch. Aber in jeder dieser (Fehl-)Haltungen steckt etwas, das sich positiv nutzen lässt:

- Ein Arzt, der tröstet, zeigt, wie tief er dem Patienten verbunden ist. Dennoch darf ein Trost das Erleben des Patienten nie vorschnell klein machen.
- Wer droht, möchte den Konflikt und den Schuldigen benennen. Eigentlich hofft er auf eine Lösung. Dabei verletzt er jedoch die Autonomie des anderen.
- In der Rationalisierung liegt der Wunsch, eine Metaebene zu finden, auf der sich alle Bedürfnisse einlösen lassen.
- Das Ablenken weist auf einen Missstand hin. Menschen mit diesem Verhalten werden zu Symptomträgern.

In der Ärztlichen Kommunikation finden sich diese Kommunikationssperren in folgender Verteilung:

Platz 1 Hier steht das **Rationalisieren**, der Versuch, Sachfragen vor Gefühle zu setzen. Was im ersten Moment im Gespräch Sicherheit suggeriert, wird sich in der weiteren Behandlung als wenig tragfähig herausstellen. Wie man trotzdem sachliche Inhalte vermittelt, wird an verschiedenen Stellen in diesem Buch gezeigt.

Platz 2 Mit Abstand folgt die **Drohgebärde**. Wer glaubt, nur so weiterkommen zu können, wird bald die Grenzen des eigenen Einflusses erkennen müssen.

Platz 3 Viele Patienten glauben, beim Arzt auch **Trost** zu suchen. Eigentlich aber brauchen sie Hilfe. Da macht ein schneller Trost einfach »nicht satt«. Hier ist Empathie gefragt, die erwachsene Form der Zuwendung, die den anderen nicht klein werden lässt. Auch dazu wird es noch mehrere Ansätze geben.

Platz 4 Das **Ablenken**, eine Art, Problemen aus dem Weg zu gehen, indem man sie negiert, findet sich tendenziell eher im Patientenverhalten als bei Ärzten.
Es gibt sogar Patienten, die aus einer Problemverweigerung heraus allen Ernstes ihren Arzt trösten und ablenken. »Ach, Herr Doktor, jetzt mache ich Ihnen schon wieder Kummer. Aber wenn jetzt im Frühling die Sonne wieder mehr rauskommt, geht es doch gleich besser.«

Doch Satir weist nicht nur auf Verschiebungen hin. Sie hat die **Fünf Freiheiten** entwickelt, die Menschen in Gesprächen zu mehr Authentizität und Wohlbefinden verhelfen:

- Indem man sich auf das konzentriert, was im Moment wirklich ist, anstatt sich in der Vergangenheit oder der Zukunft aufzuhalten, bekommt das eigene Handeln mehr Spielraum.
  Beispiel: Die Praxis ist im Moment gut ausgelastet. Es macht also wenig Sinn, sich darüber zu ärgern, dass es vor einem Jahr noch nicht so gut lief.
- Indem man das ausspricht, was den tatsächlichen Gedanken und Gefühlen entspricht und nicht das, was erwartet wird, wird die Freiheit authentisch.
  Beispiel: Das Verhalten eines Patienten ärgert mich? Dann sollte ich das in ruhigen, klaren Worten sagen, statt es in mich hineinzufressen.
- Indem man zu seinen Gefühlen steht, statt etwas anderes vorzutäuschen, wird das eigene Handeln wahrhaftiger.
  Beispiel: Die Art, wie meine Mitarbeiter mit den Patienten umgehen, macht mich sehr zufrieden und stolz. Das kann ich genau so weitergeben, ohne meine Autorität zu verlieren.
- Indem man konkret erbittet, was man braucht, statt auf Erlaubnis zu warten, werden die eigenen Ansprüche ernsthafter.
  Beispiel: In meiner Nähe tagt ein sehr interessanter Qualitätszirkel. Ich rufe dort an, um zu erfahren, ob ich teilnehmen kann.
- Indem man statt auf »Nummer sicher« zu gehen in eigener Verantwortung Neues wagt und dabei auch Risiken eingeht, werden Kommunikation und Handeln wirklich frei.
  Beispiel: Für die neue Praxisbroschüre rufe ich eine Teamsitzung ein: Das können wir vielleicht noch besser als die Agentur.

Dem Ziel einer erfüllenden und erfolgreichen Arbeit als Arzt ist man dann einen bedeutenden Schritt näher.

Dr. No: Am Ende zählen doch nur die Tatsachen.

Dr. Will: Die Sachebene ist eben erst der Nährboden, auf dem mit Emotionen Erkenntnisse wachsen können.

Zum Weiterlesen
Satir V. Meine vielen Gesichter. München: Kösel Verlag 2001.

2.4 Watzlawick – von guten und schlechten Wirklichkeiten

»Wahr ist nicht, was A sagt, sondern was B hört.«

(Paul Watzlawick)

Auf das Thema Ärztliche Kommunikation angewandt bedeutet das: Wahr ist nicht, was der Arzt sagt, sondern was der Patient hört. Oft mutmaßen Menschen, lange bevor sie genügend Informationen haben, um tatsächlich eine Situation zu beurteilen.

> Eben hat die Klinik angerufen: Noch heute Abend soll operiert werden. Die Röntgenaufnahmen sollen in einer Stunde von einem Boten abgeholt werden. Dr. W. ist allein nach Dienstschluss im MVZ und sofort sucht er die Aufnahmen heraus. Als er bemerkt, dass keine DIN-A2-Umschläge mehr vorrätig sind, fällt ihm sofort der Kollege in der Nachbarpraxis ein, der kann ihm bestimmt aushelfen. Gestern auf dem Parkplatz hat er ihn überhaupt nicht beachtet, vielleicht ist er sauer wegen irgendetwas. Aber was kann das sein? Dr. W. hat ihm nun wirklich nichts getan. Im Gegenteil: Als es in der Hauskonferenz um die Vertretungspläne ging, hat er ihn deutlich unterstützt. Dafür hat der sich auch nicht bedankt. Was ist das überhaupt für ein Kollege? Solche Ärzte können einem das Leben in der Klinik zur Hölle machen. Bestimmt wird er gleich einen Sermon abhalten, über Materialwirtschaft und so. Und wenn er ihm dann keinen Umschlag gibt, was für eine Frechheit! Das hat Dr. W. nun wirklich nicht nötig. Im Laufschritt geht es über den Gang in die Abteilung des Kollegen. Er reißt die Tür auf, der verdutzte Röntgenologe blickt vom Schreibtisch auf, aber er kommt nicht zu Wort, denn Dr. W. schreit: »Ihren Umschlag können Sie behalten, das lasse ich nicht mit mir machen!«

In keiner Übersicht darf er fehlen: Paul Watzlawick, der 1921 in Kärnten geboren wurde und mit seinen Thesen die Welt der Kommunikation maßgeblich beeinflusste. Bis zu seinem Tod 2007 in Palo Alto entstanden die Axiome, das heißt Grundregeln, die die zwischenmenschliche Kommunikation erklären und einhergehende Paradoxien aufzeigen. Heute gehören die Axiome zum festen Bestandteil jedes Kommunikationstrainings. Seine Bücher »Wie wirklich ist die Wirklichkeit?« und »Anleitung zum Unglücklichsein« verweisen auf Konstruktivismus und Kommunikation gleichermaßen. Besonders in »Die Möglichkeit des Andersseins – Zur Technik der therapeutischen Kommunikation« hat er schon 1977 Thesen zu diesem Thema aufgestellt: Statt »digitaler« Sprache (Erklärungen, Begründungen, Analysen und Deutungen) sollte der Arzt versuchen, die rechtshemisphärische Sprache des Patienten zu erlernen (Damasio 2004).
Von den **fünf Axiomen** Watzlawicks scheinen die vier im Folgenden dargestellten besonders relevant für die Ärztliche Kommunikation zu sein.

Man kann nicht nicht kommunizieren

> »Handeln oder Nichthandeln, Worte oder Schweigen haben
> alle Mitteilungscharakter.«
> *(Paul Watzlawick, in: Watzlawick et al. 1969, S. 51)*

Vielleicht hört es sich erst ungewöhnlich an – denkt man darüber nach, kann man Watzlawick nur zustimmen. Wie der Arzt den Patienten anschaut, welche Wortwahl er trifft, ob er dabei gestikuliert, alles kommt beim Patienten mit einer Botschaft an.

> Im Wartezimmer sitzt ein Mann mit herabhängendem Kopf. Die ganze Zeit starrt er auf den Boden vor sich und signalisiert damit deutlich: Lasst mich in Ruhe! Das Gespräch der anderen Patienten prallt an ihm ab, er ist versunken in sein Leid. Erst die Nennung seines Namens durch die Praxishilfe weckt ihn aus der Lethargie und er erhebt sich.

Jede Kommunikation beinhaltet einen Inhalts- und einen Beziehungsaspekt

> »In der Kommunikation definieren die Partner gegenseitig
> ihre Beziehung.«
> *(Paul Watzlawick, in: Watzlawick et al. 1969, S. 53)*

Auch wenn es schwer zu glauben ist: Der Beziehungsaspekt hat mehr Auswirkungen auf einen Verlauf des Gesprächs als der Inhaltsaspekt. Die These: »Sie haben ein Magengeschwür« ist nach der entsprechenden Untersuchung unstrittig. Die Reaktion des Patienten und das weitere Gespräch jedoch richten sich weniger nach diesem Faktum als nach der Art der Beziehung zwischen Arzt und Patient. Kennen sich die beiden schon länger und haben Vertrauen zueinander? Oder begegnen sie einander als Gesprächspartner zum ersten Mal?

> »Ihre Werte sind viel zu hoch!« Der Arzt spricht mit vorwurfsvoller Stimme. Dem Patienten ist sofort klar, dass über dem Satz noch ein Riesenballon an Vorwürfen hängt.

Erst wenn der Arzt eine tragfähige Beziehung zum Patienten aufgebaut hat, kann er im medizinischen Sinne intervenieren.

2.4 Watzlawick – von guten und schlechten Wirklichkeiten

Die Natur einer Beziehung ist durch die Interpunktion der Kommunikationsabläufe seitens der Partner bedingt

> Der Arzt drängt den Patienten zu einer notwendigen Operation. Der Patient verweigert sich. Daraufhin erhöht der Arzt mit guten Argumenten den Druck und drängt deutlicher. Daraufhin verweigert sich der Patient noch stärker.

Beide drehen sich im Kreis. Dieser Teufelskreis lässt sich nur unterbrechen, wenn einer der beiden (vorzugsweise der Stärkere, also der Arzt) die Perspektive wechselt. Sobald der Arzt aufhört zu drängen, kann sich der Patient wieder »nach vorn« wagen. Dann hat er vielleicht Fragen zu dem Eingriff.

Zwischenmenschliche Beziehungsabläufe sind entweder symmetrisch oder komplementär

> »Symmetrische Beziehungen zeichnen sich also durch Streben nach Gleichheit und Verminderung von Unterschieden zwischen den Partnern aus, während komplementäre Interaktionen auf sich gegenseitig ergänzenden Unterschiedlichkeiten basieren.«
> *(Paul Watzlawick, in: Watzlawick et al. 1969, S. 69)*

Auf Augenhöhe sprechen zwei Ärzte miteinander oder zwei Patienten, das ist symmetrisch. Wenn ein Lehrer mit einem Schüler spricht oder ein Vater mit seinem Sohn, besteht zwischen den Gesprächspartnern Unterschiedlichkeit. Die Beziehung ist komplementär.
Die Arzt-Patient-Beziehung ist immer komplementär. Ein falsch eingesetztes Demokratieverständnis oder eine übertriebene *shared decision*-Haltung ändern daran nichts. Erst wenn man akzeptiert, dass eben nicht »alle in einem Boot sitzen«, ist der Weg frei für eine wertschätzende Kalibrierung.

> »Wie Gespräche verlaufen, das hängt nicht nur vom guten Willen ab. Manchmal missverstehen wir einander, ohne zu wissen, warum eigentlich. Es kann hilfreich sein, zu erkennen, was sich abspielt, wenn miteinander geredet wird. Manches lässt sich einüben.«
> *(Gertrud Simon 2008)*

> Es ist den Kollegen nicht ganz klar, was Dr. W. anders macht. Sie hatten schon den Verdacht, dass er seinen Patienten irgendwelche Drogen gibt, denn aus seiner Sprechstunde kommen die meisten Patienten sehr beschwingt. Die Sekretärin fasst sich schließlich ein Herz und fragt ihn. Über die Idee mit dem Substanzenabusus lacht er. Aber dann grübelt er selbst, was seine Arbeit so beglückend macht. »Vielleicht hängt es damit zusammen, dass ich fest daran glaube, dass ein Patient selbst in der Lage ist, eine Lösung für sein Leben zu finden. Und ich bleibe solange bei ihm, bis er das weiß.«

■ **Dr. No:** Häh? Wenn kein Sinn in Kommunikation ist, spart uns das Arbeit. Dann brauchen wir keinen zu suchen.

▶ **Dr. Will:** Paul Watzlawick hat gesagt: Ich bin frei, denn ich bin einer Wirklichkeit nicht ausgeliefert, ich kann sie gestalten.

2.5 Schulz von Thun – Kommunikation hoch vier

> »Sie sollten Vertrauen zu Ihrem Arzt haben wie zu einem Kapitän auf einem Schiff! Aber der Kapitän befindet sich ja mit auf dem Schiff.«
> (Mark Twain)

> Dr. M. ist jetzt seit zwei Wochen mit einer Gastritis unterwegs. Einen Patienten würde er krankschreiben, aber für ihn selbst geht das gerade jetzt nicht. Seit der Gründung der Gemeinschaftspraxis sind so viele neue Patienten gekommen, das muss erst einmal bewältigt werden. So hält er sich mit den handelsüblichen Medikamenten aufrecht, aber seine Laune ist im Keller. Der gemütliche ältere Herr ist sein letzter Patient. Geduldig hat er gewartet und sieht sich jetzt interessiert im Sprechzimmer um. Als sein Blick auf den Schreibtisch fällt, fragt er »Sind das Ihre Kinder?«
> Im letzten Moment kann Dr. M. sich bremsen, sonst hätte er geantwortet »Nein, das Bild ist aus der Apothekenrundschau.« Warum fragt ihn der Patient auch so etwas? Wenn er schon auf Autopilot funktioniert, muss er doch nicht auch noch Small Talk machen ...

In den Jahren von 1975 bis 2009 arbeitete der Soziologieprofessor Friedemann Schulz von Thun in Hamburg an der Frage, wie Menschen miteinander reden. Seine Abschiedsvorlesung (2009) gibt einen Eindruck davon, mit welcher Freude und Begeisterung für sein Thema er die Mitarbeiter und Studenten mitriss. Seine Bücher gehören heute zum Standard. Jede Veröffentlichung über Kommunikation bezieht sich auf sein Vier-Ohren-Modell. Dabei wird wie in einer Untersuchung ein Satz auf seine Wirkung auf verschiedenen Ebenen untersucht. Man kann mannigfaltige Schichten herausarbeiten. Oft ist der Satz leider bereits in die Welt entlassen und hat seine Wirkung erzielt, im Guten wie im Bösen. Man kann es oft spüren, aber mit dem Vier-Ohren-Modell kann man es auch orten: Botschaften haben (mindestens) vier Ebenen. Wenn man mit diesem Modell vertraut ist, schafft man es hoffentlich oft, die Ebenen so anzusprechen, wie man es geplant hatte. Dann überlegt man schon im Vorhinein:

2.5 Schulz von Thun – Kommunikation hoch vier

- **Sachebene:** Was ist Fakt?
- **Appellebene:** Was soll ich tun aufgrund dieser Mitteilung?
- **Beziehungsebene:** Wie spricht der mit mir? Wen glaubt er, vor sich zu haben?
- **Selbstoffenbarungsebene:** Was ist mit ihm? Was erzählt er da von sich?

Machen wir eine Visite in einem Krankenhaus: Ein Arzt rauscht mit wehendem Kittel an der Anmeldung vorbei und fragt die Mitarbeiterin »Sind das Salzlakritze?« Nun könnte die Medizinische Fachangestellte die Packung hochhalten und antworten »Ja, das steht hier drauf.« In manchen Teams mit einem besonders ironischen Ton mag das auch so gehen. Aber im Normalfall wird sie hinter der **Sachebene** etwas anderes hören und rückfragen »Möchten Sie eins?«. Damit wechselt sie automatisch auf die **Appellebene**, die einen viel breiteren Raum einnimmt als die reine Sachebene.
Es wird gemutmaßt, Frauen würden ihre Wünsche immer sehr versteckt in kryptische Sätze verpacken und Männer würden dann an der harmlosen Sachebene scheitern. Wenn ein junges Paar auf dem Sofa sitzt und sie sagt »Mir ist ein bisschen kalt«, dann kann seine Antwort »In der Diele ist noch eine Decke« auf ein Beziehungsproblem hinweisen oder auch nicht. Erst wenn sie sich dann weinend im Bad einschließt und am Handy ihrer Freundin erzählt, es sei aus, ihre Liebe sei im wahrsten Sinne abgekühlt, dann haben die beiden definitiv ein Problem.
Erzählen Sie diese Geschichte mal in einer größeren Gesprächsrunde. Die Frauen jaulen auf, die Männer sagen erstaunt: »Wieso, er wollte doch nur helfen?« Das kleine Wort »nur« ist dabei ein Indikator dafür, dass es eben oft nicht reicht, die Sachebene allein zu bedienen.
Oder wie reagieren Sie, wenn ein Patient sagt: »Sie können doch jetzt nach meiner OP nicht in Urlaub fahren!«
Gerade im Sprechzimmer ist beinahe jede Äußerung eines Patienten mit einem Appell verbunden:
- »Mir geht es schlecht« soll heißen »Helfen Sie mir!«
- »Ich habe Angst vor der Operation« bedeutet »Beruhigen Sie mich!«

Deshalb ist »Sie müssen gar keine Angst haben« so ziemlich das Unpassendste, was ein Arzt antworten kann. Wenn es einen Index für unsinnige Sätze geben würde, dieser stünde weit oben auf der Liste.
Noch einmal zurück zu den Salzlakritzen im Krankenhaus: Nachdem Sachebene und Appellebene geklärt sind, stelle man sich vor, der junge Assistenzarzt würde zum wirtschaftlichen Direktor gerufen. Da steht ein ganzes Glas voller Lakritze auf dem Schreibtisch. Jede Wette, dass der junge Mann nicht die Frage stellt, die er im Vorbeigehen der Medizinischen Fachangestellten zugeworfen hatte.
Kommunikation weist auch indirekt auf die verschiedenen **Beziehungsebenen** hin. Was im Gespräch mit dem Kollegen völlig in Ordnung ist, geht

beim Chef gar nicht. Auch wenn der Fahrstil der eigenen Partnerin ständig Anlass zur Kritik gibt, im Auto der Chefin erträgt man jedes Fahrmanöver wie ein Mann.

Die Hierarchie im Krankenhaus ist ein klares Beispiel für die Funktion der Beziehungsebenen der Kommunikation. Je nach Schweregrad kann eine Grenzüberschreitung gleichzeitig der letzte Schritt auf der Karriereleiter sein. Der Frage des Chefs nach dem Foto auf dem Schreibtisch würde man nie mit einer flapsigen Antwort beggnen. Es sei denn, man hat schon eine bessere Stelle in Aussicht und will es noch mal ordentlich krachen lassen. Wer einen Tag lang alle Fragen wörtlich nehmen und nur auf der Sachebene beantworten wollte, hätte vielleicht viel Spaß, aber am Abend nur noch wenige Freunde.

Wir alle wissen, dass die Frage »Haben Sie mal die Uhrzeit?« nicht mit einem schlichten »Ja« beantwortet werden sollte. Die Sachebene ist in vielen Fällen nur Trägermaterial, die Appellebene mehr oder minder unter der Oberfläche verborgen.

Die Beziehungsebene kennzeichnet hierarchische und empathische Strukturen. Hier kann sich auch zeigen, welche Rolle der Arzt dem Patienten zumisst. Ist der Patient für ihn der hilfsbedürftige Almosenempfänger oder der König, weil er Privatpatient ist? Sieht sich der Arzt selbst als Helfer oder als Heiler?

Das führt uns zur **Selbstoffenbarungsebene** der Kommunikation. Mit allem, was wir sagen, geben wir auch etwas von uns selbst preis. Das kann weit mehr sein als die Liebe zu Salzlakritzen. Wer auf die Beschwerde eines Patienten wegen des rauen Tons der Schwestern antwortet »Das müssen Sie nicht so ernst nehmen«, erzählt von sich, dass er selbst das auch nicht tut. So wie die meisten Häuser einen Keller haben, haben viele Sätze einen verborgenen Untergrund.

Wäre die Selbstoffenbarungsebene den Menschen deutlicher bewusst, manch ein Satz bliebe ungesagt. Besonders das beliebte »Abästern« über Kollegen und Patienten zeichnet ein Bild, das dem Sprecher kaum recht sein kann. Wer sich über einen Schnappschuss ärgert, der sein Gesicht in einem ungünstigen Winkel zeigt, der sollte sich vergegenwärtigen, was er dem anderen damit von sich preisgibt.

Ehe man nun vorschnell beschließt, gar nichts mehr zu sagen, weil alles so vielschichtig ist, sollte man bedenken: Nicht nur das eigene Verhalten steht unter Beobachtung, auch die anderen unterliegen dieser kommunikativen Schwerkraft. Vielleicht klärt sich so manch schwieriges Verhältnis allein dadurch auf, dass man es mal mit einer anderen Gesprächsebene versucht, aktiv wie passiv. Es geschehen auch in verfahrenen Beziehungen wunderbare Dinge, wenn sich die Kontrahenten auf verschiedenen Ebenen als Partner beggnen.

Es ist die Grundlage ärztlicher Diagnostik, hinter einem unspezifischen Symptom das Profil einer Krankheit zu entdecken. Und es ist die Meisterklasse, dann auch das Heilungspotenzial zu erkennen und zu unterstützen. Wenn das gesprochene Wort am Anfang einer Behandlung steht, können die gleichen diagnostischen Verfahren auch für die Kommunikation gelten.

> Am letzten Arbeitstag vor seinem Urlaub besucht Dr. W. noch einmal alle seine Patienten auf der Station. Die meisten wünschen ihm gute Erholung, nur Frau S. ist *not amused*. Beim Verbandswechsel sagt sie: »Ich habe wirklich kein Verständnis dafür, dass Sie drei Tage nach meiner OP in den Urlaub fahren.« Einen Moment schwankt Dr. W. zwischen Ärger und Gelächter. Dann setzt er sich auf ihre Bettkante und sagt: »Meine liebe Frau S., erstens kann ich den Urlaub nur wagen, weil ich Sie wunderbar durch die Kollegen betreut weiß. Zweitens wollen Sie mir doch nicht etwa ein schlechtes Gewissen machen? Dann müsste ich Sie einfach mitnehmen und Sie wandern mit mir durchs schottische Hochmoor.« Die Patientin schmunzelt ein bisschen, aber Dr. W. hat noch zwei weitere Argumente. »Drittens sind wir zwar ein tolles Team, aber mein Chefarzt unterschreibt hier die Urlaubspläne und viertens höre ich hinter Ihren Worten mehr Sorge um Sie als um mich. Das kränkt mich als Mensch.« Beide fangen an zu lachen und die Patientin, gerührt von so viel Aufmerksamkeit, wünscht ihm auch einen schönen Urlaub.

- **Dr. No:** Den Kollegen aus der HNO mag die Idee von den vier Ohren ja Spaß machen, ich kann mit meinen zwei Ohren alles hören.

- **Dr. Will:** Wie oft hatte ich schon das Gefühl, den Patienten zwar zu hören, aber nicht zu verstehen. Das wird jetzt anders.

Zum Weiterlesen
Schulz von Thun F. Miteinander reden. Reinbek: Rowohlt-Verlag 2010.

2.6 Rogers und Gordon – bei Problemen zuhören

> »Mein Einfluss ist immer dann gewachsen, wenn ich meine Macht und meine Autorität mit anderen geteilt habe.«
>
> *(Carl Rogers 2012, S. 110)*

Zu den wichtigen Wegbereitern, deren Arbeit an den theoretischen Grundlagen der Kommunikation sich bis heute auswirkt, gehören die beiden Amerikaner Carl Rogers und Thomas Gordon. Sie etablieren den **Patientenorientierten Ansatz.**
Carl Rogers hat sein ganzes wissenschaftliches Leben in den Dienst der Idee gestellt, dass der Mensch ein ihm innewohnendes Heilungspotenzial besitzt,

das durch die Beziehung zu einem Therapeuten aktiviert werden kann. »Es ist die Beziehung, die heilt«, hat er 1959 gesagt (Rogers 2012). Erst Jahrzehnte später wurde aus neurowissenschaftlicher Sicht bestätigt, was er wusste. Um diesen Effekt zu erreichen, benannte er drei unverzichtbare Einstellungen beim Sprecher:
- Echtheit,
- Wertschätzung und
- Empathie.

1. Echtheit

Der Patient sollte während des gesamten Gesprächs merken, dass da ein Prozess abläuft, in den beide, Arzt und Patient, involviert sind. Dabei ist der Arzt als Mensch gefragt, was man seinen Aktionen auch anmerken sollte.
Wie geht das? Metakommunikation ist die Technik, mit der das im Verlauf des Gesprächs deutlich wird. Sätze wie »Heute steht ja Ihre weitere Chemotherapie im Mittelpunkt, das ist ein schwerer Schritt« oder »Wenn Sie Ängste haben, kann ich mir vorstellen, dass Sie mit einem vertrauten Menschen reden möchten«, zeigen, dass der Arzt das Gespräch leitet, aber den Patienten ständig mitnimmt. Gerade bei emotionalen Momenten ist das wichtig. Auch gemeinsames Schweigen kann Respekt und Kongruenz ausdrücken.

2. Wertschätzung

Wenn das Verhalten des Patienten Anlass zu Sorge oder Ärger gibt, steht ihm als Persönlichkeit das Recht auf professionelle Wertschätzung zu. So wird es beiden Seiten ermöglicht, den Therapieverlauf zu optimieren.
Wie geht das? Wer liebt, hat keine Distanz. Wer verachtet, verliert an Achtung. Beide Haltungen sind für die Ärztliche Kommunikation ungeeignet. Es ist auch tatsächlich anstrengend, ständig zu beobachten, ob sich da nicht doch eine Wertung einschleicht. Der Arzt sollte dies im Auge und im Griff behalten, sonst ist der Therapieerfolg gefährdet. Ein Wissenschaftsjournalist mag seinen Lesern raten, einen unsympathischen Arzt zu wechseln, weil dort keine Heilung für den Patienten zu erwarten ist (Bartens 2013). Diesen Weg gibt es für den Arzt nur im äußersten Notfall. Im Alltag gilt, dass er einen Patienten Wertschätzung entgegenbringen sollte.

3. Empathie

Ärzten können und brauchen nicht alle Patienten sympathisch sein. Sicherlich wirkt mancher Patient auf den ersten Blick unsympathisch. Aber wie der hippokratische Eid den Arzt bindet, so ist er ebenso zu einer empathischen Haltung verpflichtet. Die Empathie führt zu Beobachtungen und durch Aktives Zuhören können auch emotionale Inhalte verbalisiert werden.

2.6 Rogers und Gordon – bei Problemen zuhören

Wie geht das? Wertungen zu vermeiden ist sehr schwierig, den meisten Menschen steht dabei leider ihre Erziehung im Wege. Denn immer hofft man, das, was man bewerten kann, auch beherrschen zu können. Das Gegenteil ist der Fall: Mit den Menschen in unserem Umfeld, die wir verachten, beschäftigen wir uns permanent. Von den »üblen Nachbarn« hört man jeden Ton, mit den frechen Schülern ist der Lehrer die meiste Zeit beschäftigt usw. Rogers selbst sagt, dass es eine ausgesprochen seltene Erfahrung im Leben ist, dass uns jemand zuhört ohne zu bewerten.

Damit steht der Patientenzentrierte Ansatz Rogers gegen die monokausale, mechanistische und deterministische Sicht anderer Richtungen der Gesprächstheorien. Als Carl Rogers 1987 starb, war er gerade für den Friedensnobelpreis nominiert worden.
Gleich dreimal hintereinander war **Thomas Gordon** für den Friedensnobelpreis nominiert. In den Jahren 1997, 1998 und 1999 sollte sein Lebenswerk gekrönt werden. Er entwickelte aus dem Patientenzentrierten Ansatz von Rogers seine Kommunikationstheorie für schwierige Konfliktsituationen.
So wie es »Türöffner« in Gesprächen gibt, Small Talk z. B. besteht nur aus solchen, gibt es auch »Killerphrasen«. Diese Bemerkungen ersticken die zarte Pflanze Vertrauen, weil der Zuhörer zwingend auf Abstand geht. In seinen Arbeiten beschreibt Thomas Gordon typische Kommunikationssperren und zeigt exemplarisch, wie sie wirken (Gordon 1999).

> »Ich kann Sie nur warnen. Sie müssen den Blutdrucksenker von jetzt an täglich bis an Ihr Lebensende nehmen, sonst kann ich für nichts garantieren. Meine ganze Hilfe war dann umsonst. Fakt ist, dass ein Drittel aller Koronarpatienten innerhalb der ersten fünf Jahre sterben. Es wäre dumm von Ihnen, das zu riskieren.«

In dieser beispielhaften Aussage eines Arztes sind so ziemlich alle Impulse vereint, die einen Patienten, zumindest aber seine Adhärenz schädigen. Die **Warnung** kommt zwar mit Donnerhall daher, weckt aber entweder Furcht oder Widerstand. Beides sind ungeeignete Mittel, wenn der Patient die Aussage verstehen soll. Je nach Patiententyp kann es sogar zu einer Provokation führen (»Der wird schon sehen, was er davon hat.«). Was immer jemand machen soll oder nicht, zuerst sollte er die Notwendigkeit verstehen. Der reine Befehl hilft eben nicht. Der Arzt verfällt außerdem in einen **moralisierenden** Tonfall, wenn er von Garantien spricht, die er nicht geben kann. Und dass seine Hilfe dann das Ziel verfehlt, ist selbstverständlich. In diesem Tonfall und mit diesem Vokabular hilft der Arzt nicht.
Der Patient, der sich dessen nicht wehrt, wird sich vielleicht unterwerfen, aber nur im Groll, nicht im freien Selbstverständnis. Wie bei einem Kind, das nur so lange aufräumt, wie die Mutter zuschaut, ist das Verhalten nicht verlässlich. Das kann nicht die Lösung sein, zumal der Arzt sein Verhalten

an **Bedingungen** knüpft. Ein bizarres Abhängigkeitsverhältnis entsteht da: der allwissende Arzt und der kleine, dumme Patient. So etwas kann niemand wollen.

Der Arzt im obigen Beispiel zieht sich dann zurück auf die **Fakten**. Erfolgreich? Nur bedingt, denn viele Patienten ziehen sich zurück, schon wegen der Anzahl der Argumente. Natürlich weiß der Arzt mehr von den möglichen Konsequenzen einer Erkrankung. Und mancher Arzt hat schon gelächelt über den Satz, es sei immer noch der Patient Experte für seinen Körper. Das Lächeln signalisiert: »Patient, du hast keine Ahnung, du bist auf dem falschen Dampfer.« Von den Patienten hört man dann oft den Satz »Es hat ja doch alles keinen Zweck!«.

Am Schluss wird noch ein **kritisches Urteil** abgegeben. »Dumm« und »riskieren« wie aus dem obigen Beispiel sind keine Worte, die zu einer Verhaltensänderung verlocken. Wer so spricht, dem folgt man nicht. Wenn Ärzte glauben, manche ihrer Patienten seien so renitent, dass sie keinen anderen Ton verstünden, sagen sie mehr über sich aus als sie vorhatten.

Ein Soldat muss **Befehle** entgegennehmen, ein Patient nicht. Eine letzte »Sünde« sei erwähnt, das **Trösten und Beschwichtigen** fällt auch unter die Killerphrasen. Trösten gilt im Allgemeinen als liebenswert. Wer genau hinschaut, merkt, dass ein Großer mit einem Kleinen spricht. Dies hatten wir schon bei Satir als Impuls bei misslingenden Gesprächen gesehen.

> Die Patientin scheint wie verwandelt. Nach der zweiten Chemotherapie ging es ihr zwar wieder schlecht, aber jetzt hat sie neuen Mut gefasst. Dr. U. ist von der Veränderung unglaublich berührt. »Wenn Sie jetzt wieder in eine eigene Wohnung ziehen, kommt ja eine ganze Menge Verantwortung auf Sie zu.« »Ja, das stimmt. Aber ich habe den Eindruck, es ist Zeit, die Zügel wieder selbst in die Hand zu nehmen. So lange lag die Verantwortung für mein Leben quasi allein in Ihrer Hand, Herr Dr. U.« Die beiden beschließen, in den kommenden Monaten gut aufeinander zu achten – eine perfekte Allianz für die Gesundung.

■ **Dr. No:** Rogers und Gordon hätten lieber mal was gegen schwierige Patienten erfinden sollen. Dann hätten sie beide den Nobelpreis bekommen.

▶ **Dr. Will:** Empathie scheint der Dreh- und Angelpunkt zu sein. Ich will das in mein Verhalten implementieren.

2.7 Emotionale Intelligenz – die heilende Macht der Gefühle

»Emotionale Intelligenz ist eine Metafähigkeit, von der es abhängt, wie gut wir unsere sonstigen Fähigkeiten, darunter auch den reinen Intellekt zu nutzen verstehen.«

(Daniel Goleman 1997, S. 4)

> Dr. C. hatte alle Examina mit 1 bestanden, sein Abschluss war *summa cum laude*. Als er die Praxis des niedergelassenen Orthopäden übernahm, schien alles ganz einfach. Statt anspruchsvoller Studien die üblichen Fälle: Brüche, Arthrosen und ab und zu mal eine Hüfte. Im Praxisalltag traten aber mit der Zeit einige Schwierigkeiten auf: Viele alte Stammpatienten blieben weg und im Team entwickelte sich große Unruhe. Diesem Problem entzog sich Dr. C., indem er sich entschloss, zusätzlich den Facharzt für Rheumatologie abzulegen – Lernen hatte ihm schon immer behagt.
> Auf Drängen der Praxismanagerin führte man dann eine regelmäßige Teamsitzung ein. Aber das brachte auch keinen Erfolg. Die angesprochenen Themen schienen die Kluft zwischen dem Arzt und den Mitarbeitern eher zu vergrößern. Auf einem Kongress klagte Dr. C. einem Kollegen sein Leid: »Noch nicht einmal über die regelmäßigen Weiterbildungen haben sich die Mitarbeiter gefreut, dabei zahle ich das doch.« Der Kollege fragte, wie denn das Betriebsklima ganz am Anfang gewesen sei. Dr. C. erinnerte sich, alle hätten sich sehr für ihn interessiert, aber man sei ja in einer Arztpraxis und nicht beim Kaffeekränzchen.

Als Daniel Goleman seinen Weltbestseller über **Emotionale Intelligenz** veröffentlichte, hatte er eigentlich nur neu präsentiert, was vor ihm zwei Forscher herausgefunden hatten. Die Wissenschaftler Salovey und Mayer (1990, S. 772–781) hatten einen unglaublich interessanten Fall dokumentiert: Sie nannten den Patienten Harvey. Bis zu seinem schweren Unfall führte er ein Bilderbuchleben. Aus einer glücklichen Ehe waren zwei Kinder hervorgegangen. Harvey arbeitete als erfolgreicher Manager in einer Firma. Die Folgen des Unfalls konnten durch viele Operationen behoben werden, aber trotz seiner medizinischen Rehabilitation war in Harveys Leben etwas anders geworden. Erst scheiterte er beruflich, wobei es nicht seine Leistung war, die dazu führte. Dann zerbrach seine Ehe und auch hier war es das zwischenmenschliche Defizit, das immer deutlicher wurde. Körperlich wieder hergestellt, konnte der Mann seine Sozialkontakte einfach nicht mehr realisieren. Die Untersuchungen wiesen auf den Grund des Dilemmas: Der Unfall hatte die Amygdala verletzt, Harvey konnte keine Emotionen mehr empfinden. So scheiterte er, äußerlich gesund, an seinem Leben.
Damit gerieten die **Emotionen** als Erfolgsfaktor eines gelingenden Lebens in den Fokus der Wissenschaft.

Wenn der Intelligenzquotient in herkömmlichen Tests (Petermann u. Daseking 2009) feststellbar ist, so ist er auch eine relativ unveränderliche Größe. Der EQ, der *emotional quotient*, steht für die realen Erfolge im Leben. Er ist trainierbar.

Manager wissen das schon längst und haben es seit Jahren in ihre Trainings und Interaktionen integriert. Aber während für viele Geschäftsbereiche der positive Einfluss auf Kundenbindung und Erfolg durch emotionale Kompetenz als belegt gilt, gibt es bisher keine Untersuchungen, die dieses auch für das Verhältnis von Ärzten zu ihren Patienten zeigen. Da hier der emotionale Anteil des Gesprächs aber signifikant höher ist, lässt sich eine positive Relation vermuten. Decker schreibt dazu: »Emotionale Kompetenz kann helfen, die Würde des Arztes und die des Patienten zu stärken. Dazu gehört auch, sich um sich selbst zu sorgen, das Leben zu genießen, die eigenen Bedürfnisse wahrzunehmen und zu respektieren. Emotionale Kompetenz kann auch während des Berufslebens wirkungsvoll ausgebaut werden, um das Wesentliche des Arztseins authentisch zu fördern« (Decker 2005, S. 19).

Wenn Ärzte in ihren sozialen Aktionen Schwierigkeiten haben oder sogar scheitern, liegt das nicht an mangelnder Intelligenz. Wie sollte es auch bei einem absolvierten Medizinstudium? Aber ein erfolgreiches Leben ist eben nicht nur an den IQ gekoppelt, sondern hängt damit zusammen, mit welchen Strategien Situationen bewältigt werden. Der angemessene Umgang mit eigenen und fremden Emotionen stellt die Weichen für ein gelingendes Leben. Wer bei der Kommunikation mit anderen Menschen in Resonanz kommen kann, der hat Zugriff auf sein eigenes Wohlbefinden und das der anderen Menschen.

Es sind fünf Stufen, in denen die Kompetenz für Emotionale Intelligenz trainiert werden kann:

Selbstwahrnehmung ist der erste Schritt. Ein gut ausgeprägtes Wissen um die eigenen Stärken und die Kenntnis und die Akzeptanz der eigenen Schwächen sind das Fundament, auf dem Selbstvertrauen wachsen kann. Eine selbstkritische Haltung korrigiert dabei extreme Entwicklungen.

Selbstkontrolle ist der zweite Schritt. Die Offenheit den ständigen Veränderungen gegenüber führt zu dem Maß an Anpassungsfähigkeit, das dann Vertrauenswürdigkeit generiert.

Selbstmotivation ist der dritte Schritt. Aus einer optimistischen Einstellung zur eigenen Leistung wird auch in schwierigen Situationen ein starker Wille zum Erfolg hervorgehen. Dann kommt es zu außergewöhnlichem Engagement.

Empathie ist der vierte Schritt. Sie führt zur Förderung anderer Menschen. Auch eine interkulturelle Sensibilität ist dann gewährleistet.

2.7 Emotionale Intelligenz – die heilende Macht der Gefühle

Soziale Kompetenz ist der fünfte Schritt und das Ergebnis. Auf diesem Niveau finden sich Kompetenzen wie Teamfähigkeit, Kommunikationsgeschick und Überzeugungskraft. Dann kann ein Arzt andere Menschen für Visionen begeistern und Veränderungen herbeiführen.

> **Eigene Impulse**
> - Wie gut ist Ihre Selbsteinschätzung? (▶ Kap. 4)
> - Wie gehen Sie mit Veränderungen um? (▶ Kap. 3.1)
> - Was ist Ihre Haltung zur eigenen Leistung?
> - Wie geht es Ihnen mit unterschiedlichen Patienten? (▶ Kap. 3)
> - An welcher Stelle Ihres Wirkens könnte soziale Kompetenz Sie stärken?

Als Metapher für diese Prozesse dient das Bild vom Tropfen, der in eine spiegelglatte Wasseroberfläche fällt. Ausgehend von diesem Tropfen ergibt sich ein Muster: konzentrische Kreise, die sich immer weiter ausbreiten bis zu einem gedachten Ufer. Alles beginnt in der Mitte: In der Mitte ist der Mensch mit seinen Gefühlen. Wer seine Gefühle nicht gut kennt, wird von ihnen beherrscht. Unreflektiert überzieht er seine Umwelt mit dem, was aus ihm kommt. Weil er genau das nicht erkennt, ist er ständig auf der Suche nach einem Verursacher.

Wer die eigenen Stärken und Schwächen gut kennt, hält nicht sich für die Krone der Schöpfung und kann in anderen Menschen ebenfalls Stärken und Schwächen erkennen. Wenn alle Interaktionen von Empathie getragen sind, wirken Menschen so überzeugend, dass man ihnen bereitwillig folgen mag.

> Dr. T. hat erst vor Kurzem begonnen, Vorträge für seine Patienten zu halten. Erst hatte er es nur für eine zusätzliche Belastung gehalten, aber schon bei der Vorbereitung gemerkt, welch ungeheure Möglichkeiten sich da eröffnen. In der Sprechstunde hatte er immer nur einen Patienten gleichzeitig vor sich. Beim Vortrag konnte er gleich einem ganzen Saal mit Menschen wichtige Ideen und Impulse vorstellen. Dazu musste er aber berücksichtigen, dass Menschen Inhalte unterschiedlich aufnehmen und verarbeiten. Daran hielt er sich schon während seiner Vorbereitungen. Dann gab es noch die Fragerunden im Anschluss an seinen Vortrag. Am ersten Abend hatte er vor diesem freien Teil etwas Respekt, schließlich wusste er nicht, was ihn erwartete. Als er sich dann zugestand, nicht alles wissen zu müssen, konnte er sich auf seine Begeisterung für das Fach konzentrieren. Und das Wunder funktionierte: Die Zuhörer ließen sich mittragen von seiner Emphase und engagierten sich. Es wurde ein gelungener Abend.

■ **Dr. No:** Mir reicht mein Intelligenzquotient, der liegt nämlich über dem Durchschnitt.

▶ **Dr. Will:** Klug sein allein reicht nicht. Für meinen Erfolg als Arzt brauche ich auch die Emotionale Intelligenz.

2.8 Gewaltfreie Kommunikation – von Giraffen und Wölfen

»Don't try to be perfect.
Try to be progressively less stupid!«

(Marshall D. Rosenberg)

In der Praxis von Dr. W. geht es an manchen Tagen recht laut zu. Wenn am Quartalsende die Abrechnungen anstehen, wird die Personaldecke so dünn, dass eigentlich alle wissen: Jetzt darf niemand ausfallen. Heute scheint alles auf einmal schiefzugehen: Zwei Rechner sind abgestürzt, an der Anmeldung stehen die Patienten bis auf den Flur und in einem Labor funktioniert die Klimaanlage nicht. Als Dr. W. über den Gang ins nächste Zimmer eilt, sieht er Frau T. in der Teeküche sitzen. »Na, das ist ja schön, dass es wenigstens Ihnen gut geht«, spricht er sie an. Sie hebt müde den Kopf und erwidert: »Ich arbeite jetzt seit sechs Stunden ohne eine Pause …« »Das geht uns heute allen so, nur machen die anderen dann eben keine Pause!« Dr. W. rennt weiter und stellt im Sprechzimmer fest, dass der Patient schon da ist, aber seine Karteikarte noch nicht. »Wer hat die Karte an der Anmeldung liegengelassen?« Die Auszubildende ist den Tränen nahe, sie läuft wortlos aus dem Zimmer. Der Patient hatte eigentlich einen Scherz machen wollen, aber er merkt, das ist jetzt nicht der richtige Moment.

Vielleicht hat es mit den Rassenunruhen zu tun, die er als junger Mann mit ansehen musste, und der unfassbaren sinnlosen Gewalt, die sie darstellen. Jedenfalls entwickelte Marshall D. Rosenberg 1963 nach seiner Promotion ein System, das als **Gewaltfreie Kommunikation** um die Welt ging. Darin ist von Giraffen und Wölfen die Rede, aber neben einem alltagstauglichen Werkzeug ist es eine Philosophie der Kommunikation. Bis heute gibt es Institute und Trainer, die Einzelnen und Gruppen diese Methode beibringen. Sie hat nur ein Ziel: eine Win-win-Situation auch da herzustellen, wo unterschiedliche Verhaltens- und Denkweisen aufeinanderprallen. Menschen, die nach dem Motto »Der Mensch des Menschen Wolf« an die grundsätzliche Feindschaft ihrer eigenen Spezies glauben, meinen verächtlich, das sei ein Harmoniewahn, der da praktiziert werde:
»Ja, wir haben uns dann alle lieb, niemand wird mehr laut. Jeder kann machen, was er will, Hauptsache, wir haben darüber gesprochen.« Nichts von dem ist wahr. Rosenberg geht von den Bedürfnissen aus, die bei jedem Menschen unterschiedlich ausgeprägt sind, und stellt dann logisch fest, dass aus diesen Bedürfnissen Motivationen für Handlungen werden.

Konflikte sind demnach verdeckte Bedürfnisse.

2.8 Gewaltfreie Kommunikation – von Giraffen und Wölfen

Die Lebenserfahrung zeigt, wie schnell ein Streit mit einem anderen Menschen eskalieren kann, auch wenn keiner der beiden Gesprächspartner das will. Am Ende bleibt der schale Geschmack des Unverstandenseins, so wollte man sich doch gar nicht aufführen.
In solchen Situationen bietet die Gewaltfreie Kommunikation eine »saubere Lösung« in vier klaren Schritten. Diese sollten eher verstanden, als stur eingehalten werden.
Am Anfang steht genau wie in der Medizin die **Beobachtung**. Viel zu schnell gehen viele Menschen automatisch von der Beobachtung in eine Bewertung über. Damit entfällt ein wichtiger Teil der Gewaltfreien Kommunikation.

Übung

Prüfen Sie Ihr eigenes Gespür für das Thema. Welche der folgenden Sätze sind Beobachtung, welche Bewertung?
1. Die Patientin hat gesagt, dass sie Schmerzen hat.
2. Ich kann mich nicht daran erinnern, ihm ein einziges Mal Cortison verschrieben zu haben.
3. Sie unterbrechen mich gerade zum dritten Mal.
4. Er hat gesagt, dass er Diabetiker ist.
5. Die Radiologen arbeiten wirklich schnell.
6. Als ich der Patientin das Rezept gab, fragte sie mich kritisch nach den Nebenwirkungen.

Nur die Sätze 1, 3 und 4 sind Beobachtungen. Die anderen Sätze sind Bewertungen, denn sie haben nichts mit dem tatsächlichen Wahrheitsgehalt zu tun. Wo sich Beobachtung und Bewertung mischen, wird die Sachebene verlassen. Es beginnt der Bereich der Manipulation. Gerade in diffizilen Situationen kann nur die Beschränkung auf die Beobachtung klärend wirken.
- Ist der Patient gelangweilt oder sieht er nur müde aus, weil er von der Nachtschicht kommt?
- Will mich die Mitarbeiterin provozieren oder ist ihr lautes Sprechen ihre Reaktion auf die wachsende Nervosität?

Hier gilt nicht »*Tout comprendre c'est tout pardonner*« im Sinne einer Generalamnestie für jeden Patzer. Aber ehe man in dem Gefühl »Mit mir kann man das ja machen« untergeht, lohnt ein Wechsel zur Beobachterposition. Vielleicht kann man dann feststellen, dass ein Verhalten aufgrund einer anderen, mir unzugänglichen Quelle entsteht.
Die Beobachtung fand im Außen statt, jetzt geht es im **zweiten Schritt** nach innen. Welches **Gefühl** empfindet man zu dieser Situation, zu diesem Satz des anderen?
Aus der unendlichen Liste der Gefühlszustände seien fünf genannt, die sicher im Alltag der ärztlichen Praxis vorkommen könnten:

- Besorgnis,
- Nervosität,
- Müdigkeit,
- Zorn und
- Enttäuschung.

Hier werden nur negative Gefühlszustände benannt, weil es bei der Gewaltfreien Kommunikation in erster Linie darum geht, sich vor Stress und Angriffen zu schützen. Es sei daran erinnert, dass zu jedem dieser Gefühle ein Bedürfnis gehört, das im Moment gerade unterzugehen droht.

Im **dritten Schritt** soll deshalb die Frage beantwortet werden, welches Bedürfnis unter dem negativen Gefühl steckt.
- Unter »Besorgnis« sitzt der Wunsch nach Entlastung von Fragen und Problemen.
- »Nervosität« ruft nach einer Situation mit weniger Stress.
- »Müdigkeit« ist ein physiologisch deutlicher Wunsch nach Erholung und Auffrischen der Kraft.
- »Zorn« will sich mit einer als ungerecht erlebten Situation nicht abfinden und ruft nach Korrektur einer Situation.
- »Enttäuschung« beruht immer auf dem Bedürfnis, alte Glaubenssätze mögen haltbarer sein, als sie sich gezeigt haben.

Warum diese Umständlichkeit? Der Ärger, den man als Mensch empfindet, kann und soll übersetzt werden. Zunächst für sich selbst, dann für die anderen in einer lösungsorientierten Form. Was dabei geschieht, ist vielleicht der Funktion der Enzyme im Körper vergleichbar. Indem sie Verstoffwechslung fördern, halten sie die Wirkungsweise der Organe in Balance.

Wer die Zeitknappheit im medizinischen Alltag vor Augen hat, mag jetzt einwenden, das dauere alles viel zu lange. Aber nach einer Erprobungsphase spart diese Technik sogar Zeit, weil sie sinnlose Kämpfe vermeidet.

Der **vierte Schritt** geht wieder nach außen: Nun wird eine **Strategie** entwickelt, die aus dem Bedürfnis eine wirklichkeitskompatible Lösung macht.

> **Übung**
>
> Oft reicht eine Umformulierung einer Aussage, um den kompletten Stil eines Gesprächs zu ändern. Versuchen Sie es!
> - Aus »Du greifst mich an« wird »Ich fühle mich angegriffen«.
> - Aus »Sie unterstützen mich nicht« wird »Ich fühle mich von Ihnen nicht unterstützt«.
> - Aus »Sie verstehen mich nicht« wird » ... «.
> - Aus »Du nimmst mich nicht ernst« wird » ... «.

2.8 Gewaltfreie Kommunikation – von Giraffen und Wölfen

> Wenn Sie eine Kleinigkeit verändern, können Sie viel bewirken.

Den Satz »Sie verstehen mich nicht« kann ein Patient leicht zurückweisen mit einem »Doch, ich verstehe Sie sehr gut«. Der Satz »Ich fühle mich von Ihnen nicht verstanden« bleibt in Ihrem Besitz und bringt das Gespräch auf eine andere Ebene.

Rosenberg symbolisierte die beiden unterschiedlichen Arten miteinander zu sprechen mit Tieren. Demjenigen, der nach Schuldigen sucht, analysiert, kritisiert und immer weiß, was mit dem anderen nicht stimmt, ordnete er den Wolf zu. In der Wolfswelt wird auf Regeln und Normen geachtet und jede Abweichung hart bestraft. Die ständige Bewertung geht einher mit der Idee, selbst recht zu haben. Typische **Wolfssätze** sind:

- Wenn Sie die Pipetten rechtzeitig bestellt hätten, …
- Sie sind offenbar zu langsam.
- Sie sagen das nur, um sich herauszureden.
- Sie sind nicht offen mit mir und dem Team.
- Das haben Sie mehr schlecht als recht gemacht.
- Wenn hier nicht alle immer quatschen würden, wären wir auch schneller.
- Wenn Sie die Abrechnungen nicht bis mittags fertig haben, …
- Natürlich habe ich recht.

Kommen Ihnen manche Sätze bekannt vor? Für das Umfeld ist diese Art der Kommunikation eine harte Prüfung. Der Urheber solcher Sätze versucht damit, Bedürfnisse auszudrücken. Einem schreienden Chef geht es ja nicht wirklich gut. Auf die Frage, was ihm fehlt, würde er vielleicht antworten, ein neues Team. Aber das Team fühlt sich ebenso schlecht und wehrt sich, offen oder verdeckt. Die Wolfssprache ist eine Quelle der Missverständnisse und verbaler Gewalt. Eine erfolgreiche Verbindung zwischen Menschen sieht anders aus.

Rosenberg hat für die gelingende Sprache als Symbol die Giraffe gewählt. Sie ist das Landtier mit dem größten Herzen und steht deshalb für die Sprache des Herzens. Das ist keine verzerrte Romantik, sondern die klare Aufforderung, sich um die eigenen Gefühle zu kümmern und um die der anderen. Was könnte es Wirksameres geben als Prophylaxe gegen Erschöpfung? Wenn man die Gefühle und die dahinter liegenden Bedürfnisse realisiert, werden die Aktionen automatisch wertschätzender.

> Von sieben bis acht Uhr liegt eine Stunde Laborzeit, für die extra eine MTA bereitsteht. Die Patienten werden im 15-Minuten-Takt bestellt.
> Frau K. kommt um halb neun, obwohl sie um halb acht einen Termin hatte.
> Der Arzt ist schon zur Sprechstunde da, die um acht Uhr beginnt. Die Mitarbeiterin beschwert sich bei ihm über das Verhalten der Patientin. Darauf ermahnt

> Dr. L. die Patientin: »Sie sind über eine Stunde zu spät gekommen. Frau K., das ist unmöglich!«

Was glauben Sie, geschieht beim nächsten Labortermin? Wird es bei Dr. L. überhaupt noch einen geben? Oder beglückt die Patientin ab jetzt eine andere Praxis mit ihrer unkonventionellen Art?
Die **Gewaltfreie Kommunikation** schlägt Folgendes vor:
- »Wir haben um halb acht auf Sie gewartet, Frau K.« (Beobachtung)
- »Wenn wir länger auf Patienten warten müssen, fühlen wir uns missachtet und werden ärgerlich.« (Gefühl)
- »Denn wir haben immer Patienten auf der Warteliste.« (Bedürfnis)
- »Deshalb bitte ich Sie, beim nächsten Mal anzurufen, wenn Sie später kommen müssen.« (Strategie)

Jedes Praxisteam kennt solche Patienten, die als schwierig bezeichnet werden. Die vorgeschlagene Lösung klingt in gestressten Ohren vielleicht zu milde, aber im Gegensatz zum wütenden Vorwurf verhindert sie, dass sich Frau K. abwendet.
Könnten Sie jetzt die oben genannten Sätze aus der Wolfssprache in die vier Schritte der Gewaltfreien Kommunikation zerlegen und umformen?
Zunächst scheint viel Aufwand nur eine minimale Veränderung herbeizuführen. Aber ist das nicht eine typische Strategie in der Medizin? Durch die Einnahme eines Mikrogramms einer Substanz verändern sich gleich mehrere Systeme im Körper.
Leider gibt es da auch die Fälle, bei denen man tausendmal etwas sagen kann, aber das Gesagte scheint zu »verfliegen«.

Wie muss eine Erfolg versprechende Bitte aufgebaut sein?

- Eine Bitte sollte **konkret** sein. Der Satz »Sie sollten mehr Sport machen.« ist ein gern gesagter Klassiker, ungefähr so stringent, wie Wasser aus einem lecken Boot zu schöpfen. Besser wäre es zu sagen: »Sie haben erzählt, dass Sie früher viel gewandert sind. Ist das für Sie heute auch noch interessant?«
- Eine Bitte sollte **zeitnah** geäußert werden. »Machen Sie bitte die Privatabrechnungen fertig!« hat schon zu Ärger geführt, denn niemand hatte gesagt bis wann.
- Eine Bitte sollte **erfüllbar** sein, aber der Bittende sollte auch mit einem Nein umgehen können. Dies ist für viele der schwerste Punkt. Doch wie viel ist ein »Ja« wert, wenn es die einzige Option ist?

Bitten, die diese Qualitäten nicht haben, sind Forderungen.

2.8 Gewaltfreie Kommunikation – von Giraffen und Wölfen

Die Empathie in der Gewaltfreien Kommunikation ist eine Form der Präsenz. Obwohl sie keine manipulative Absicht verfolgt, ist sie dennoch ein mächtiges Instrument. Empathische Gespräche nehmen ohne Umweg die Verbindung zum Patienten auf. Damit ist die Ganzheitlichkeit erreicht, für die manch ein Patient glaubt, der Schulmedizin den Rücken kehren zu müssen.

So wie jeder PC eine Firewall braucht, ist die Gewaltfreie Kommunikation ebenso ein Schutz, auch vor dem berüchtigten *friendly fire*. Auch in einem gut aufgestellten Team kann es interne Attacken geben. Wer aufhört, die eigenen Gefühle und Bedürfnisse zu respektieren, kann dies erst recht nicht für einen anderen Menschen leisten. Wer diesen Respekt grundsätzlich verliert, wird langfristig feststellen, dass Angriff keine wirklich schlaue Verteidigung ist, dass also verbale Gewalt nicht zu gelingender Kommunikation führt.

Eigene Impulse

Wenn man die Impulse der Gewaltfreien Kommunikation auf den ärztlichen Alltag anwendet, könnte folgendes Manual entstehen:
- Wenn Sie sich ärgern, hören Sie dem Ärger zu!
- Fragen Sie sich nach dem Gefühl hinter dem Ärger!
- Identifizieren Sie das Bedürfnis hinter dem Gefühl und formulieren Sie dann in klaren Worten eine Bitte!

> Auf diesen Patienten freut sich niemand so richtig. Der alte Herr findet Gefallen daran, alles und jeden zu kritisieren. Dabei macht er auch vor Dr. G. nicht halt. Als der Arzt das Datum in die Karte einträgt und das Gespräch beginnt, unterbricht ihn der Patient schon nach wenigen Worten. Er habe sich das alles ganz anders vorgestellt und sei sowieso unzufrieden mit der Leistung der Praxis. Dr. G. wird klar, die üblichen Durchhaltestrategien reichen hier nicht mehr aus. Er legt seinen Stift weg, wendet sich dem alten Herrn ganz zu und sagt: »Herr M., ich höre so oft von Ihnen, dass Sie unzufrieden sind mit uns. Das macht mich stutzig, denn Sie kommen immer wieder. Wir brauchen aber außer Ihrer Anwesenheit auch Ihre Zustimmung. Deswegen bitte ich Sie jetzt um klare Kritikpunkte.« Der Patient wird nachdenklich und sagt dann, er sei doch eigentlich ganz zufrieden. »Nur wenn ich den Mund aufmache, dachte ich, kümmern sich alle noch besser um mich.«

■ **Dr. No:** Eine klare Ansage hat noch nie geschadet.

▶ **Dr. Will:** Beeindruckend, welche Macht Formulierungen haben können. Das probiere ich mal.

2.9 Salutogenese – veränderter Blick auf Gesundheit

> »Es kommt darauf an, den Körper mit der Seele und die Seele mit dem Körper zu heilen.«
>
> *(Oscar Wilde)*

Was ist Gesundheit?
Die WHO definierte Gesundheit 1948 bereits als den »Zustand körperlichen, seelischen und sozialen Wohlbefindens und nicht nur als das Freisein von Krankheit und Gebrechen« (Ottawa Charter for Health Promotion 1986). Und wandelte die Sicht damit von einer rein biomedizinischen Definition zu einem Thema der Balance.

> **Eigene Impulse**
> › Wie stringent haben Sie die drei Bereiche (Körper, Seele, Geist) im Blick, wenn Sie Ihre Patienten behandeln?

Man weiß heute sehr präzise, wie Krankheiten entstehen. Doch erst **Aaron Antonovsky** stellte die Frage, wie Gesundheit entsteht und wie sie gesichert werden kann. Im Jahre 1970 fand der Medizinsoziologe etwas Bemerkenswertes heraus: Bei einem Vergleich von zwei Frauengruppen und ihren Reaktionen auf die Folgen der Menopause zeigte etwa ein Drittel deutlich positivere Ergebnisse als alle anderen. Das Besondere daran war, dass die Frauen mit dem besseren Ergebnis den Albtraum des Holocaust miterlebten, sie waren in Konzentrationslagern gewesen. Dennoch zeigten sie im Vergleich zur Kontrollgruppe ein positives Verhältnis zu diversen körperlichen Beschwerden.

Warum war das eine Sensation? Dass Gesundheit nur die Abwesenheit von Krankheit darstellt, ist sicher in jedem Fall zu kurz gegriffen. Wenn es nicht die Umstände sind, die Menschen in pathogene Reaktionen bringen, was ist es dann? Welche Elemente im menschlichen Verhalten sind es, die Alters- und Krankheitssymptome schwerer oder leichter machen für die Menschen? Und was hat das mit Kommunikation zu tun?

Während das traditionelle Medizinverständnis die pathogenetischen Risikofaktoren für Krankheit auflistet (Übergewicht, Bewegungsarmut, Rauchen, Stress usw.), ergänzt die Salutogenese die entscheidende Frage:
Was erhält uns gesund?
Eine Antwort findet sich in den Forschungen Antonovskys (1997). Sie wird durch die Erkenntnisse der modernen Neurowissenschaft spektakulär bestätigt. Zunächst erkannte Antonovsky eine Systematik, in der Krankheit genau wie Gesundheit nicht mehr als Zustand, sondern vielmehr als Prozess zu sehen ist. Ständig arbeitet der Organismus an diesem Gleichgewicht. Ist er erfolgreich, sind wir symptomfrei, aber nicht per definitionem gesund. Ge-

2.9 Salutogenese – veränderter Blick auf Gesundheit

lingt der Ausgleich nicht oder nur teilweise, wird der Mensch krank im diagnostischen Sinne.
Dies geschieht nicht automatisch, ohne Zutun des Patienten, im Gegenteil: Es gibt sicher Widerstandsressourcen, die in erster Linie damit zu tun haben, ob ein Mensch sein Schicksal als kohärent erlebt. Allerdings kann es sein, dass dem Patienten dies nicht bewusst ist.
Was bedeutet das?
- »Ich kann **verstehen**, was da geschieht.«
- »Ich kann **handhaben**, was da geschieht.«
- »Ich kann in dem einen **Sinn erkennen**, was da geschieht.«

Diese drei Elemente braucht ein Mensch, um trotz schwieriger Umstände in physischer und psychischer Balance zu bleiben. Antonovsky drückt das so aus:

> »Das Kohärenzgefühl ist eine globale Orientierung, die ausdrückt, in welchem Ausmaß eine Person ein durchdringendes, dynamisches Gefühl des Vertrauens darauf hat, dass die Stimuli, die sich im Verlauf des Lebens aus der inneren und äußeren Umgebung ergeben, strukturiert, vorhersehbar und erklärbar sind; die Ressourcen zur Verfügung stehen, um den Anforderungen zu begegnen, die diese Stimuli stellen; diese Anforderungen Herausforderungen sind, die Anstrengung und Engagement lohnen.«
> *(Antonovsky 1997, S. 36)*

Für die Ärztliche Kommunikation entstehen hier klare Postulate:
- Zunächst muss der Arzt dem Patienten **erklären**, was geschieht.
  Dabei zählt nicht nur sein Wissen, sondern nach dem Axiom von Watzlawick »Der Sender ist für die Botschaft verantwortlich« (2007) auch die Erklärkunst des Mediziners. Erst wenn der Patient verbal und nonverbal zeigt, dass der Input angekommen ist, kann der nächste Schritt folgen. Wer die Zeit dafür scheut, kann sich auf kräftiges Nacharbeiten einstellen.
- »**Handhaben**« können ist der nächste Schritt.
  Der Patient muss in dem Gefühl leben können, dass er selbst etwas tun kann. Das meint, dass niemals ein Arzt allein eine Heilung erzielen kann. Die Mithilfe des Patienten ist unbedingt erforderlich, wird genau bezeichnet und wertschätzend begrüßt. Bei einem übereifrigen Patienten, der denkt »viel hilft viel« und es übertreibt, muss der Arzt ausgleichend regulieren. Dann hat der Arzt offenbar den Rahmen des Nützlichen nicht hinreichend umschrieben. Jede Einnahme von Tabletten, jede Änderung im Lebensstil und jede Behandlung ist ein solches Handhaben der neuen Lebenssituation.
- Das Klären der **Sinnfrage** ist die Krönungskategorie.
  »Warum geschieht mir das? Mein Nachbar raucht wie ein Schlot und der ist gesund?« Jeder, der sich jetzt mit schnellen Erklärungen versucht, disqualifiziert sich selbst. Nirgends sonst ist das Abwarten, das Aktive Zu-

hören so gewinnbringend wie bei der Sinnfrage. Viele gestandene Mediziner berichten, dass der Patient eigentlich schon selbst eine Idee entwickelt hatte, er brauchte nur die Zeit, um sie auch zu formulieren. Das aushalten zu können ist eine hohe Kunst. Die kreative Unschärfe dieses Reifungsprozesses darf nicht durch schnelles Argumentieren verdorben werden.

> Indem der Arzt die drei Schritte »Verstehen – Handhaben – Sinn erkennen« durch seine Interaktion fördert, lenkt er den Fokus auf die Heilung.

Dagegen wirkt die traditionelle Sicht der Medizin pathogenetisch. Sie definiert sich und ihre Tätigkeiten allein über die Krankheit. Das hat weitreichende Folgen.

Mit dieser Sichtweise ist der alte Herr auf Station nur die »Galle von Zimmer 12«. Aus dem Blickwinkel der Salutogenese kann man einen Mann sehen, der dringend zu Hause gebraucht wird, weil seine Tochter ihr Kind allein erzieht. Die erkrankte Galle wird entfernt, damit der Großvater wieder das Leben führen kann, das er möchte.

Ein Arzt, dem es gelingt, eine Heilung im biosozialen Umfeld des Patienten mit solch einem »Leuchtturm« zu versehen, braucht sich um Motivation und Adhärenz nicht zu sorgen.

Aber nicht nur aus der Sicht des Arztes ist der Wirkungsradius der pathogenetischen Sicht überschaubar. Auch Patienten sollten sich die Frage stellen, was sie wollen. Besonders jenseits der Lebensmitte neigen Menschen dazu, ihre Erkrankungen in den Mittelpunkt des Lebens zu stellen. Damit werden sie manchmal für ihr Umfeld zur Belastungsprobe, wie man aus dem Gedicht der Teresa von Ávila hört.

> Oh Herr, Du weißt besser als ich, dass ich von Tag
> zu Tag älter und eines Tages alt sein werde.
> Bewahre mich vor der Einbildung,
> bei jeder Gelegenheit und zu jedem Thema
> etwas sagen zu müssen. (…)
> Lehre mich schweigen über meine Krankheiten
> und Beschwerden. Sie nehmen zu,
> und die Lust, sie zu
> beschreiben, wächst von Jahr zu Jahr.
> Ich wage nicht, die Gabe zu erflehen,
> mir die Krankheitsschilderungen anderer
> mit Freude anzuhören, aber lehre mich,
> sie geduldig zu ertragen.
>
> *(Teresa von Ávila, 1515–1582)*

2.9 Salutogenese – veränderter Blick auf Gesundheit

Das Umfeld sieht oft hilflos zu, wenn ein Mensch die Krankheit fokussiert. Doch wirklich markant sind die Folgen für den Menschen selbst, der sich über den Diabetes oder den Reizmagen definiert. Alles geschieht entweder wegen der Symptome oder trotz der Krankheit. Was gerät dabei aus dem Blickfeld? Ein gesundes Leben.

Diese Beobachtung schließt die chronischen Erkrankungen deutlich mit ein. In einer Zeit, in der die Anzahl chronisch Erkrankter dramatisch ansteigt, kann die Salutogenese einen entscheidenden Impuls geben. Bestimmt die Krankheit das Geschehen oder der Erkrankte?

Wenn man diesen Impuls weiterverfolgt, wird auch klar, warum ein Aufenthalt im Krankenhaus genau den Teil der Seele blockiert, der gern ein Leben in Balance im Rahmen der (neuen) Möglichkeiten führen würde. Aus diesem Grund meiden viele Patienten Selbsthilfegruppen.

Entscheidend ist hier in besonderem Maß die Art, wie der Arzt die Krankheit kommuniziert. Mit welchem Vorzeichen nimmt er die Berichte des Patienten auf, in Moll oder in Dur? Professor Ulrich Schwantes (2006) von der Berliner Charité schreibt dazu, dass die Verstehbarkeit etwas Wechselseitiges zwischen Arzt und Patient ist. Das Zuhören der Erzählung des Patienten fördert die Verständlichkeit. Die Machbarkeit wird aktiviert, wenn klar wird, was gemacht werden soll oder kann und wie es in das subjektive Leben eingepasst werden sollte. Bedeutend ist letztlich ein »modifizierendes Verstehen« und eine Neubewertung des bisher Erlebten.

> Eine Frau mittleren Alters wird ins Krankenhaus eingeliefert. Sie ist auf der Straße zusammengebrochen. In der Notaufnahme wird eine Hinterwandischämie diagnostiziert. Weil sie bis dato beschwerdefrei war, liegt es jetzt am Arzt, ihr die Situation und die kommenden Maßnahmen zu erklären. Dr. E. macht ihr keine Vorwürfe, denn die würde sie weder verstehen noch akzeptieren. Stattdessen versucht er ihr im Gespräch aufzuzeigen, wie es dazu kommen konnte. Dann bespricht er mit ihr, wie er mit ihr als Patientin die Krankheit handhaben wird. Nach einigen Tagen kann sie annähernd einen Sinn in all dem erkennen, was ihr gerade geschieht. Da beginnt sie, adhärent an der Behandlung mitzuarbeiten. Ihre Chancen auf Erfolg und die von Dr. E. auf ein positives Ergebnis steigen maßgeblich.

Gerade im Bereich der *breaking bad news* kann eine Salutogene Kommunikation helfen.

> »Ganz ehrlich, ich war selbst so geschockt von der Prognose, dass ich erst mal Zeit brauchte, um wieder runterzukommen. Nach dem Moment des Schweigens sagte meine Patientin, sie habe noch nie im Leben so viel Aufmerksamkeit bekommen wie seit ihrer Erkrankung. Das hat uns beiden für den Moment geholfen.«

Wenn uns die Salutogenese lehrt, dass Arzt und Patient sich in therapeutischer Allianz verbünden, dann ist das sich daraus ergebende Ziel, was wir den Leuchtturm nennen, für beide eine Orientierung in Richtung Gesundheit.

Dr. No würde jetzt sagen, das sei ja alles gut und schön, aber Menschen würden nun mal krank, da sei Gesundheit einfach weit weg. Recht hat er, deshalb wird gemäß dem Motto »Wie geht denn das?« in ▸ Kapitel 6.8 mit der Salutogenen Kommunikation ein praktikabler Weg gezeigt. Fürs Erste sei ihm nur entgegnet: »*Energy flows where attention goes.*« Wer je Zahnschmerzen hatte, weiß, was damit gemeint ist.

Dieses Kapitel sollte zeigen, dass es verschiedene Sichtweisen auf das Phänomen Gesundheit gibt. Zuletzt dieser Hinweis: Der Begriff **Selbstregulation** wurde von Ronald Grossarth-Maticek (2002) als Indikator für Krankheitsrisiken gesetzt. Im Gegensatz zu den physischen Krankheitsrisiken, die nur in der Summe wirken, führt eine fehlende Selbstregulation zu einem nahezu zwanghaften Festhalten an Mustern, auch wenn diese schädlich sind. Eine durch frühkindliche Traumata eingeschränkte Kommunikation nach außen und innen verhindert die Suche nach neuen Lösungen. Aus den Daten der Heidelberger Prospektiven Studie, die Grossarth-Maticek von 1973–1995 leitete und die 30 000 Menschen in verschiedenen Punkten ihrer physischen und psychischen Gesundheit erfasste, leitete er eine Typologie der Selbstregulation ab. Menschen werden dann dazu veranlasst, Wege zu einem gesunden erfüllten Leben zu suchen, wenn sich ein Gespräch auf ihr Wohlbefinden konzentriert.

- **Dr. No:** Wenn sich schon die Krankenkassen Gesundheitskassen nennen, ich bin dafür da, mich mit Krankheiten zu befassen.

- **Dr. Will:** Es ist eine *déformation professionnelle*, dass Ärzte nur Krankheiten sehen. Ich verbünde mich mit meinem Patienten für unser Ziel: die Wiederherstellung von Gesundheit.

3 »Du Patient« – andere verstehen

»Menschenkenntnis macht den Verständigen ebenso nachsichtig wie bescheiden.«

(Fanny Lewald)

Wie schnell kann ein Arzt erkennen, wen er vor sich hat? Bringen einschlägige Typologien etwas für den Praxisalltag? Oder verleiten sie zu einer schematischen Einordnung in Schubladen?

»Scio nescio« – »Ich weiß, dass ich nichts weiß«, könnte ein gutes Motto für dieses Kapitel sein. Die dargestellten Modelle und Methoden können die Aufmerksamkeit schärfen für die Annäherung an den Menschen, der sich dem Arzt anvertraut. Die Demut, bei all diesen Techniken den Menschen als einzigartig wahrzunehmen, sollte jeder aufbringen, der selbst nicht nur als »ein Typ« wahrgenommen werden will. So gelten, obwohl es in diesem Kapitel um das Gegenüber, den Patienten geht, alle angebotenen Thesen genauso für den Standpunkt »Ich – Arzt«. Die Beispiele bewegen sich deshalb auf beiden Ebenen. »Immer, wenn es mir gelingt, in wenig wertender Form ruhig und kurz wichtige Unterschiede zwischen Patienten und mir zu benennen, dann erlebe ich Sternstunden meiner Arbeit. Für beide, Patient wie Arzt, wird dann das Anderssein sowohl bewusst spürbar wie auch gegenseitig akzeptabel und akzeptiert. Die Distanz zwischen uns als Personen erscheint sowohl offen gelegt wie zugleich aufgehoben« (Ripke 1994, S. 113).

- Das **Riemann-Thomann-Modell** ist solch eine praktikable Navigationshilfe für die Frage »Wer sitzt denn da?«. Indem der Arzt sich selbst auch der angebotenen Typologie stellt, wird statt oberflächlicher Schematisierung eine wertschätzende Annäherung erzielt.
- Mit den vier Quadranten des Systems »**Ich bin o.k., du bist o.k.**« werden Lebensverträge vorgestellt, die in der Interaktion zwischen Gesprächspartnern wirksam werden.
- Durch die Erkenntnisse aus der **Transaktionsanalyse** können Gespräche dann auf einer tieferen Ebene verstanden werden. Der Arzt kann Oberflächenbewegungen auffangen und eine lösungsorientierte Steuerung übernehmen.
- Das alles geschieht auch über nonverbale Einflüsse: **Körpersprache** kann entlarven oder unterstützen. Es gibt relativ einfache Wege, im Erstkontakt eine wohltuende Akzeptanz zu schaffen.
- Manchmal ist das »Sprechen mit Umweg« nützlich. **Mit einem Dritten** zu sprechen, kann den Inhalt einer Botschaft verstärken.
- Wenn die Riemann-Thomann-Methode zum besseren Einschätzen des Gesprächspartners diente, hilft das Analyseinstrument »**DISG**« zu erkennen, wie ein Patient optimal angesprochen wird. Besonders in Überzeu-

gungsgesprächen ist es wichtig, auf die Bedürfnisse des Patienten einzugehen.
- Aber alle Aktionen werden nur zugänglich für den, der gut zuhören kann. Das **Aktive Zuhören** ist eine Basisqualifikation.
- Dabei geschieht es immer wieder, dass man einem Detail so viel Aufmerksamkeit gibt, dass es alle anderen Elemente überstrahlt. Deshalb muss der »**Halo-Effekt**« aufmerksam kontrolliert werden.
- Über die Ärztliche Kommunikation kann eine **Metaebene** gelegt werden, ein wohltuendes Navigationssystem für Arzt und Patient.
- Trotzdem bleibt bei jeder Persönlichkeit ein ungesehener Teil, den es zu respektieren gilt. Wie bei einem **Eisberg** lässt sich nur der sichtbare Teil eines Verhaltens beobachten. Die Kommunikation und letztlich die Heilung werden aber umso mehr beeinflusst von dem, was ein Mensch nicht preisgibt.

Alle Modelle, getragen von Empathie und Respekt, stellen wirksame Instrumente dar, die eine optimale Annäherung an den Patienten ermöglichen.

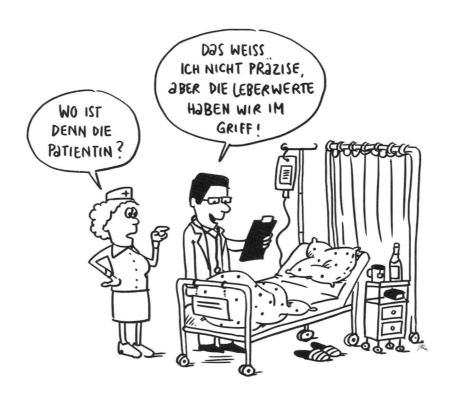

3.1 Riemann-Thomann-Modell – »Wer sitzt denn da?«

»Ein Arzt muss die Kunst beherrschen, Menschen zu verstehen, um die von der Wissenschaft vermittelten Erkenntnisse erläutern zu können.« Ausdrücklich finden sich bei Bernard Lown in seinem Buch »Die verlorene Kunst des Heilens« (2004, S. 371) die Worte »muss« und »Kunst«. Die Kommunikation mit dem Patienten ist nicht nur besondere Herausforderung, sondern unverzichtbar – ein Muss eben. Der Begriff »Kunst« weist daraufhin, dass neben dem kreativen Üben auch ein gestalterischer Prozess abläuft.

Hier soll deshalb ein Modell vorgestellt werden, das schnell praktikable Ergebnisse bringt, ohne oberflächlich zu sein: das Riemann-Thomann-Modell. »Klärungshilfe« heißt das Buch, in dem Christoph Thomann 1988 die Idee von Fritz Riemann ausführte. Der hatte bereits 1975 postuliert, dass sich Menschen in Raum und Zeit zwischen den Polen »Distanz und Nähe« sowie »Dauer und Wechsel« bewegen. Dabei prägen sich im Lauf des Lebens Präferenzen heraus, aus denen sich verschiedene Profile ableiten lassen. Das Thomann-Riemann-Modell ist als Beziehungsmodell entwickelt worden, um problematische Beziehungen besser erklären zu können.

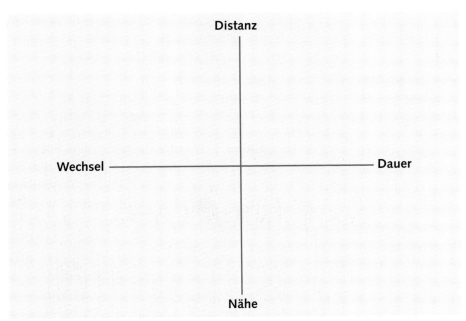

Abb. 3-1 Distanz/Dauer/Wechsel/Nähe im Riemann-Thomann-Modell

Laut Thomann suchen wir im Umgang miteinander nicht nach Bewertungen, sondern nach alltagstauglichen Erkenntnissen über uns und die Menschen in unserer Umgebung. Dem einen ist unerträglich, was für einen anderen durchaus angemessen erscheint. Am folgenden Beispiel lässt sich eine unbearbeitete Distanz-Nähe-Situation beobachten:

> Die Patientin stellt während der Begrüßung ihre ziemlich große Handtasche auf den Schreibtisch. Dem Arzt gefällt das nicht, aber er sagt nichts. Sie spricht laut und fordernd und beugt sich beim Sprechen immer weiter über die Tischkante. Als sie fast die dort liegenden Gegenstände berührt, schiebt sie sie mit der Hand zur Seite. Nach zwei Sätzen bietet der jetzt sichtlich genervte Arzt die Überweisung zu einem Facharzt an. Die Patientin ist zwar verblüfft, verlässt dann aber zügig die Praxis.

Arzt und Patientin haben miteinander geredet, gut verstanden haben sie sich nicht. Bei beiden Teilnehmern wird ein schaler Nachgeschmack bleiben. Am Ende des Kapitels wird ein Beispiel für eine gelungene Gesprächsregie vorgestellt (▶ S. 56).
Zum Einstieg werden die typischen Charaktere des Riemann-Thomann-Modells genauer vorgestellt. Die Grundtendenzen sind überzeichnet. Die Zuordnung zu Mann und Frau ist willkürlich gewählt und lässt sich ebenso gut tauschen. Welchen Einfluss haben die Pole auf Einstellungen und Verhalten von Menschen?

Der Dauer-Mensch

Vielleicht war **Herr Dauer** schon beim Vorgänger Patient dieser Praxis. Auf jeden Fall lässt er gern ins Gespräch einfließen, wie es der »alte Arzt« immer gemacht habe. Über die Renovierung der Praxisräume freuen sich alle, bis auf Herrn Dauer. Ihm gefielen die alten Farben besser. Stolz erzählt er, dass er seit über 30 Jahren am gleichen Ort Urlaub macht.
Die Liste ließe sich fortsetzen. Nun soll bei diesem Patienten die Medikation umgestellt werden. Es reicht nicht, ihm zu sagen, ab jetzt gäbe es andere Tabletten. Es wäre auch kontraproduktiv, ein Gespräch mit den Worten »Heute habe ich eine Neuigkeit« zu eröffnen. Wer sich aber auf das bereits Erreichte und Worte wie »Konstanz« oder »gesicherte Erfolge« bezieht, hat da schon bessere Chancen. Herr Dauer wird es gern hören, wenn man ihm die Umstellung als Belastung darstellt und ihm gleichzeitig die Möglichkeit gibt, die neuen Wege gut abzusichern. An dieser Stelle kann ein Zettel mit den Informationen zum neuen Medikament Wunder wirken. Die Bitte, es zu Hause ausführlich zu prüfen, schafft genügend Sicherheit für eine Erfolg versprechende Entscheidung.
Ein Arzt, der dafür erst mal keine Zeit hat, wird sie sich dann nehmen müssen, wenn nach halbherziger oder falscher Einnahme des neuen Medika-

ments Verschlechterungen eintreten. Allerdings wird Herr Dauer dann sicher sein, der neue Arzt mit dem neuen Medikament sei schuld, beim »alten Arzt« wäre so etwas nie vorgekommen ...

Der Wechsel-Mensch

Frau Wechsel ist eine charmante, dynamische Patientin. Die Besprechungen mit ihr sind immer leicht und humorvoll. Sie ist als Künstlerin beruflich viel unterwegs, aber auch privat ist sie schon weit in der Welt herum gekommen. Fast scheint es, als wolle sie jedes Land der Erde einmal gesehen haben. Sie hat schon mal einen Termin verpasst. Über Handy hat sie mitgeteilt, dass sie einen geplanten Kurztrip nach New York völlig vergessen habe. Immer wieder gibt es Probleme mit ihrem Diabetes. Sie scheint die Tabletten unregelmäßig zu nehmen. Wenn der Arzt ihr ins Gewissen redet, sind sich beide einig, dass ihr Verhalten gefährlich ist. Aber diese Erkenntnis scheint immer nur von kurzer Dauer. Und dann signalisiert der Nephrologe, dass die Werte ab jetzt Insulininjektionen erforderlich machen. Wenn der behandelnde Arzt nun vorwurfsvoll durchklingen lässt, das habe er kommen sehen, hat er Frau Wechsel verloren. Sie wird das tun, was sie am besten kann: den Arzt wechseln.
Will der Arzt sie in die Eigenverantwortung führen, muss er die hohe Dynamik der Patientin und andere Stärken ansprechen, um »ihr Ohr zu gewinnen«. Der Hinweis auf ihr hohes Lebenstempo wird Aufmerksamkeit hervorrufen, ebenso der Hinweis auf die nötige Kraft zu ihrem kreativen Leben. Wenn der Arzt diese beiden Elemente verknüpft, kann er die Frage ableiten: Was muss getan werden, um dieses außergewöhnliche Leben zu gewährleisten? Die intelligente Frau Wechsel findet schnell die Antwort. Hier braucht es Konstanz, gegeben durch Insulin, gesichert eventuell durch eine Pumpe. Der Verweis, dass auf der ganzen Welt die Zahl der diabetischen Erkrankungen steigt, wird zusätzlich helfen. Und während viele Krankheiten einen Menschen in die Abhängigkeit von anderen bringen, wird man beim Diabetes sozusagen zum eigenen Gesundheitsmanager.
Wohlgemerkt: Es geht keineswegs darum, eine Krankheit zu verharmlosen, sondern durch das Einpassen in die Lebenswirklichkeit des Patienten mit geringem Aufwand höchste Effektivität zu erreichen. Frau Wechsel wird später behaupten, nur dieser Arzt habe sie je verstanden und trotz der Krankheit habe sie höchst autark bleiben können.

> **Eigene Impulse**
> › Sind Sie eher der Dauer- oder der Wechsel-Mensch?
> › Wenn Ihnen die Beantwortung schwer fällt, fragen Sie sich, worauf Sie auf keinen Fall verzichten möchten.
> › Gibt es Unterschiede zwischen Ihrer beruflichen und der privaten Präferenz?

Der Distanz-Mensch

Schon im Wartezimmer wirkt **Herr Distanz** wie eine kleine Insel. Er hat sich ein Buch mitgebracht, um nicht an der Konkurrenz um die interessanteste Zeitung teilnehmen zu müssen. An Gesprächen beteiligt er sich nicht, allenfalls hört er interessiert zu.
Im Arztgespräch braucht er keinen Small Talk. Herr Distanz hasst diese Art unverbindlichen Sprechens und möchte gleich zur Sache kommen. Er weiß, die Zeit ist begrenzt und er ist nicht zum Plaudern gekommen. Außerdem fällt ihm diese Art der Kommunikation sowieso schwer. Solange der Schreibtisch zwischen ihm und dem Arzt steht, kann er klar und zügig erklären, worum es ihm geht. Sachlich analysiert er, dass seine Beschwerden begonnen haben, seit man ihn in der Firma in ein Großraumbüro versetzt habe. Dauernd kämen Mitarbeiter nahe an seinem Schreibtisch vorbei. Er habe sich schon dabei ertappt, übermäßig lange in der Toilette geblieben zu sein. Lange habe er sich überlegt, ob man mit so etwas überhaupt zum Arzt gehen könne, aber seine körperlichen Beschwerden ließen ihm keine Wahl.
Der Arzt bittet Herrn Distanz auf die Liege. Dort wird das Gespräch plötzlich einseitig. Ohne Hemd und nur noch durch das Stethoskop vom Arzt getrennt, verstummt der Patient. Alles, was ihm der Arzt in dieser Situation sagt, wird er nicht behalten oder gar umsetzen können. Es gilt, ihm zunächst wieder einen Freiraum zu geben. Also sollte der Arzt dem Patienten die Möglichkeit zum Anziehen geben und so den Abstand wiederherstellen. Dann kann es mit dem Gespräch weitergehen. Der Arzt kann sich mit seinen Vorschlägen darauf verlassen, dass Herr Distanz entscheidungsfähig handelt. Auch einen Konflikt kann er aushalten. Die Hauptsache ist, sein Freiheitsbedürfnis wird nicht verletzt. Lässt ihn der Arzt zwischen zwei Optionen wählen, kann er auf eine schnelle, klare Entscheidung des Patienten vertrauen, die dieser dann konsequent umsetzt.

Der Nähe-Mensch

Ganz anders würde **Frau Nähe** in dieser Situation reagieren. Vor die Wahl gestellt, käme wie aus der Pistole geschossen die Rückfrage »Was würden Sie denn an meiner Stelle machen, Herr Doktor?« Dabei ist Frau Nähe nicht ratlos, nur braucht sie eine Begleitung, einen Menschen, über dessen Nähe sie sich selbst erleben kann. Für die Medizinischen Fachangestellten bringt sie gern Selbstgebackenes mit, auch der Arzt bekommt zu Weihnachten eine Kleinigkeit. Gut nur, dass sie nicht die Geburtstage aller Mitarbeiter kennt. Beim Personal nennt man sie liebevoll »die Seele des Wartezimmers«, denn dauert es mal länger, lässt Frau Nähe schlechte Laune einfach nicht zu. Auch wenn sie selbst manchmal Schmerzen hat, nie würde sie andere darunter leiden lassen. Als sie einmal tatsächlich vergessen wurde, hat sie klaglos zwei Stunden gewartet. Als die Praxismanagerin die Kollegin an der Anmeldung

3.1 Riemann-Thomann-Modell – »Wer sitzt denn da?«

wegen der nicht bereitgelegten Karte ermahnte, hat sich Frau Nähe vermittelnd eingeschaltet. Das könne doch mal passieren, es sei so viel los gewesen und sie selbst habe die Mitarbeiterin auch noch abgelenkt.
Durch ihre selbstlose Art ist Frau Nähe in Familie und Beruf in eine hoffnungslose Überforderungssituation geraten. Als der Arzt ihr den Zusammenhang zwischen Warmherzigkeit und Ausbeutung erklären will, fängt sie an zu weinen. Sie habe immer gewusst, dass sie das falsch mache. So geht es also nicht. Hinter dem Wunsch nach Behandlung leuchtet hier der Bedarf nach einem paternalistischen Ansatz, wie ihn die heutige Medizin eigentlich zu überwinden versucht. Besonders bei Frau Nähe lassen sich Themen wie Autarkie und Selbstfürsorge ansprechen.
Dieser Patientin Abgrenzung nur zu verordnen, ist so sinnlos, wie Herrn Distanz eine Gruppenreise zu schenken. Trotzdem steckt hinter seiner Distanzhaltung die Angst davor, in einer Nähe-Situation verschlungen zu werden. Träumen wird Herr Distanz von einer Bindung, die ihm auch noch genügend Freiheit lässt. Frau Nähe könnte die Idee einleuchten, dass sie nur dann für alle sorgen kann, wenn es ihr selbst gut geht.

> **Eigene Impulse**
> › Welcher Pol ist Ihnen vertrauter, Distanz oder Nähe?
> › Welche Präferenzen haben die Menschen in Ihrer unmittelbaren beruflichen Umgebung?
> › Woran erkennen Sie das?

Es ist wie bei allen Modellen: Die Landkarte ist nicht das Land. Auch wenn das Riemann-Thomann-Modell sehr gut funktioniert, soll daran erinnert werden, dass es nur ein Modell ist. Den Menschen in seinen Bestrebungen therapeutisch zu begleiten, verlangt natürlich mehr.
Durch die Bevorzugung eines Pols auf der Raum- und der Zeitachse ergeben sich vier Quadranten. In der Mitte läge folgerichtig die totale Balance, aber es käme auch zu keiner Aussage in einem für die Heilung relevanten Sinne. Analog zur unendlichen Vielfalt der menschlichen Persönlichkeiten, wird auch niemand einen Pol zu 100 Prozent leben. Sogar ein Autist ist nicht ausschließlich ein Distanz-Typ.
Die Mischung, die sich aus beiden Polaritäten ergibt, könnte zu folgenden Interviews führen (Assoziationen und Schmunzeln sind ausdrücklich erwünscht):

> **Gespräch mit einem Distanz-Wechsel-Menschen**
> »Herr M., es gab Probleme in der Tagesklinik mit den Ärzten, möchten Sie davon erzählen?«
> »Ja, also, um eines gleich klarzustellen, an mir lag es nicht! Ich habe von Anfang an klargemacht, dass ich als Patient voll mitmachen will. Aber das war manchen wohl zu viel!«

»Wie meinen Sie das?«

»Na, da war doch dieser Stationsarzt, der ständig diese Fachworte gebraucht hat. Ist ja schön, dass er Latein gelernt hat. Aber soll ich ständig mit einem Lexikon rumlaufen? Ich habe ihm dann klar gesagt, dass ich Schweißer gelernt habe und nicht Arzt. Da hat er gesagt, deswegen wäre ich ja auch zu ihm gekommen.«

»Was ist dann passiert?«

»Er hat eine neue Behandlung für mich angeordnet und da habe ich gesagt, wenn er mir das nicht auf Deutsch erklärt, dann mache ich gar nichts. Da war er dann plötzlich beleidigt, der Herr Doktor und hat gesagt, das hat er nicht nötig und so. Aber dann war die neue Woche und eine junge Ärztin war da. So eine Nette. Die hat ganz anders mit mir gesprochen und gesagt, ich kann sie immer fragen. Aber da hab ich dann Vertrauen gehabt, die weiß schon, was richtig ist. Ich hätte mich ja gern noch bei ihr bedankt, aber mit so etwas tue ich mich immer schwer.«

Gespräch mit einem Wechsel-Nähe-Menschen

»Frau L., Sie haben einen Zahnarztwechsel vorgenommen, wollen Sie sagen, was Sie gestört hat?«

»Früher sind wir beruflich oft umgezogen. Wissen Sie, mein Mann, also das tut jetzt nichts zur Sache. Und da mussten wir ja sowieso alle naselang neue Ärzte suchen. Nun wohnen wir seit einem Jahr hier und ich hatte den Zahnarzt von einer Bekannten, mit der ich Sport mache, empfohlen bekommen. Die ist jünger als ich und eine ganz Lustige. Und da habe ich gedacht, der Zahnarzt ist auch so. Aber Pustekuchen, schon bei der Begrüßung hat er seinen Mundschutz angehabt. Da hätte ja jeder drinstecken können (haha) und kaum war ich auf den Stuhl, da wollte er anfangen. Ich wollte doch erst mal erzählen, dass ich an unserem früheren Wohnort auch immer brav zur Vorsorge gegangen bin.«

»Hat er denn nicht gefragt, was Sie zu ihm führt?«

»Doch, aber als ich antworten wollte, hat er schon das grelle Licht angemacht und ich habe den Mund aufgemacht und dann ging es ja nicht mehr. Mit dem Reden, meine ich. Als er fertig war, hat er gesagt, es sei alles soweit in Ordnung. Eine professionelle Zahnreinigung wäre gut. Wie klingt das denn, als ob ich meine Zähne schlecht putze? Das würde dann aber die Zahnarzthelferin machen. Dann hat er mir die Hand geschüttelt und war weg.«

»Eigentlich doch ein erfreuliches Ergebnis für einen Vorsorgetermin.«

»Nein, wissen Sie, ich will ja auch besprechen, wie es weitergeht. Und ich hatte den Eindruck, er sorgt sich darum gar nicht. Auf jeden Fall suche ich jetzt einen anderen Zahnarzt. Man will ja auch Vertrauen haben. Und wenn es dann noch ein bisschen Spaß macht, ist ja auch nicht schlimm, oder?«

3.1 Riemann-Thomann-Modell – »Wer sitzt denn da?«

Gespräch mit einem Dauer-Distanz-Menschen

»Herr P., man hat Sie gebeten, Ihren Krankenhausaufenthalt zu bewerten. Wie ist es Ihnen ergangen?«

»Das war gar nicht so übel, ich hätte es mir schlimmer vorgestellt. Auch die jungen Ärzte haben erstaunlicherweise klare Ansagen gemacht. Man wusste immer, woran man war. Manche Kranken wollen ja dann die Hand gehalten bekommen. Aber das ist ja alles Quatsch. Man muss ja da eh' alleine durch. Ich wollte immer nur wissen, was jetzt passiert. Und das haben die mir klipp und klar gesagt. Kein Geschwurbel von Risiken und Chancen, einfach Klartext. Einer hat sogar eine medizinische Zeitschrift mitgebracht. Da war eine Statistik über die Sterblichkeitsrate drin, das hat mir imponiert.«

»Waren Sie mit der außermedizinischen Pflege auch so zufrieden?«

»Na ja, also das spielt doch nun wirklich keine Rolle. Wer gut essen will, soll ins Restaurant gehen. Abends gab es immer Brote. Ich habe dann mal gefragt, ob es auch Salat gibt, aber da hat man mir erklärt, das Catering, wie das jetzt heißt, kommt nur einmal am Tag und da geht das nicht. Wussten Sie, dass die meisten Kliniken gar nicht mehr selber kochen? Ich finde das interessant.«

Gespräch mit einem Nähe-Dauer-Menschen

»Frau T., Sie wollen uns aus Ihrer Diabetes-Schulung berichten?«

»Ja, das war ja so eine nette Gruppe, alle schon älter und ganz reizend. Erst hatte ich Bauchschmerzen, wie das wohl wird. Aber die Leiterin, die hat gleich mit einem Kennenlernspiel angefangen. Da war das Eis gebrochen. Gleich beim ersten Mal haben wir auch noch viel gelernt über die verschiedenen Diabetes-Arten und dass wir uns nicht schämen müssen für unsere Erkrankung. Später mussten wir immer messen und Tagebuch führen. Ich mach das ja immer, aber manche haben das schleifen lassen, da war unsere Leiterin ganz schön sauer. Aber ich denke, wir sind doch alle nur Menschen und sie hat auch keinen so ausgeschimpft oder so.«

»Gab es auch Probleme in der Schulung?«

»Nein, wir haben ja immer alle zusammengehalten und wenn mal einer schlechte Werte hatte, dann haben wir ihn alle getröstet. Ich weiß eigentlich gar nicht, wie das ohne die Gruppe weitergehen soll ... in vier Wochen ist ja schon Schluss. Aber wir haben schon die Adressen ausgetauscht und wollen uns weiter treffen. Ich mache den Anfang und habe schon alle eingeladen.«

Eigene Impulse
> Wie müsste man Ihnen eine komplexe Botschaft vermitteln?
> Was brauchen Sie unbedingt, um entscheiden zu können?
> Welcher Weg schreckt Sie eher ab?
> Wann gelingt Ihnen Kommunikation und was hat das nach Ihrer Beobachtung mit den vier Quadranten zu tun?

Tab. 3-1 Strukturen in Gesprächen mit verschiedenen Patienten

	Impulse, was der Arzt sagen könnte	Cave!	Chancen
Dauer-Distanz-Mensch	»Ich schätze Sie als klar denkenden Menschen ein, der ...«	Veränderung sollte als logische Konsequenz erkannt werden	sachbezogenes Sprechen bringt Erfolg
Distanz-Wechsel-Mensch	»Es liegt bei Ihnen, diesen neuen Weg für sich zu bewerten ...«	jede Bevormundung zerschießt den Inhalt	Patient nimmt selbst gern alles in die Hand, auch die Verantwortung
Wechsel-Nähe-Mensch	»Ich versuche nachzuempfinden, wie es Ihnen geht, wenn ...«	Wiederholungen bewirken das Gegenteil	große Neugierde ermöglicht Lernerfolge
Nähe-Dauer-Mensch	»Frau Müller, Sie als meine Patientin ... «	jede Androhung schafft Opferhaltung	mit Vertrauen ist alles möglich

Es gibt kein Patentrezept, aber gut bewährte Muster. In der Werbung, die ja die teuersten Filme der Welt dreht, werden genau diese Muster eingesetzt. Die ▶ Tabelle 3-1 zeigt Gesprächsimpulse mit den verschiedenen Typen, warnt vor typischen Fallen und stellt den zu erwartenden Erfolg heraus.

Am Rande einer ausgeglichenen Balance

Die polaren Persönlichkeitsmerkmale implizieren die Möglichkeit, dass der Mensch, der mit seinen Eigenschaften am extremen Punkt des Spektrums anlangt, am Rande des gesunden Zustands ist. Er trägt wenigstens die Sehnsucht nach dem Gegenpol in sich.

Der **Distanz-Mensch** ist bindungsängstlich, verweist auf den schizoiden Typus und doch wird er die Nähe brauchen. Der **Wechsel-Mensch** zeigt in der übertriebenen Form das hysterische Persönlichkeitsbild, das nur durch das Element Dauer aufgefangen werden kann. Der **Nähe-Mensch** riskiert in Abhängigkeit von anderen sein Selbst. Aggressionsgehemmt kann ihn das in die Selbstaufgabe führen. Hier droht ein depressives Bild. Und der **Dauer-Mensch**, neurotisch zwanghaft in der nicht entwickelten Form, käme eher in ein gelingendes Leben, wenn er eine Spur Wechsel zuließe.

3.1 Riemann-Thomann-Modell – »Wer sitzt denn da?«

Eigene Impulse
› Wenn Sie Ihr eigenes Profil betrachten, wo sind die Ressourcen?
› An wem könnten Sie sich orientieren?

Typengerechte Kommunikation

Ein Arzt ist darin geschult, aus den kleinsten körperlichen Symptomen Hinweise auf pathogene Entwicklungen abzuleiten. Zur Anamnese braucht er die Aussagen des Patienten und eventuell eine Labordiagnostik. Zur Behandlung und Heilung braucht er sein Fachwissen und die Mitarbeit des Patienten. **Compliance** kann aber nur entstehen, wenn der Patient die Anforderungen in sein Weltbild einfügen kann. Er möchte den Nutzen des Vorgehens erkennen. Dann fügen sich die verschiedenen Voraussetzungen so zusammen, dass Heilung möglich ist. Dieser Wandel im Denken des Patienten kann ausschließlich über Kommunikation erreicht werden.

Manche pharmakologischen Wirkstoffe sind so bitter, dass die Einnahme ein unüberwindliches Hindernis darstellen würde. Die Pharmaindustrie hat also süße, bunte Umhüllungen entwickelt, die die Einnahme erträglich machen. Ebenso wird versucht, unangenehme Grundsubstanzen mit einem angenehmen Geschmack zu überdecken. Genauso verhält es sich im Gespräch: Die Botschaft muss übermittelt werden. Sobald der Inhalt Widerstand auslösen kann, gilt es, einen geeigneten Übermittlungspfad zu finden.

Jeder bittere Geschmack, also jede noch so kleine Blockade, die während des Arzt-Patient-Gesprächs auftritt, steht dem gemeinsamen Ziel – der Heilung – im Weg. Um seinen Standpunkt erfolgreich vertreten zu können, muss der Arzt ihn paradoxerweise verlassen, um aus Sicht des Patienten die Situation verständlich zu machen.

In der Ausbildung hat ein Arzt gelernt, schnell eine Diagnose zu stellen. Deshalb unterbrechen manche Ärzte ihre Patienten schon nach durchschnittlich 18 Sekunden. Ein erfahrener und erfolgreicher Arzt hat einmal gesagt: »Ich habe so wenig Zeit, ich muss meinen Patienten länger zuhören.« Aber wenn man beim chronischen Zeitmangel an der Quantität nichts ändern kann, dann sollte man an der Qualität der Kommunikation etwas ändern. Wenn ein Arzt in der Anamnese schnell körperliche Symptome zuordnet, sollte er das auch für die Ärztliche Kommunikation können.

Die zahnärztlichen Praxen waren die ersten, die umsetzten, dass typengerechte Kommunikation in kurzer Zeit Vertrauen und Übereinstimmung schafft.

> Der Arzt ist auf Compliance angewiesen, der Patient auf Verständnis.

Nur wenn die Kommunikation gut gelingt, fallen Störungen weg und es werden bessere Behandlungserfolge ermöglicht. Zum Ziel eines guten Arztgesprächs gehört auch das typengerechte Gegensteuern durch den Arzt, wie das folgende Fallbeispiel zeigt:

> Man hört den Patienten schon draußen an der Anmeldung. Auch der Weg vom Warte- zum Behandlungszimmer ist mit Scherzen gepflastert. Ungefragt lässt der Patient sich auf einen Platz fallen. Zufall, dass es nicht der Stuhl des Arztes ist. Jovial beginnt er, den Arzt zu fragen, wie er das nur aushalte, den ganzen Tag mit den kranken Menschen. Dem gefällt die Eröffnung nicht. Er sagt: »Wenn Sie so viel Tempo mit ins Zimmer bringen, fühle ich mich unwohl und kann mich nicht auf Ihr Anliegen konzentrieren.« Der Patient hält inne, lacht dann laut und sagt, so etwas bekomme er ständig von seiner Frau zu hören, jetzt fühle er sich wie zu Hause. Daraufhin begrüßt ihn der Arzt und fragt in ruhigem Ton nach den Beschwerden. Ein gutes Gespräch beginnt.

Was im ersten Moment als zusätzliche Belastung erscheint, zahlt sich dann für Patient und Arzt aus: gelungene Kommunikation ist die Basis für Compliance und Vertrauen. Die Fehlerrate sinkt, die Erfolgsquote steigt und ein zufriedener Patient würdigt seinen Arzt als wichtigen Begleiter in einer schwierigen Lebensphase.

3.2 Ich bin o.k. – Selbstbewusstsein reloaded

> »Das, was du bist, zeigt sich an dem, was du tust.«
>
> *(Thomas A. Edison)*

> Dr. B. hatte ein wunderbares Wochenende: Er hat die Segelregatta gewonnen. Jetzt freut er sich wieder auf seine Mannschaft in der Praxis. Auch wenn Teamarbeit manchmal schwierig ist, jeder Einzelne ist ein wertvoller Mensch. Schon an der Tür begrüßt ihn seine Mitarbeiterin mit den Worten »Stellen Sie sich vor, Dr. T. bekommt das Bundesverdienstkreuz«. Mit diesem Kollegen zusammen hatte er einen Hilfsdienst für Obdachlose ins Leben gerufen, sich selbst aber seit zwei Jahren aus dem Verein zurückgezogen. Jetzt hat er wieder dieses Gefühl, das fünfte Rad am Wagen zu sein: den Ruhm räumen andere ab, das kennt er schon. Als er im Laufe des Vormittags einen Patienten nach dem anderen behandelt, erwischt er sich bei dem Gedanken, dass er seine Kraft doch hier vergeudet. Niemand hier weiß, was er wirklich drauf hat, alles normaler Durchschnitt. Im gleichen Moment fühlt er sich elend.

3.2 Ich bin o.k. – Selbstbewusstsein reloaded

Das Wort Selbstbewusstsein setzt sich aus zwei zentralen Begriffen zusammen: das Selbst als dem Wesenskern des Menschen und »Bewusstsein« als seine Resonanz mit der Welt. Aber keinesfalls ist nun jeder Mensch mit dem gleichen Maß an Selbstbewusstsein ausgestattet.
Was dem einen dringend fehlt, scheint bei einem anderen im Übermaß vorhanden. Nun soll ein Modell vorgestellt werden, das aus den Arbeiten von Eric Berne zur Transaktionsanalyse (2002; ▶ Kap. 3.3) stammt. Ich und du, o.k. oder nicht o.k., aus diesen Optionen ergeben sich vier Positionen. Das Modell zeigt also in vier Quadranten grundsätzliche Haltungen zum Leben. Es scheint so, als hätten Menschen im beruflichen und privaten Lebensbezug eine Art Vertrag, der sich in unterschiedlichen Feldern aktiviert.
Der erste Modus heißt »**Ich bin o.k., du bist o.k.**«. Da ist jemand nicht etwa der Meinung, der Tollste von allen zu sein, er kennt seine Schwächen ganz gut. Aber er hat auch eine lebendige Beziehung zu seinen Stärken, kann sie gezielt einsetzen und genießen. Und weil er aus diesen Eigenschaften, die ihn auszeichnen, so viel Kraft zieht, kann er Andersartigkeit gut aushalten. Denn er ist der Ansicht, dass andere Menschen ebenso o.k. sind, auch wenn sie sich anders verhalten als er selbst. Das bedroht ihn nicht, vielmehr findet er den Austausch interessant. Dieser Mensch geht konstruktiv mit dem Leben und mit anderen Menschen um. Im Konflikt knickt er nicht ein, sondern stellt sich den Anforderungen. Der Umgang mit einem Menschen in diesem Modus ist angenehm und entspannt. Man kann sich zeigen, wie man ist und wird auf Akzeptanz treffen. Wenn es Probleme gibt, werden sie offen angesprochen und dann wird gemeinsam nach Verbesserungen gesucht.
Nicht alle Menschen sind so unterwegs. Es gibt auch die Einstellung »**Ich bin nicht o.k., du bist o.k.**«. Da hat jemand ein schlecht ausgeprägtes Selbstbewusstsein, fühlt sich oft nicht in der Lage, die Dinge allein anzugehen. Gerade wenn es Probleme gibt, muss Hilfe geholt werden. Das fällt diesem Menschen leicht, denn er nimmt von allen anderen an, dass sie viel souveräner sind. Er geht davon aus, dass andere problematische Situationen viel schneller lösen können. Manchmal entsteht der Eindruck, das gesammelte Unglück dieser Welt sei nur bei diesem einen versammelt. Ein typischer Satz »Das passiert immer nur mir« weist auf ein Überforderungsgefühl hin. Dieses Gefühl führt dazu, dass sich diese Menschen zurückziehen: von der Bewegung des Lebens genauso wie von anderen Menschen. Konflikte meiden sie konsequent, denn sie würden eine Grenze überschreiten. Auffällig ist die fast anbetende Verehrung für die Leistung anderer, immer sind sie schneller, besser und erfolgreicher. Diese Menschen kuscheln sich gern in den Windschatten eines anderen.
Einen besonders großen Windschatten bieten da die Menschen, die nach dem Motto »**Ich bin o.k., du bist nicht o.k.**« leben. Das Selbstbewusstsein ist hier auch ohne tatsächliche Leistung heftig ausgebildet. Man kann sagen, sie strotzen nur so vor Selbstbegeisterung. Noch größer erscheinen sie, wenn alle anderen neben ihnen kleiner gemacht werden. Die latente Verachtung

für die Leistung der anderen kann man nonverbal und verbal erleben. Sie betreten einen Raum wie eine Bühne. Ihr Wort soll und wird Gehör finden. Wer sich ihnen in den Weg stellt, muss sich »warm anziehen«. Dieses Überlegenheitsgefühl ist selten von realen Erfolgen genährt, es scheint sich einfach aus der Lebenseinstellung zu ergeben. Wer diesen Menschen etwas bittet oder ihn kritisiert, wird oft enttäuscht. Es wird erklärt, dass man das Problem allein lösen müsse. An dem »Ich bin o.k., du bist nicht o.k.«-Menschen kann es ja nicht liegen. Wer ein Problem hat, wird (logischerweise) damit allein bleiben. Hilfe ist dort nicht zu bekommen. Wer sich als absolut o.k. erlebt, sieht keine Veranlassung, sich um Probleme zu kümmern, die ja nur die anderen verursacht haben können.

Ein letztes Schema lautet »**Ich bin nicht o.k., du bist nicht o.k.**«. Hier findet sich ein ähnliches Minderwertigkeitsgefühl wie beim zweiten Typ. Der entscheidende Unterschied ist, dass jemand mit diesem Selbstbild in einer Not nicht einmal um Hilfe sucht. Wo sollte er auch hin? Die anderen wissen ja auch nicht, wie es geht. Diese gefährliche Haltung gehört schon zur Grauzone einer psychischen Erkrankung. Hier bleibt jemand in seinem Leben stecken. Mit den anderen geht es auch nicht voran und Probleme sind der letzte Anlass, der das geringe Selbstbewusstsein endgültig zerstört.

Vielleicht hat man beim Lesen dieser vier Typisierungen bekannte Personen assoziiert. Noch wichtiger ist jedoch die Frage, mit welcher Einstellung man selbst durchs Leben geht. Und dabei wird man feststellen, dass man nicht auf einen Quadranten festgelegt ist. Auch der angenehme erste Vertrag »Ich bin o.k., du bist o.k.« lässt sich kaum stringent durchhalten. Vielmehr schwingt im Alltag immer situativ das Empfinden vom einen in den anderen Status.

> Dr. L. muss seinem Patienten sagen, dass die Blutwerte den Verdacht bestätigt haben, dass die Gallenblase überlastet ist. Der Patient muss entweder eine strikte Diät halten oder er sich zu einer OP entschließen. Dr. L. selbst neigt zu Gewichtsproblemen. Bei dem Thema kombiniert er gern Strenge und Ironie. Mit beiden Emotionen kann er dem Patienten angesichts einer drohenden OP wenig helfen. Vom Profil des Patienten weiß der Arzt noch nichts. Ein Kollege hat ihm den 50-jährigen Elektriker überwiesen.
>
> Das Gespräch beginnt er mit der beruflichen Situation seines Patienten. »Sie müssen ja auch körperlich alles geben, in vielen Aufträgen. Ich könnte mit meinem Gewicht nicht auf ein Dach klettern, aber Sie müssen das vielleicht manchmal.« Als der Patient daraufhin fragt, wie lange es dauern würde, sich von den 12 Kilos zu trennen, merkt Dr. L., dass eine Hürde genommen ist.

Optimale Anwendung von »Ich bin o.k., du bist o.k.«

Zunächst sollte sich der Arzt über seine eigene Situation bewusst werden: Empathie auf der einen Seite, Befangenheit und Überlastung auf der anderen. Hat er das erkannt, wird er sich um den ersten Status »Ich bin o.k., du

3.2 Ich bin o.k. – Selbstbewusstsein reloaded

bist o.k.« bemühen. Das würde bedeuten, die Bedenken und Ängste des Patienten, aber auch seine noch nicht aktivierte Adhärenz wahrzunehmen.

> Bevor der Arzt vom Patienten eine kritische Sicht auf seine Situation erwarten kann, sollte er deshalb seine eigene Rolle als Partner im Heilungsprozess wahrnehmen.

Wenn die berufliche Situation des Patienten die einzige Information ist, kann sie Einstieg in ein Gespräch über seine Ziele und Bedingungen sein. Aus einem Modus »Ich Arzt bin o.k., du Patient bist nicht o.k.« resultieren Vorwürfe und Ablehnung. Das wäre kontraproduktiv. Um mit dem Patienten zu einer angemessenen medizinischen Entscheidung zu kommen, sollte der Arzt im ersten Modus (»Ich Arzt bin o.k., du Patient bist o.k.«) seine Tätigkeit ausüben.

Eigene Impulse
- Haben Sie in Besprechungen oft den Eindruck, besser, schneller und klarer zu sein als die anderen?
- Wird Ihnen manchmal schmerzhaft bewusst, dass andere besser oder beliebter sind als Sie?
- Können Sie sich an den Erfolgen anderer Menschen freuen?

Die folgenden beispielhaften Dialoge in ▶ Tabelle 3-2 sollen mögliche Ausprägungen der Modi zeigen. Auf jede Patientenäußerung in den verschiedenen Haltungen antwortet der Arzt immer in der Haltung »Ich bin o.k., du bist o.k.«.

Tab. 3-2 Gesprächsmöglichkeiten in Abhängigkeit von der Einstellung des Patienten, der Arzt ist immer im Modus »Ich bin o.k., du bist o.k.«

Einstellung des Patienten	Möglicher Dialog
Ich bin o.k., du bist o.k.	Patient: »Ich muss mich wohl auf den Gedanken einstellen, dass ich um die OP nicht herumkomme.«
	Arzt: »Das ist gut, wie Sie da herangehen. Welche Hilfen oder Informationen könnte ich Ihnen noch geben?«
Ich bin o.k., du bist nicht o.k.	Patient: »An mir kann das nicht liegen, ich habe mein Leben lang Sport gemacht. Aber die Ärzte hätten mich auf die möglichen Folgen hinweisen müssen.«
	Arzt: »Das haben sie vielleicht sogar getan. Aber jetzt müssen Sie Sportsgeist bewahren.«

Tab. 3-2 (Fortsetzung)

Einstellung des Patienten	Möglicher Dialog
Ich bin nicht o.k., du bist o.k.	Patient: »So etwas passiert immer nur mir. Jetzt können nur noch Sie mir helfen.«
	Arzt: » Da kann ich Sie entlasten. Viele Menschen befinden sich in der gleichen Situation. Jetzt geht es darum, dass wir beide an einem Strang ziehen.«
Ich bin nicht o.k., du bist nicht o.k.	Patient: »Das hat doch alles keinen Zweck. Mir kann keiner helfen.«
	Arzt: » Das sehe ich anders: Lassen Sie uns einen Behandlungsplan aufstellen und dann gemeinsam an Ihrer Situation arbeiten.«

Wer das Modell der verschiedenen Lebenseinstellungen kennt und anwendet, hat den großen Vorteil, dass er
- einerseits auf die verschiedenen Haltungen angemessen reagieren und
- andererseits auch sich selbst aus einer ungeeigneten inneren Haltung befreien kann.

> Die Operation hat hervorragend geklappt. Der Patient war bereits auf der Wachstation. Der Oberarzt hatte Dr. S. auf den Arm geklopft und gesagt »Das war ja wirklich ein Glücksgriff mit Ihnen. Unser Haus hat die Zertifizierung auch dank Ihrer hervorragenden Arbeit bekommen.« Dr. S. schwebte den Flur entlang. Doch das Hochgefühl hielt nur bis zur Station vor. Dort wartete Schwester M. auf ihn mit einer langen Liste an Problemen und Pannen. Ein Patient hatte hohes Fieber bekommen, ein anderer mit einem Anwalt gesprochen, weil er mit dem Ergebnis des Eingriffs nicht zufrieden sei. Während sie weiter las, merkte Dr. S., wie seine Freude in sich zusammenschrumpfte. Hier war ja heute gar nichts so, wie es sein sollte. Seit drei Monaten war er jetzt in der Klinik. In der Probezeit einen Prozess – das konnte er sich nicht leisten. Aber bevor er mit dem Patienten sprechen wollte, musste er sich aus diesem Wechselbad der Gefühle befreien, sonst würde das nichts werden. Was hatten sie im Workshop erarbeitet? Erst, wenn man an einem anderen Menschen erkennen kann, was o.k. ist und bei sich gleichermaßen, dann konnten auch schwierige Dinge gelingen. Dieser Patient war ein erfolgreicher Manager, eigentlich genau wie Dr. S. selbst machte er einen richtig guten Job. »Na, das geht doch als gemeinsame Plattform: Ich bin o.k., er ist o.k. Dann mal los!« Und mit neuem Elan machte sich Dr. S. auf den Weg in Zimmer 43.

■ **Dr. No:** Das sind doch alles nur Schönwetter-Tipps. Das echte Leben lässt für so was doch gar keinen Raum.

▶ **Dr. Will:** Fehler brauchen die gleiche Energie wie Erfolge. Manchmal sollte man sich auch als Arzt fragen, wie man sich selbst als Patient fühlen würde.

Zum Weiterlesen
Harris TA. Ich bin o.k. Du bist o.k. Reinbek: Rowohlt-Verlag 2011.

3.3 Transaktionsanalyse – schön erwachsen bleiben

» Niemand kann einem anderen wehtun ohne dessen Zustimmung «
(Eleonore Roosevelt)

Im ▶ Kapitel 3.2 war bereits von einem Modell aus den Arbeiten von Eric Berne zur Transaktionsanalyse die Rede. Die Transaktionsanalyse selbst entstand nach der Weiterentwicklung der Theorie der verschiedenen Lebenseinstellungen sich selbst und anderen gegenüber. Dieses Modell setzt die verschiedenen Rollen des Ichs, also der Selbstsicht zueinander in Beziehung. Dabei spielen verschiedene Kind-Ichs, Eltern-Ichs und das Erwachsenen-Ich eine Rolle. Für die Ärztliche Kommunikation ist es hilfreich, dieses System näher kennen zu lernen. Viele Hürden und Missverständnisse kann der Arzt überwinden, der dieses System kennt.

> Manchmal wirkt das schon seltsam: Der Patient, ein gestandener Manager in den besten Jahren, verfällt im Gespräch plötzlich in einen kindlichen Singsang. Besonders, wenn es um das Thema Lungenpunktion geht, verändern sich Stimmlage und Satzbau völlig. Fast könnte man sich veralbert fühlen.
> Ähnliches, wenn auch mit anderem Vorzeichen, erlebt man bei einer jungen Mutter von Zwillingen. Sie wechselt bei dem Thema Impfungen unvermittelt in einen nörgelnden, kritischen Ton. Hat sie vergessen, zu wem sie spricht?

Im Alltagsgeschehen werden diese Verwandlungen manchmal gar nicht wahrgenommen und doch finden sie dauernd statt, wie mit einer geheimen Choreografie der Rollen, mitten im Gespräch ausgelöst durch irgendeinen Reiz. Die Art, wie Menschen kommunizieren, scheint sich oft unbewusst auf verschiedene Ebenen aufzuteilen. Was wie eine zarte Form der Hebephrenie (jugendliche Demenz) anmutet, ist zwar harmlos, kann aber trotzdem in Gesprächen große Störungen verursachen.
Die Erklärung für diese Dissonanz in Gesprächen findet sich in frühkindlichen Verhaltensmustern. Sie umfasst mehrere Erscheinungsformen des kindlichen und elterlichen Verhaltens, die sich sprunghaft abwechseln, wodurch die Verwirrung des Gesprächspartners entsteht.

Die Kind-Ichs

Das Spontane Kind-Ich

Wenn ein Mensch geboren wird, erlebt er sich als die Welt. Nicht als nur ein Wesen in der Welt oder als Teil der Welt, sondern als die komplette Welt. Da existieren kein Außen und kein Innen. Alles ist er selbst. Mit weitreichenden Konsequenzen: Wenn das Neugeborene Hunger hat, besteht die ganze Welt aus Hunger. Das bedeutet somit große Gefahr. Das Kind schreit um sein Leben und gleichzeitig um die Existenz der gesamten Welt. Deshalb kann auch die Botschaft »Dein Fläschchen ist in zwei Minuten fertig« den Kummer nicht stoppen. Hunger ist wie jedes körperliche Empfinden im Jetzt. Denn es gibt kein Gestern und auch kein Später, nur diesen Moment. Deshalb ist das Warten darauf völlig unmöglich. Was man Triebverzicht oder Wunschaufschiebung nennt, ist hier noch nicht zu erwarten. Erst nach vielen Umwegen und Jahrzehnte später wird der Mensch wieder lernen, im Moment zu leben, vielleicht angeregt von seinem Yogalehrer oder in einer Kurklinik. Aber zu Anfang des Lebens ist der Mensch Spontanes Kind-Ich: Alle Welt tritt zurück und nur der Augenblick zählt.

Man kann das gut beobachten, wenn sich ein Kind im Spiel oder auf einem Weg »verliert«, glücklich im Moment. Alles ist vergessen, Zeit, Aufgaben oder Ziele sind erloschen. Nur das Spontane Ich lebt.

Etwas davon bleibt hoffentlich ein Leben lang erhalten, denn vieles ist nur in diesem Modus möglich, wie Kunst, Liebe und Assoziationen. Viele erwachsene Menschen haben ihr Spontanes Kind-Ich komplett aufgegeben, andere lassen es gewähren.

Aber der Moment muss passen: Wer eben noch in der Firma im Brainstorming kreativ war wie ein Spontanes Kind-Ich, bei dem löst eine Stunde später in der Passagierabfertigung am Flughafen eine Wartezeit eine Trotzreaktion aus? Wie peinlich! Ein Gratiskaffee glättet dann die Wogen, denn ein Erwachsener hat gelernt, sich trösten zu lassen.

Aber wenn jemand nach dem Motto »Wunscherfüllung sofort«, denn »Ich bin die Welt« lebt, wird er mit seinem Spontanen Kind-Ich in dieser wirklichkeitsinkompatiblen Form eine Menge Probleme bekommen. Das kindliche »Ich will alles und zwar jetzt« bleibt dann in Spuren in der Persönlichkeit erhalten, besser oder schlechter überdeckt von dem, was wir Erziehung nennen.

In der Arztpraxis gerät das Spontane Kind-Ich mit einigen Überforderungen in Kontakt. Angst, Scham und noch ein paar Einflüsse mehr. Aber da ist eine starke andere Seite: die Neugier. Wenn der Arzt ins Sprechzimmer kommt und der Patient bereits das Modell der Wirbelsäule auseinander gebaut hat, dann ist das Spontane Kind-Ich auf der Bühne. Die Reaktion des Arztes entscheidet jetzt über den weiteren Verlauf. Wenn er genervt die Teile des Modellskeletts beiseite packt, wird er etwas anderes evozieren, als wenn er mit den Worten »Na, das nenne mal ich medizinisches Interesse« zur Tages-

3.3 Transaktionsanalyse – schön erwachsen bleiben

ordnung übergeht. Wem das zu sportlich ist, der kann durch absichtliches Ignorieren wieder Ruhe ins Geschehen bringen.

Eigene Impulse
> Wann sind Sie selbst im Spontanen Kind-Ich-Modus? Eher im beruflichen oder im privaten Bereich?
> Welche Mitarbeiter, Freunde oder Verwandte lösen diesen Modus bevorzugt aus?
> Wann haben Sie Schwierigkeiten mit dieser Art zu agieren?
> Wie reagieren Sie dann auf Einspruch?

Das Angepasste Kind-Ich

Das Spontane Kind-Ich wird erzogen. Die Verhaltenscodices einer Gesellschaft werden dem Kind so früh wie möglich nahe gebracht, im besten Fall durch Vorbilder, im schlechtesten durch Druck.
Diese Anpassung soll das Kind bewegen, auch die Rechte der anderen zu berücksichtigen. Ohne dass sie den Sinn dahinter verstehen können, tun die Kinder, was ihnen Anerkennung und Wertschätzung einbringt. Noch im Kindergartenalter sind sie eigentlich nicht in der Lage zu Empathie. Wenn eines blutend unter der Schaukel liegt, staunen die anderen eher, aus wie vielen Körperöffnungen ein Mensch bluten kann. Aber die Akzeptanz in der Gruppe verlangt einige Regeln, die das Angepasste Kind-Ich schnell erlernt. Auch beim Erwachsenen teilen sich später die »Regeleinhalter« von denen, die erst verstehen müssen, ehe sie irgendetwas tun oder lassen.
Das Spontane Kind-Ich muss vor dieser Anforderung weichen. Es kommt zu einer entscheidenden Zweiteilung: Die einen blocken alles ab, von denen wird später die Rede sein. Die anderen reagieren mit Anpassung. Sie tun, was man verlangt oder das, von dem sie vermuten, dass es verlangt wird. Und das Spektrum reicht von kluger, situativer Anpassung bis zur unerträglichen Überanpassung.
Das Angepasste Kind-Ich ist sich selbst und der Umwelt gleichermaßen eine Belastung. Da wird sich in Dauerschleife entschuldigt, permanent um Erlaubnis gefragt, auch bei Selbstverständlichkeiten, und alles löst ein beklommenes »Darf man das?« aus. Wie bei einem Becher mit Löchern im Boden können Sie einem Patienten in diesem Modus nie genug Bestätigung geben. Das Bitten nach Zustimmung, Erlaubnis oder Bestätigung rutscht geradezu aus ihm raus. Er braucht Unmengen an Versicherungen und wird doch nie zufrieden sein. Da kann man sich als Arzt schon ärgern, wenn man zuhören muss, wie ein Patient direkt nach dem Arztgespräch den Mitarbeitern noch einmal die gleichen Fragen stellt. Man kann nur noch sagen: *Don't worry, stay adult!*
Ein Arzt sagte mal, bei manchen Patienten habe er das Gefühl, sie wollten am liebsten auf den Schoß genommen werden. Menschen, die im Angepass-

ten-Kind-Ich-Modus unterwegs sind, zeichnen sich oft durch ausdrücklich betonte Bescheidenheit aus.

> **Cave:** Der Bescheidenheitsgestus ist realiter nicht belastbar. Der wahre Wunsch heißt: Du sollst keine anderen Patienten neben mir haben.

Es versteht sich von selbst, dass Anpassung als solche nichts Schlechtes ist. Viele Systeme des öffentlichen Lebens wie eine Hausgemeinschaft oder die Straßenverkehrsordnung funktionieren nur mit Anpassung. Das ist die erlöste, die erwachsene Form der Anpassung.

Eigene Impulse
- Was schüchtert Sie ein?
- Wo fühlen Sie sich automatisch unterlegen?
- Wie reagieren Sie dann?
- Wünschen Sie sich oft mehr Anpassung (Kleiderordnung, Auftreten von Jugendlichen)?

Das Trotzige Kind-Ich

Nicht bei allen Kindern kommt es zur gelungenen Anpassung. Die meiste Aufmerksamkeit bekommen die Kinder, die aus dem Spontanen ohne Zwischenstopp ins Trotzige Kind-Ich wechseln.

Haben Sie die Bücher von Astrid Lindgren gelesen? Sie hat dem dritten kindlichen Modus ein Denkmal gesetzt: dem Trotzigen Kind-Ich. Unvergessen ist Michel aus Lönneberga. Eine ganze Familie hält er fest in seiner kleinen Hand und die Strafe im Schuppen genießt er als Erholungszeit von den wunderbaren Abenteuern.

Bereits an der Anmeldung hören Sie die Trotzigen Kind-Ich-Patienten. Sie drohen mit Abwanderung, kennen jemanden beim Fernsehen und sind erbost über alles, was ihnen begegnet. Der Ärger, den sie verursachen, steht in diametralem Gegensatz zu dem Zustand, den sie dabei selbst empfinden. In den Augen leuchtet eine gewisse Genugtuung, denn in der Aufregung liegt eine Stabilität. Im Auge eines Hurrikans herrscht ja auch Windstille. Wer auf das Spiel eingeht, triggert das Verhalten. Man kann sich darüber ärgern, ist aber nicht dazu verpflichtet. Das Trotzige Kind-Ich nimmt die Konsequenzen seines Verhaltens in Kauf. Manch einer hat sogar den Bußgeldkatalog für Beleidigungen im Kopf und gönnt sich eben ab und zu mal was. Wer sich von diesen Menschen besonders belästigt und provoziert fühlt, kann sich fragen, wo er selbst all die Wut lässt, die sich im Alltag so anstaut.

Eigene Impulse
- Was löst Wut bei Ihnen aus? In welcher Situation werden Sie zum Wutbürger?
- Welche Konsequenz würde Sie dann noch aufhalten?

3.3 Transaktionsanalyse – schön erwachsen bleiben

› Wann haben Sie zuletzt ohne Rücksicht auf Verluste Ihren Gefühlen Ausdruck verliehen?
› Wie ging es Ihrem Umfeld?

Es waren drei Ich-Zustände zu erkennen, das **Spontane Kind-Ich**, das **Angepasste Kind-Ich** und das **Trotzige Kind-Ich**. Wenn Sie jetzt aufspringen, um sich beim Lesen was zum Naschen zu holen, oder brav weiterlesen, obwohl Sie nicht mehr mögen, erkennen Sie die gerade aktiven Anteile. (Wenn Sie das Buch, nur weil es Ihr Kollege Ihnen so dringend empfohlen hat, schon gerade in die Ecke geworfen haben, lesen Sie diese Zeilen schon nicht mehr …)

Die Eltern-Ichs

Das ursprüngliche Kind-Ich ist immer in Resonanz mit einem Eltern-Ich. Wie immer die realen Eltern waren, die folgenden Ich-Formen meinen die in der Kommunikation wirksamen Modi.

Das Kritische Eltern-Ich

Das Kritische Eltern-Ich kennen alle Menschen: Eine Leistung, eine Haltung sind nie gut genug. Deutlich lässt sich die enttäuschte Erwartung spüren. Mehr oder minder deutlich wird uns mitgeteilt, dass die abgelieferte Leistung nicht reicht oder noch schlimmer, es wird vermutet, dass wir das gar nicht schaffen können.

> Eine junge Frau will ihrer Mutter beim Hausputz helfen. Als sie im Bad anfangen will, nimmt ihr die Mutter mit den Worten »Bad putzen ist was für ordentliche Leute« den Lappen weg.

> Ein vierzigjähriger Arzt kommt aus dem Keller. Seine Mutter fragt ihn in einem ganz bestimmten Ton, ob er denn auch das Licht ausgemacht habe.

Man kann nie alt genug und nie erfolgreich genug sein, um dem Kritischen Eltern-Ich zu genügen. Selbst wer freudig den Bericht einer Preisverleihung zeigt, wird vielleicht zu hören bekommen, er hätte vorher zum Friseur gehen können. Irgendwann versteht man: Egal, was man tut, es reicht nie!
Menschen, die nach vielen bitteren Erfahrungen gelernt haben, ihr Leben ohne die Jagd nach dem Lob des Kritischen Eltern-Ichs zu organisieren, berichten von einer riesigen Entlastung. Manager schätzen, dass sie bis zu 75 Prozent ihrer Zeit im Kritischen Eltern-Ich zubringen. Der Gang durch die Firma wird zum Controlling-Parcours. Allerdings kann sich niemand wundern, wenn da die kreativen Vorschläge der Mitarbeiter ausbleiben.

Auch ein externer Trainer kann kein Vorschlagswesen in einer Praxis installieren, in der ein Arzt mit Kritischem Eltern-Ich Chef ist. Selbst wer das intellektuell leicht versteht, dem fällt es doch unendlich schwer, diese Schiene zu verlassen. Kritische Eltern-Ichs werden behaupten, sie müssten so handeln, weil es ja sonst drunter und drüber ginge. Wie Karyatiden tragen sie die Last des gesamten Daches.

Und ihr Plan zeigt Wirkung, leider auch Nebenwirkungen. Wie durch einen Zauber werden die Mitarbeiter immer unselbstständiger und kindlicher. Der entstehende Druck drängt das Team etwa in spontane Albernheit, sobald der Chef aus dem Zimmer ist.

Viel toxischer wirkt der Anteil an Kritischem Eltern-Ich, den wir in uns selbst tragen. Das Prinzip, die eigene Leistung gering zu schätzen, hat einen etablierten Platz in unserer Gesellschaft. Besonders Frauen fällt es schwer, Lob anzunehmen und die eigene Leistung wertzuschätzen. Bis in die Sprichworte hinein (Eigenlob stinkt) sind wir angehalten, in seliger Bescheidenheit zu vergehen.

Erinnern Sie sich noch an das unstillbare Verlangen des Angepassten Kind-Ichs nach Lob? Wer, glauben Sie, hat dieses Kind geprägt? Ein Kritisches Eltern-Ich.

Erfolgreiche Menschen berichten hingegen auffällig oft von der uneingeschränkten Bewunderung und Unterstützung ihrer Eltern auch für Dinge, die im Anfangsstadium vielleicht noch gar nicht nach Erfolg aussahen.

Das Helfende Eltern-Ich

Das **Helfende Eltern-Ich** ist die letzte Facette im Ensemble der Teilpersönlichkeiten. Es scheint auf den ersten Blick positiv. Das assoziierte Bild ist die liebevolle Mutter, die das weinende Kind tröstet, der gütige Vater, der es hoch auf den Arm nimmt. Was sollte daran falsch sein? Wenn das Kind fünf Jahre alt ist, gar nichts, im Alter von 35 Jahren schon eher. Denn im Trost steckt weder der Impuls sich zu entwickeln, noch die Erwartung, der Getröstete könne das schon alles in Ordnung bringen. Wem dauernd geholfen wird, der bleibt hilfsbedürftig. Was uns am Anfang des Lebens hilft, macht uns später hilflos. Mitleid ist eine subtile Form der Unterdrückung. Denn: Mitleid kann einen Missstand stabilisieren, indem man oft nicht an eine Lösung glaubt. Menschen mit einem Handicap, denen oft Mitleid entgegen gebracht wird, versichern, das sei schwieriger zu ertragen als der Anlass.

Aber natürlich gibt es eine erwachsene Form des Mitleids: die Empathie. Sich in die Lage des anderen zu versetzen, gehört in die Meisterschule der Kommunikation.

Das Helfende Eltern-Ich hingegen empfindet sich als mächtig genug, um allen anderen zu helfen, die ja offenbar nicht allein weiterkommen.

3.3 Transaktionsanalyse – schön erwachsen bleiben

Da ist die Mitarbeiterin, die für alle sorgt, jeden Geburtstag im Kopf hat und auch gern den Chef an seinen Hochzeitstag erinnert. Sie ist eine Art wandelnder Kummerkasten, sie hat für jeden ein Ohr. Die Auszubildenden, die sie betreut, bleiben aber ewig an ihrem Kittel hängen und wenn sie krank ist, knirscht die Praxis im Gefüge.
Auch manch ein Arzt ist irgendwann in die Rolle des Helfenden Eltern-Ichs gerutscht und kann nicht mehr heraus. Jede Neuorientierung der Praxis wird darunter leiden.

Eigene Impulse
› Wann sind Sie im Kritischen Eltern-Ich unterwegs?
› Welche Person, welche Situation löst das aus?
› Welche Folgen hat das für Sie und Ihr Umfeld?
› Bei welchen Patienten neigen Sie zum Helfenden Eltern-Ich?

Gäbe es nur die dargestellten fünf Modi, die Menschheit wäre nicht so weit gekommen, wie sie tatsächlich ist.

Das Erwachsenen-Ich

Auch wenn Körper und Geist erwachsen wurden, wirkt in vielen ein kindliches oder elterliches »Ich bin o.k., du bist nicht o.k.«. Aber nur in einem einzigen Ich-Zustand kann ein ausgeglichenes »Ich bin o.k., du bist o.k.« erreicht werden. Das ist das Erwachsenen-Ich. Es kann
- Eskalationen bremsen und
- verfahrene Situationen bereinigen.

Jeder Mensch kennt diesen klaren **lösungsorientierten Ansatz**, der nicht so sehr nach dem Schuldigen fragt, als vielmehr nach einem Ausweg.
Sätze wie »Lassen Sie uns gemeinsam der Frage nachgehen« oder »Was kann jeder von uns tun, damit ...« sind typische **Erwachsenensätze**. Eine entspannte Sachlichkeit wirkt wohltuend, wenn die Wogen hoch schlagen. Konzentrierte Aufmerksamkeit bringt aufgeregte Geister wieder auf den Boden der Tatsachen. Dabei zeigt der Erwachsenenmodus ein gesundes Selbstbewusstsein, das keinesfalls überheblich wirkt, denn der Erwachsene glaubt ja im Gesprächspartner auch einen solchen Modus vorzufinden. Wenn das gar nicht funktioniert, weil der andere in seiner Rolle weiterspielen will, kann sich der Erwachsene, ohne gekränkt zu sein, auf einen neutralen Posten zurückziehen.
Bis hinein in die **Körpersprache** zeigt sich hier eine aufrechte Haltung, die Verantwortung übernehmen will für das eigene Tun und die gemeinsame Aufgabe. Niemand soll sich aufopfern, niemand wird sich als Sieger fühlen in einem Streit. Es geht dem Erwachsenen-Ich darum, eine sachliche, objektiv zu überprüfende Realität zu gestalten. Dabei sind die Menschen lernfähig

und kompromissbereit, denn sie haben gelernt, dass sie wählen und eine Entscheidung zwischen verschiedenen Optionen treffen können. Dann sammeln sie mithilfe von Fragen so lange Informationen, bis sie genügend Fundament haben, um Sätze mit den Worten »Ich denke …«, »Ich finde …«, »Ich werde …« zu beginnen. Dabei befinden sie sich mit ihrem Denken und Handeln im Hier und Jetzt. Alte »Rechnungen« werden nicht aufgemacht. Stillhalten bis zur Erlösung gibt es auch nicht.

Wer aus einer gelungenen Besprechung kommt, wird rückblickend sehen, dass hier der Erwachsenen-Modus oft wirken konnte. Trotzdem gibt es auch die Gespräche, wo weder man selbst noch der andere »aus dem Quark« kommt, ein bedrückendes Gefühl bleibt und in der Regel auch kein gutes Resultat erzielt wurde.

Wie kann man nun sein Erwachsenen-Ich stärken? Aus den Regeln, die sich bei Thomas A. Harris (2011) finden, werden drei aufgegriffen. Zwei dienen der Selbsterkenntnis, der dritte Tipp ist sehr praxisnah:

1. Erstellen Sie eine Anamnese Ihres Kind-Ichs. Erstellen Sie nicht ein gesamtes Psychogramm. Fragen Sie sich nach den verwundbaren Stellen, den Ängsten und der Art, wie Sie Gefühle zeigen.
2. Machen Sie eine ebensolche Anamnese mit Ihrem Eltern-Ich. Welche Werte und Auffassungen vertreten Sie überwiegend? Welche Axiome leben die Eltern? In jedem Menschen finden sich Grundannahmen (z. B. die Welt ist ein gefährlicher/spannender Ort), die sein Denken und Handeln bestimmen. Und wie findet das gewöhnlich seinen Ausdruck?
3. Wenn die Wogen im Gespräch hochschlagen, zählen Sie bis zehn. Danach können Sie Kind- und Eltern-Status sowie Realität wieder trennen und gezielt darauf eingehen.

Die Transaktionsanalyse vergrößert die Flexibilität des Arztes im Gespräch. Er wird in die Lage versetzt, besonders in komplizierten Situationen immer wieder die Leitung zu übernehmen. Allerdings kann man niemanden zwingen, angenehmer zu werden, als der das will. Aber es werden sich Effekte allein daraus ergeben, dass man diese Prinzipien für sich nutzt.

> **Dr. No:** Wir sind doch hier nicht im Kindergarten. Wenn die Patienten sich nicht erwachsen benehmen können, reißt mir der Geduldsfaden. Eine Praxis ist ja kein Ponyhof.

> **Dr. Will:** Ich erlebe oft, dass ein Patient angesichts der Behandlung in ein kindliches Verhalten flüchtet. Gut, dass ich zu jedem Zeitpunkt das Ruder selbst in die Hand nehmen kann.

3.4 Körpersprache – Schultern lügen nicht

Praxistipp

Bonus-Track: Wem die Idee der Transaktionsanalyse nützlich erschien, der kann ja noch einen Schritt weiter gehen. Nicht nur für eine einzelne Person, auch für ein Team kann die Transaktionsanalyse Klärung bieten.

Eigene Impulse
- Stellen Sie sich Ihre Praxis (oder Klinik) als eine Person, einen einzelnen Menschen vor. Welcher Typ von Mensch wäre das? Aus welchem Ich-Zustand heraus würde diese Person vornehmlich agieren und reagieren?
- Wie sehen Sie sich selbst in der Praxis? Wie stark sind bei Ihnen die einzelnen Ich-Zustände ausgeprägt?
- Wenn Sie sich selbst und Ihre Praxis vergleichen, welche Schlüsse lassen sich ziehen?
- Welche Verhaltensweisen bringen in Ihrer Praxis Lob ein, welche Ärger?
- Wenn Ihre Praxis ein Motto hätte, wie könnte es heißen?
- Wie beeinflusst das Ihr Verhalten?

3.4 Körpersprache – Schultern lügen nicht

»Man gewinnt immer, wenn man erfährt, was andere von uns denken.«
(Johann Wolfgang von Goethe)

»Ja, nun erzählen Sie mal, wann die Beschwerden anfingen!«, Dr. M. sitzt mit verschränkten Armen hinter seinem Tisch. Als die Patientin weitschweifig zum Thema kommt, hört er stumm zu. Seine rechte Hand spielt mit dem Kugelschreiber auf dem Tisch. Er stellt eine Frage, aber sie spricht weiter von den alltäglichen Problemen als allein erziehende Mutter von zwei Kindern. Der Blick des Arztes wandert zum Foto seiner beiden Kinder auf dem Schreibtisch, ein zufriedenes Lächeln huscht über sein Gesicht. Vielleicht tut es der Patientin gut, einmal ausführlich zu erzählen, aber langsam muss es mal weitergehen. Unauffällig schaut Dr. M. auf seine Uhr, die Patientin verstummt, ihre Schultern sinken nach vorn.

Von Samy Molcho, einem bekannten Spezialisten für Körpersprache wird gesagt, er könne den Verlauf eines Gesprächs analysieren, ohne die gesprochenen Worte zu hören.
Mit den Worten können alle Menschen die Unwahrheit sagen und Untersuchungen zeigen, dass sie das täglich unzählige Male tun. Dabei ist zu unterscheiden zwischen gnädigem Flunkern und vorsätzlicher Unwahrheit, wenn man sich Vorteile erschleichen will. Aber es gibt etwas, was kaum jemand

im Griff hat und was mehr offenbart, als einem lieb sein kann: die Körpersprache. Dem Lernwilligen sei empfohlen, im Fernsehen den Ton wegzudrehen (allein schon eine Erholung) und sich nur auf Gestik und Mimik zu konzentrieren. Schade, dass Talkshows nicht im Stehen stattfinden, denn so bleiben nur die Mimik und die Gestik der Hände. Bei Arztkongressen ließen sich richtige Studien betreiben. Ob die Vorträge der Redner oder die Gesprächsrunden in den Pausen – alles sind körpersprachliche Fundgruben.

Bei Samy Molcho (2005) klingt manches sehr monokausal interpretiert, denn alle monokausalen Zuordnungen setzen eine gute Kenntnis des Gegenübers voraus, die der Arzt vom Patienten oft gar nicht haben kann. Wenn jemand blinzelt, kann das eine beginnende Abweichung von den Tatsachen sein oder einfach auf schlecht angepasste Kontaktlinsen hinweisen. Wenn jemand im Gespräch oft auf seine Uhr schaut, kann das bedeuten, dass es ihm zu langsam geht, oder auch nur, dass seine Parkuhr abgelaufen ist.

Im Kapitel über die Emotionale Intelligenz (▶ Kap. 2.7) wird ausdrücklich der Unterschied zwischen Beobachtung und Bewertung betont. Man kommt also nicht unbedingt weiter mit dieser Art der Deutung. Natürlich wirkt ein niedergeschlagener Blick (schon im Wort verbirgt sich ja die Wertung) zusammen mit einer stockenden Sprechweise nicht unbedingt motivierend und aufhellend.

Wenn man Besonderheiten wahrnimmt, sind sie manchmal ein geeigneter Gesprächsanlass: »Ich sehe, Sie schauen oft zur Uhr …?«. Darauf kann der andere entgegnen, was ihn bewegt.

> Der eigentliche Ansatzpunkt, Körpersprache einzusetzen und zu kontrollieren, ist nicht das Gegenüber, sondern man selbst.

Sind wir uns über unsere körpersprachliche Wirkung im Klaren?

Da ist der Arzthelfer, der mit seinen 1,94 Meter immer für stark und souverän gehalten wird und in Wahrheit heftig mit Minderwertigkeitsproblemen zu kämpfen hat. Und da ist die zarte Chefärztin, die in Teamsitzungen besser aufsteht, wenn sie etwas sagen will, sonst wird sie einfach nicht wahrgenommen.

Wer im ▶ Kapitel 2.2 gelesen hat, wie unendlich viel gerade beim ersten Eindruck über die sichtbaren Elemente wirkt, mag hier verzagen. Dabei gibt es Wege, die eigene Person angemessen darzustellen. Im vertrauten Raum braucht das niemand mehr, aber bei der ersten Begegnung mit einem Patienten schon.

Dies sind drei Möglichkeiten, mit denen Sie effizient Ihre Körpersprache verbessern:

1. Das **Betreten eines Raums** kann ein Statement sein, ein grandioser Auftritt oder eine Unterwerfungsgeste, ein Hineinhuschen. Die Lösung dürfte im

3.4 Körpersprache – Schultern lügen nicht

gesunden Mittelfeld liegen. Nehmen Sie das Überqueren der Türschwelle zum Anlass, den Raum bewusst zu betreten. Bei den meisten Menschen reicht das schon aus.

2. Oberkörper und Kopf bilden in der Regel die größte Projektionsfläche. Dort holt man sich die Information, wen man vor sich hat. So kann man die Herausforderung annehmen: mit einem **aufgerichteten Hals** und einem freundlichen, direkten **Augenkontakt**. Das sind nur Bruchteile von Sekunden – ein längerer Augenkontakt wäre beinahe aufdringlich –, aber damit sind die Marker gesetzt.

Eigene Impulse
> Strecken Sie mal den Hals lang und sagen mit trauriger Stimme: »Es tut mir so leid«. Jetzt wissen Sie, was eine Dissonanz ist, denn zu einer traurigen Stimme und diesem Satz gehört eine Körperhaltung, bei der man sich zurückgenommen hat.

3. Das dritte Element sind die **Hände**: Nicht alle Menschen reden so deutlich mit den Händen wie viele Italiener, aber wer den gleichen Satz einmal mit Gestik spricht und einmal die Hände schlaff am Körper hängen lässt, der merkt sofort den Unterschied. Bei der ärztlichen Ansprache sind die Hände von zentraler Bedeutung, besonders wenn noch eine manuelle Untersuchung folgt.

Wer es sich zur Gewohnheit macht, zu Beginn des Anamnesegesprächs oder auch nur bei der Frage »Wie geht es Ihnen?« die Handflächen nach oben zu öffnen, der kann seine eigene Einstellung zum Thema Zuhören optimieren. Das ist eine gute Gelegenheit, eine neue Angewohnheit einzuüben!
Wenn der Arzt anerkennen kann, dass ein Patient durch die Krankheit in seiner Wahrnehmung beeinträchtigt ist, kann die Körpersprache der zweite wichtige Kanal zum gesprochenen Wort sein, um Botschaften zu transportieren.

Praxistipp

Wer einen kleinen Spiegel neben sein Telefon stellt, kann beobachten, wie oft er beim Sprechen lächelt.

Das Gegenüber spiegeln

Ein letztes Feld der Körpersprache soll nicht unerwähnt bleiben: das Spiegeln. Wenn wir etwas länger mit einem Menschen sprechen, beginnen wir oft unbewusst seine Körperhaltung zu imitieren. Der andere schlägt bei einem wichtigen Argument das Bein über das andere, wenig später tun wir ihm das nach. Später ihm Gespräch lehnt sich unser Gegenüber entspannt zurück und reckt das Kinn ein bisschen zur Decke. Ehe wir es uns versehen, finden wir uns in einer ähnlichen Haltung wieder. Wenn es später zu Vereinbarungen kommt, stützt unser Gesprächspartner sein Kinn nachdenklich in die Hand. Auch wir selbst nehmen irgendwann unbewusst diese Denkerpose ein. Sie glauben, so etwas passiert Ihnen nie?

> **Übung**
>
> Beobachten Sie andere beim Gespräch über einen längeren Zeitraum. Bitten Sie auch einen Freund, seinerseits Sie zu beobachten! Lassen Sie sich erzählen, was er festgestellt hat.

Von einem Profi im Bereich der Körpersprache kann man lernen: »Holen Sie tief Luft und achten Sie darauf, länger aus- als einzuatmen; Ihr Gegenüber wird schon bald anfangen, Sie unbewusst zu spiegeln. Diese Technik brachte mir ein Arzt am Roosevelt Roads Naval Hospital in Puerto Rico bei, während ich mich dort einer Notfallausbildung unterzog. Es funktioniert tatsächlich (ob in der Notaufnahme oder überall dort, wo beispielsweise viele Menschen hyperventilieren). Statt Dinge zu sagen wie ›Beruhigen Sie sich‹ oder ›Regen Sie sich ab‹, sollten Sie lieber dieses beruhigende nonverbale Verhalten zum Einsatz bringen und es seine Wirkung entfalten lassen« (Navarro 2011, S. 226).
Mit dieser Imitation des Gegenübers im nonverbalen Bereich übernimmt eine Art Autopilotsystem die Steuerung. Wir signalisieren Zustimmung oder eben auch nicht und wir tun dies unbewusst. Das meint die These: Man kann mit dem Körper schlecht lügen.

Verbal kontra nonverbal

Wenn Inhalt des Gesagten und Körpersprache einander widersprechen, glaubt der Zuhörer tendenziell der Körpersprache. Der verbale Anteil wirkt dann nämlich unglaubwürdig. Auch wenn Freundlichkeit immer eine gute Grundlage eines Gesprächs ist, kann ein Lächeln zur falschen Zeit verwirrend sein. Das ist eine Falle, in die besonders Frauen in Führungspositionen manchmal geraten. Wer lächelnd Kritik übt oder entgegennimmt, will vielleicht die Wucht der Attacke abfedern, wird aber seltsame Schieflagen produzieren. Es gilt: »Das Dominanzprinzip der Körpersprache: Widersprechen sich verbale und nonverbale Botschaft, glaubt der Empfänger der Körpersprache« (Kaczmarczyk 2010, S. 105).

Also, diese Aufzeichnungen haben ihn schon mehr beeindruckt als ihm lieb ist: Dr. V. hat auf einem Seminar über Körpersprache eine Filmsequenz eines Patientengesprächs gesehen, das er im Rollenspiel geführt hat. Insgeheim hält er so etwas für läppisch, aber die Wirkung ist heftig. Nie hätte er gedacht, dass er so streng blickt, wenn er doch eigentlich nur konzentriert ist. Und dieses ständige Ruckeln an der Brille ist auch nicht gerade attraktiv. Gott sei Dank hat die Trainerin gleich humorvoll Alternativen angeboten. Seitdem setzt sich Dr. V. zu Beginn eines Gesprächs erst mal gerade und bequem hin. Damit kann er sich und dem Patienten signalisieren: Ich bin bereit, es kann losgehen. Wenn er in die volle Konzentration kommt, benutzt er die Hände, um den Druck aus seiner Mimik abzuleiten. Im Seminar hieß es, er habe prominente Kollegen. Seit er im Film miterlebte, wie abweisend sein Gesicht wirkt, hat er gleich zwei Marker eingesetzt. Wenn er telefoniert, schaut er manchmal in einen Spiegel, der auf seinem Tisch steht. Es heißt, dass die Mimik sogar die Stimmlage beeinflusst. Und im direkten Kontakt mit den Patienten gibt er sich für jedes Lächeln einen Pluspunkt. Dieses interne Belohnungssystem klingt zwar kindlich, macht ihm aber Spaß.

Dr. No: Ich bin Mediziner und kein Schauspieler. Wenn ich noch meine Körpersprache kontrollieren soll, komme ich mir albern vor.

Dr. Will: Ich selbst reagiere oft auf die Körperhaltung meiner Patienten. Jetzt stelle ich mir vor, ich sei mein Patient ...

3.5 Mit dem Dritten – ... spricht man besser

»Liebe deinen Nächsten. Er ist wie du.«

(3. Mose, 19.8)

Die Patientin zieht sich nach der Untersuchung wieder an. Dr. E. sagt zu seiner Mitarbeiterin »Da haben wir einen richtig schweren Fall von Gürtelrose, so was bekommen Sie nicht alle Tage zu sehen.« Minutenlang sitzt die verzweifelte Patientin auf der Liege und lädt sich diese Bemerkung zusätzlich noch auf ihren schmerzenden Körper.

Über andere zu sprechen ist manchmal verwerflich, manchmal amüsant. Fakt ist, dass es im medizinischen Alltag andauernd geschieht. Die Teamsitzung auf Station, die wöchentliche Besprechung im Screening-Zentrum oder nur der kurze Abgleich zwischen zwei Patientengesprächen am Empfang: Dauernd wird *über* Patienten gesprochen. Manchmal beschweren sich Patienten im Krankenhaus, bei der Visite habe man so über sie gesprochen, als seien sie gar nicht anwesend. Das darf auf keinen Fall passieren.

Aber wenn während des Arztgesprächs sowieso eine dritte Person anwesend ist, kann es lohnend sein, sich zu fragen, inwieweit sie ins Arzt-Patient-Gespräch mit einbezogen werden kann.

Manche Medizinischen Fachangestellten verhalten sich so dezent, dass der Patient sie gar nicht wahrnimmt. Nur wenn der Arzt eine Bitte oder Anweisung erteilt, wird die Rolle der Assistenz erkennbar. Eine gute Medizinische Fachangestellte greift im richtigen Moment zu und hilft ihrem Chef oder dem Patienten. Häufig erleben es Patienten, dass die Fachangestellte, noch bevor der Arzt im Raum ist, die ersten Daten aufnimmt, das Patientenblatt vervollständigt oder aktuelle Beschwerden abfragt. Die folgende »**Übergabe« an den Arzt** sollte möglichst elegant vonstattengehen. Ein kleiner Dank für die gute Vorarbeit schafft eine Stimmung, die es auch einem mürrischen Patienten verbietet, nur den Arzt als kompetenten Ansprechpartner zu akzeptieren. Ist die Grundstimmung gut, kann der Arzt gleich auf dieser Welle weitermachen. Ist die Lage labil, reicht oft eine Bemerkung, um »Gleichlaufschwankungen« aus der Welt zu schaffen. Wenn ein Patient sich darüber beschwert, dass »er alles zweimal sagen muss«, dann kann die Bambus-Technik (▶ Kap. 5.2) den Start ins Gespräch noch retten. Wenn das gelingt, wird der Patient die Struktur verstehen und beim nächsten Mal begrüßen.

Die Mitarbeiterin ist die erste, an die der dazu kommende Arzt sich wendet. Damit gibt er dem folgenden Gespräch einen bestimmten Stil vor. Wie ein Komponist, der mit der Tonart alles, was dann folgt, prägt, markiert der Arzt die Tonlage, in der in seiner Praxis kommuniziert werden soll.

Vielleicht nicht immer bewusst, aber oft sehr genau beobachten Patienten, wie ein Arzt seine Mitarbeiter anspricht. Wenn es da zwei Tonlagen gibt, die interne und die mit den Patienten, macht das keinen stimmigen Eindruck. Vielmehr kann ein empathischer Ton innerhalb eines Teams einen Patienten sozusagen »zwingen«, auch zugewandt zu sprechen, wenn er »dabei sein will«. Bei eingespielten Teams ist aber noch viel mehr möglich: Zugunsten des Patienten werden aus Arzt und Mitarbeiterin komplex interagierende Menschen. Ein Beispiel:

> Um die Vorteile des durchaus schmerzhaften Trainings zu betonen, fragt der Arzt seine Mitarbeiterin, ob sie sich an die Patientin erinnere, die letztes Jahr so fleißig geübt habe. Und wie aus der Pistole geschossen, antwortet sie, die Patientin habe gerade eine Karte von Menorca geschickt, wo sie Wanderurlaub mache. Dieses Gespräch wird bei dem Patienten auf fruchtbaren Boden fallen. Und selbst wenn es ein Trick ist, wäre er für einen guten Zweck eingesetzt worden.

Die meisten Ärzte haben solche Tricks gar nicht nötig. Statt sich an mürrischen Patienten abzuarbeiten, können sie auf eine lange Liste zufriedener Patienten blicken. Und wer Gutes getan hat, soll auch darüber reden! Selbstverständlich fällt dabei nie ein Name oder ein personalisiertes Element, aber als Ansporn dient Erfolg immer.

3.5 Mit dem Dritten – ... spricht man besser

Und manch einen Patienten motiviert die Idee, wieder für andere ein Vorbild zu sein. Über Monate zuverlässig ein Medikament zu nehmen, sich ständigen Behandlungen zu unterziehen, das ist für viele Menschen schwer. Wie gut, wenn dann ein Arzt sagen kann, dass er voll Stolz auch anderen Patienten von dem Einsatz erzählt. Trotzdem sollten positiv gemeinte Worte immer auf ihre Wirkung hin beobachtet werden.

> Bei einer Kontrolluntersuchung sieht Dr. Lown, dass die Patientin mit einer gut beherrschbaren Herzproblematik ein Buch über den Englischunterricht bei Gymnasiasten liest. Die beiden unterhalten sich zum Thema des Buches, auch über den Unmut vieler Schüler. Dr. Lown sagt: »Sie haben bestimmt ein Problem.« Die ansonsten fröhliche Patientin erstarrt vor Schreck und beginnt zu zittern ... Lown schreibt später in seinem Buch über dieses Phänomen: »Ich habe gelernt, dass man in solchen Situationen sehr viel mehr überzeugt, wenn man sich an einen ärztlichen Mitarbeiter wendet. Statt also Frau Z. direkt mit beruhigenden Worten anzusprechen, wandte ich das Gesicht meinem Kollegen zu und kommentierte das Geschehen, wobei ich sie völlig ignorierte. ›Ich hatte mich auf die Probleme bezogen, die Englischlehrer in diesem Land haben, und diese arme Frau denkt, ich meine ihr Herz. Ich dachte, ich hätte sie davon überzeugt, dass mit ihrem Herzen alles in Ordnung ist, aber eine einmal zugefügte Verletzung lebt weiter, wie ein Feuer, dessen Kohlen noch immer glühen. Es kann jederzeit wieder in hellen Flammen stehen.‹ Sie unterbrach mich: ›Oh, Gott sei Dank! Ich bin ja so erleichtert. Und ich dachte, Sie hätten über mein Herz gesprochen‹« (Lown 2004, S. 73).

So wie die Mitarbeiter den Arzt in der täglichen Arbeit unterstützen, können sie auch im Gespräch als Unterstützung für den Patienten Gutes tun. Zuallerlerst aber wird sich der Patient am wertschätzenden Ton innerhalb der Belegschaft orientieren.

> Ganz sicher ist sich Dr. E. nicht, inwieweit der ältere Herr adhärent sein wird. Bei neuen Medikamenten zeigte er schon immer eine lebhafte Abwehr. Diesmal geht es um die korrekte Einnahme. Noch sitzt der liebenswerte Wackelkandidat da, während der Arzt die neue Medikation diktiert und zu seiner Mitarbeiterin sagt: »Er hat Glück, dass es schon das neue Präparat gibt. Vor Jahren hätten wir nicht gewusst, wie wir ihm helfen sollen. Aber unser Herr Müller ist ein Glückskind. Das richtige Medikament zur richtigen Zeit.« Dann wendet er sich an seinen Patienten, so als habe der nicht zuhören können und sagt: »So, Herr Müller, jetzt liegt es in Ihrer Hand!«

- **Dr. No:** Was ich mit meinen Mitarbeitern bespreche, geht den Patienten gar nichts an! Das sind interne Anweisungen.

- **Dr. Will:** Alles, was den Patienten umgibt, geht ihn etwas an. Wenn ich daraus für ihn einen Nutzen formen kann, ein Glücksfall!

3.6 DISG® – Verständnis vierfarbig

»Länger als Taten lebt das Wort.«

(Pindar, 4. Nemische Ode)

> Dr. H. spürt einen Fluchtreflex, als er die Karte von Frau Lautenschläger sieht, die ihn im Gespräch immer wieder übertönt. Er versucht sie meist zu beruhigen, aber eigentlich meidet er laute Frauen. Als er zu einem Kongress fährt, ist er erleichtert, dass die Vertretung diese Patientin übernimmt. Bei der Nachbesprechung staunt er nicht schlecht: Bei der Kollegin hatte die Patientin einen freundlichen, zurückhaltenden Ton an den Tag gelegt.

Unter den vielen angebotenen Modellen zur Persönlichkeitsanalyse wird DISG® häufig verwendet. Er wird in Unternehmen dazu eingesetzt, um die Überschneidung zwischen der Persönlichkeit des Mitarbeiters und der Stellenbeschreibung zu optimieren. Wissenschaftlich kaum ausreichend evaluiert, aber im täglichen Geschehen bewährt, kann dieser Test auch in der Ärztlichen Kommunikation zum Erfolg beitragen.

Der Psychologe William Marston entwickelte bereits 1928 einen Persönlichkeitstest, der später von John Geier in die bis heute benutzte Form gebracht wurde. Interessant ist die Nähe zum »Ich bin o.k., du bist o.k.«-Modell der Transaktionsanalyse (▶ Kap. 3.2). Im Gegensatz dazu wird hier mit einem selbstbeschreibenden Test angedacht, wie günstig oder ungünstig ein Mensch seine Umgebung wahrnimmt. Es wird dargestellt, wie stark er sich in dieser Situation fühlt. Jeder Mensch ist als einzigartiges, individuelles Wesen zu betrachten. Dennoch kann es helfen, grundlegende Muster zu sehen. Für die Klassifizierung von Typen wird bei DISG® versucht, Menschen aufgrund ihrer Herangehensweise an die Lösung von Problemen zu unterteilen.

Auf dem folgenden Arbeitsblatt (▶ Tab. 3-3) sind jeweils vier Eigenschaften zusammengestellt. Bewerten Sie jeweils in einem Abschnitt die wichtigste Ihrer Eigenschaften mit 4 Punkten, die zweitwichtigste mit 3 Punkten, die drittwichtigste mit 2 Punkten und die unwichtigste Eigenschaft bekommt nur einen Punkt. Welcher Hauptcharakter ausgebildet ist, lässt sich erst durch das Summieren der Einzelpunkte einer Abkürzung herausfinden.

Rechnen Sie nun die einzelnen Werte jeweils einer Abkürzung zusammen und tragen Sie die Werte in ▶ Tabelle 3-5 ein.

Aus den beiden Polen »extrovertiert und introvertiert« und »menschenorientiert und aufgabenorientiert« ergeben sich **vier Grundtypen:**
- **D**ominant heißt ein Mensch, der extrovertiert und aufgabenorientiert ist.
- **I**nitiativ eingeschätzt wird, wer extrovertiert und menschenorientiert ist.
- **S**tetig nennt man den Typ, der introvertiert und menschenorientiert ist.
- **G**ewissenhaft bezeichnet einen introvertierten und aufgabenorientierten Typus.

3.6 DISG® – Verständnis vierfarbig

Tab. 3-3 Arbeitsblatt

optimistisch	ergebnisorientiert
selbstsicher	beständig
genau	enthusiastisch
harmonisch	selbstdiszipliniert
nachdenkend	unterstützend
kontaktfreudig	risikofreudig
zuhörend	zurückhaltend
wagemutig	positiv
geduldig	kritisch
spontan	impulsiv
entscheidungsfreudig	zuverlässig
kontrolliert	zielorientiert
bestimmend	gesellig
sorgfältig	unauffällig
teamfähig	furchtlos
begeistert	strukturiert
analytisch	hartnäckig
vertrauensvoll	überzeugend
beliebt	planend
kraftvoll	vermittelnd

Tab. 3-4 Lösungstabelle zum Arbeitsblatt

optimistisch	I	ergebnisorientiert	D
selbstsicher	D	beständig	S
genau	G	enthusiastisch	I
harmonisch	S	selbstdiszipliniert	G
nachdenkend	G	unterstützend	S
kontaktfreudig	I	risikofreudig	D
zuhörend	S	zurückhaltend	G
wagemutig	D	positiv	I
geduldig	D	kritisch	G
spontan	G	impulsiv	I
entscheidungsfreudig	S	zuverlässig	S
kontrolliert	I	zielorientiert	D
bestimmend	D	gesellig	I
sorgfältig	G	unauffällig	S
teamfähig	S	furchtlos	D
begeistert	I	strukturiert	G
analytisch	G	hartnäckig	D
vertrauensvoll	S	überzeugend	I
beliebt	I	planend	G
kraftvoll	D	vermittelnd	S

3.6 DISG® – Verständnis vierfarbig

Tab. 3-5 Auswertung zum Arbeitsblatt

D	I	S	G

Sowohl die Begriffe als auch die Verknüpfungen lassen verschiedene Assoziationen und Interpretationen zu. Im Englischen werden die Begriffe *dominance, submission, acquisitiveness* und *creation* verwendet. Beim DISG®-System gilt wie bei jeder Typologisierung: Erst die Einbeziehung der eigenen Person gibt das Recht, andere Menschen auch durch diese – zugegebenermaßen schablonenhafte – Sicht zu betrachten.

Welche Kategorie hat die höchste Punktzahl? Lesen Sie dazu die folgende Auswertung. Von maximal 40 Punkten bis Null haben Sie nun ein Profil für die einzelnen Eigenschaften. Es gibt Eigenschaften, in denen Sie besonders stark sind, manche sind moderat ausgebildet und an einigen Stellen können Sie Schwächen erkennen. Das ist normal und kein Grund zur Sorge. Wenn man darum weiß, kann man in Gesprächen damit entspannt umgehen.

Auswertung von DISG®

Den Test haben Sie in einer aktuellen Situation gemacht. Das ist kein Lebenstest! Er ist beliebig oft wiederholbar und kann schon ein anderes Ergebnis bringen, wenn zwischen diesem und einem weiteren Test ein besonders einschneidendes Erlebnis in Ihrem Leben stattfand.

Das Ergebnis jedes Tests wird eine bestimmte Mischung zwischen den vier Hauptkategorien sein. Die Aussagen können interessant für Ihre Interaktion mit anderen Menschen sein, sollten aber nicht zu eng interpretiert werden.

Dominant

Dem dominanten Menschen wird im DISG®-Test die Farbe **rot** zugeordnet. Für ihn ist es das Normalste von der Welt, ein Signal zu setzen. Er hat kein Problem damit aufzufallen. Die Verhaltensmuster eines solchen Menschen kann man so zusammenfassen:
- energisch,
- zielbewusst,
- Probleme gezielt angehend,
- risikobereit,
- Routine bedeutet Langeweile,
- mag keinen Small Talk,
- selbstsicher,
- wagemutig,

- geduldig,
- bestimmend,
- kraftvoll,
- ergebnisorientiert und
- hartnäckig.

Initiativ

Dem Initiative ergreifenden Menschen ordnet der DISG®-Test die Farbe **gelb** zu. Er lässt sich beschreiben als:
- optimistisch,
- kontaktfreudig,
- begeistert,
- kontrolliert,
- beliebt,
- enthusiastisch,
- positiv,
- impulsiv,
- gesellig,
- überzeugend,
- liebt Abwechslung und
- Detailarbeit bedeutet Langeweile.

Stetig

Hat jemand in der Kategorie S die meisten Punkte ist er ein »**grüner**« Typ, ein stetiger Mensch. Er ist:
- Harmonie bedürftig,
- zuhörend,
- entscheidungsfreudig,
- teamfähig,
- vertrauensvoll,
- beständig,
- unterstützend,
- zuverlässig,
- unauffällig,
- vermittelnd,
- sensibel und
- geht gewohnte Bahnen ohne Fehler.

3.6 DISG® – Verständnis vierfarbig

Gewissenhaft

Wem der DISG®-Test bescheinigt, dass er zu den gewissenhaften Menschen gehört, dem würden wir ein **Blau** zuordnen. Er wird allgemein beschrieben als:
- genau,
- nachdenkend,
- spontan,
- sorgfältig,
- analytisch,
- selbstdiszipliniert,
- zurückhaltend,
- kritisch,
- strukturiert,
- planend,
- vorsichtig und
- setzt hohe Maßstäbe an sich und andere.

Man könnte sich vorstellen, beim Betreten der Praxis würden die Patienten einen von vier Hüten wählen. Da hängen im Vorzimmer rote, blaue, gelbe und grüne Hüte. Je nach Typ greift der Patient sich seine Farbe heraus. Wie schön wären jetzt die Vorlieben und Stärken zu erkennen, aber auch die zarten und verletzlichen Seiten! Diese Einschätzung hat konkrete Folgen für den Praxisalltag. Wer seine Patienten »erkennt«, kann angemessen mit ihnen kommunizieren.

DISG® und Patientenkommunikation

Wie sollte ein Arzt mit Herrn Rot sprechen?

> Die Tür zum Sprechzimmer öffnet sich und der Arzt begrüßt einen neuen Patienten:
> Herr Rot ist pünktlich zum Termin erschienen. Auch wenn die Parkplatzsuche schwierig war, Herr Rot ist zur Stelle. Allerdings verlangt er auch von allen anderen diese Disziplin. Schon eine kurze Wartezeit lässt ihn ungeduldig werden. Zielstrebig geht er zur Anmeldung und verlangt Aufklärung über diese Ungeheuerlichkeit. Er selbst ist seit 15 Minuten da, aber noch nicht beim Doktor im Sprechzimmer. Als die junge Arztfachhelferin etwas von zusätzlichen Patienten sagt, trifft das den Falschen. Herr Rot duldet keine Widerrede, es sei ja eine Bestell- und keine Notfallpraxis. Seine Argumente sind klar und gut vorbereitet. Auch beim Arzt später kommt er direkt zum Thema. Ein Gespräch läuft für ihn gut, wenn es ergebnisorientiert ist. Trotz der hohen Kritikfähigkeit erwartet er vom medizinischen Fachmann eine Behandlung »nur vom Feinsten«. Weil er sich selbst als Macher sieht, möchte er auch nicht mit Details rumtrödeln, sondern zur Sache kommen. Auch bei einer *breaking bad news*-Situation wird er keine Angst zeigen, sondern nach knapper, präziser Information eine Entscheidung treffen.

Fakten müssen auf den Tisch, besonders die Rahmendaten zu Qualität, Preis und Vorgehen einer Behandlung. Wenn es Alternativen gibt, sollten sich die auf zwei bis drei beschränken. Alles andere käme Herrn Rot beliebig vor und würde ihn nicht überzeugen. Details interessieren ihn nicht, er hält das für eine Verschwendung seiner Zeit. Nach dem Motto »Qualität hat ihren Preis« ist Herr Rot aufgeschlossen für alles, was einen ihm erkennbaren Nutzen hat.
Kontraproduktiv wäre ein behutsames Herantasten an Fragen im Umfeld der Krankheit. Psychologisierendes Interpretieren hält Herr Rot für überflüssig. Sollte der Arzt sehr behutsam vorgehen, könnte Herr Rot ihm das als Inkompetenz auslegen. Obwohl er sich als stark einschätzt, kommt er dem alten, paternalistischen Bild sehr nah.

Wie sollte ein Arzt mit Frau Gelb sprechen?

> Der nächste Termin ist Frau Gelb. Sie hat schon im Wartezimmer für gute Laune gesorgt. Sie mag es, im Mittelpunkt zu stehen, und überspielt ihre Angst manchmal auch durch Sprechen. Wie ein Entertainer geht sie optimistisch und spontan auf andere Menschen zu. Weil sie sehr wortgewandt ist, hat sie ein hohes Unterhaltungspotenzial. Wenn Frau Gelb mal allein im Wartezimmer sitzt, kann es passieren, dass sie nach einer Weile an die Anmeldung kommt, um ein paar Worte mit den Fachangestellten zu wechseln. Und es können gern ein paar Worte mehr werden, schließlich ist es ja ihre Wartezeit. Manchmal kommt sie allerdings auch zu spät zu einem Termin. Das ist kein böser Wille, sondern hat damit zu tun, dass sie immer tausend Sachen gleichzeitig macht. Dieses »Multitasking« wird begleitet von einer permanenten, humorvollen Unterhaltung.

Der Arzt wird sich am Anfang um eine ruhige Atmosphäre bemühen, damit die Besprechung mehr als die Oberfläche erreicht. Frau Gelbs Herz gewinnt der Arzt, wenn er das neueste Medikament oder die aktuellste Behandlung anbieten kann. Wenn er etwas Komplexes erklären muss, sind Bilder genau richtig. Frau Gelb liebt Alternativen. Details sind für sie nebensächlich. Gelungen ist das Arztgespräch, wenn Frau Gelb spontan begeistert ist. Dann ist eine hohe Adhärenz gewährleistet.

Wie sollte ein Arzt mit Herrn Grün sprechen?

> Herr Grün ist Stammpatient. Immer ist er pünktlich zur Stelle und setzt sich ohne viel Aufhebens ins Wartezimmer. Für ihn ist eine entspannte, freundliche Atmosphäre wichtig. Änderungen hingegen mag er gar nicht. Manchmal bringt er den Mitarbeiterinnen kleine Geschenke mit. So will er betonen, dass doch alle zusammen ein zuverlässiges Team darstellen. Obwohl Herr Grün insgesamt sehr zurückhaltend ist, will er doch genau wissen, wie die Behandlung abläuft. Er

3.6 DISG® – Verständnis vierfarbig

> kann ruhig und geduldig zuhören und hält sich immer an Abmachungen. Mehrmals schon sind neue Patienten auf seine Empfehlung gekommen, in seinem Bekanntenkreis gilt er als Beziehungstyp.

Der Arzt sollte umfangreiche Informationen geben, um Herrn Grün zu erreichen. Rasche Anweisungen ohne genaue Erklärungen würden alles verderben. Wenn ein genauer Verlaufsplan feststeht, kann sich Herr Grün darauf einstellen. Und er möchte wirklich alles über die möglichen Nebenwirkungen wissen. Er braucht eigentlich keine Alternativen, nur Zeit, denn er muss das Gehörte erst mal verdauen. Besonders für eine Entscheidung sollte ihm der Arzt Bedenkzeit einräumen. Nichts wäre fataler als ein eilig überstürzter Entschluss. Ein Schlüsselwort wäre »kostengünstige Qualität«. Damit könnte sich Herr Grün identifizieren. Denn er braucht wegen seiner Sensibilität eine Superportion emotionaler Sicherheit. Wenn das gewährleistet ist, ist Herr Grün der beste Werbeträger der Stadt für diese Praxis.

Wie sollte ein Arzt mit Frau Blau sprechen?

> Frau Blau ist die letzte Patientin des Tages. Es gab schon Ärger, weil sie warten musste. Die Wartezeit war auch deshalb so lang, weil Frau Blau grundsätzlich eine halbe Stunde vor ihrem Termin eintrifft (man weiß ja nie). Weil sie selbst so pünktlich ist, hat sie keinerlei Verständnis für Verspätungen. Sie plant immer alles präzise. Ihre Unterlagen hält sie penibel in Ordnung. Im Gespräch bleibt sie sachlich und reserviert, aber immer blickt durch, wie hoch die Maßstäbe sind, die sie an sich und die anderen stellt. Einmal hatte sie Angst, aber obwohl sie völlig verkrampft war, lehnte sie jede Hilfe ab. Sie wollte sich die Angst einfach nicht eingestehen.

Genau wie Herr Grün möchte Frau Blau Bedenkzeit haben. Sie ist eine Analytikerin und braucht genügend Zeit zur Entscheidung. Das Gespräch sollte logisch und sachlich sein – so gefällt es ihr am besten. Beeindrucken werden Frau Blau Studienergebnisse. Ein Behandlungsplan, der in logischen Schritten aufgebaut ist, imponiert ihr. Sobald sie eine gedankliche Lücke erkennt, sollte der Arzt eine Erklärung parat haben, sonst verliert er an Autorität. Bei Konflikten sollte er sich nicht auf Diskussionen einlassen. Frau Blau würde mit ihrer Logik der Sache auf den Grund gehen. Das Wort »Aufklärung« hat einen guten Klang in ihren Ohren, denn es geht ihr um Qualität und Service in einem guten Preis-Leistungs-Verhältnis.

> Manchmal muss Dr. H. lächeln, wenn es ihm immer schneller gelingt, einen Patienten in seiner Art zu erkennen. Er kann dann in aller Ruhe die geeigneten Impulse geben, ohne sich zu stressen. Wenn die medizinische Diagnostik auch so leicht ginge …

■ **Dr. No:** Wieso soll ich mich denn auch selbst testen? Die vier Farben an den Patienten würden mir reichen.

▶ **Dr. Will:** Die Gefahr bei jedem Schema ist die Überheblichkeit. Wer sich selbst kennt, wird andere Menschen offener behandeln.

3.7 Zuhören – aktiv kommt man weiter

»Um sprechen zu lernen, brauchen wir zwei bis drei Jahre.
Um zuhören zu können, Jahrzehnte.«

(Irische Volksweisheit)

Im Rahmen einer Erstanamnese müssen die persönlichen Daten aufgenommen werden. Als es um die Vorerkrankungen geht, wird der Patient ungewöhnlich still. »Wollen Sie das wirklich alles hören, Herr Doktor? Dann sitzen wir ja morgen noch hier ...« Der Arzt antwortet, er brauche nur die relevanten Daten. Als der Patient mit seinen Kinderkrankheiten beginnt, erwähnt er eine Blinddarmoperation mit den Worten »Das war die schlimmste Zeit meines Lebens.« Dr. S. lacht: »Na, Sie haben es ja offensichtlich überlebt. Außerdem liegt die Letalrate bei der Appendektomie schon seit Jahren zwischen 0,1 und 0,25 Prozent!« Der ältere Herr schüttelt den Kopf, er sei ja nur 5 Tage im Krankenhaus gewesen, aber zu Hause ... »Ja, dann sind Sie natürlich nach Hause gekommen oder gab es medizinische Probleme?« »Nein« murmelt der Mann, »*medizinische* Probleme gab es keine.«
Dr. S. ist schon beim nächsten Punkt auf dem Anamnesebogen und fragt nach dem Impfstatus.

Nach den zahlreichen Impulsen zum Sprechen hat es vielleicht manchen Arzt bedrückt, dass er eigentlich kein »Redner vor dem Herrn« ist. Na dann – herzlichen Glückwunsch! Es ist nämlich in der Regel so, dass die »Stillen im Lande« exzellente Zuhörer sind. Wenn man sich entscheiden müsste, was für das therapeutische Gespräch wichtiger ist, reden oder zuhören, dann steht das Zuhören klar auf Platz Eins.
Dies ist kein Appell, aufs Reden zu verzichten. Auch introvertierte Menschen können einfühlsam und effektiv sprechen. Aber die lauten, die ganz vorn auf der Bühne stehen, müssen das Zuhören meist intensiver trainieren.
»Erfolgreiches Zuhören schließt alle Sinnesorgane ein, nicht nur die Ohren. Die Ausübung der medizinischen Kunst erfordert nicht nur die ausgezeichnete Kenntnis der Erkrankung selbst, sondern auch die Wahrnehmung intimer Einzelheiten aus dem emotionalen Leben des Patienten. (...) Zuhören

3.7 Zuhören – aktiv kommt man weiter

können ist das komplizierteste und schwierigste aller Instrumente im Repertoire eines Arztes« (Lown 2004, S. 7).

Eigene Impulse
> Manchmal kann man dem gar nicht entgehen: Wenn Sie in der Öffentlichkeit Zeuge privater Gespräche werden, achten Sie mal darauf, wie oft es sich bei einem Gespräch eigentlich um zwei Monologe handelt.
> Kennen Sie selbst Situationen, in denen Sie so monologisch sprechen?

Die Herkunft des Spruchs »Gott hat uns zwei Ohren gegeben, aber nur einen Mund, damit wir mehr zuhören als reden können«, lässt sich nicht mehr klären. In jedem Artikel über Gesprächsführung findet sich das Schlagwort vom Aktiven Zuhören. In Seminaren erleben wir immer wieder ein vertrautes »Ach das, ja«. Aber wie hochkomplex dieses Prinzip ist, wissen nur wenige.

Wenn Zuhören eine Kernkompetenz ist, wie kann man sie dann verbessern? Zunächst die gute Nachricht: Menschen, die sich mit dem freien Sprechen schwerer tun, sind nun klar im Vorteil. Sie können ihre redefreie Zeit nutzen, um dem Patienten intensiver zuzuhören. Doch auch sie geraten oft in die größte und häufigste Falle: Der sichere Weg beim Zuhören zu scheitern ist, die eigenen Sätze vorzuformulieren, während der andere spricht. Wenn es ein Messgerät gäbe, das diesen Vorgang anzeigt und ein schriller Ton beim »Vorratsdenken« ertönte, viele Gespräche könnten unmöglich stattfinden.

Die Wissenschaft erklärt, dass so etwas beinahe reflektorisch geschieht. So wie man es nicht verhindern kann, an einen grünen Elefanten zu denken, wenn man gebeten wird, *nicht* an einen grünen Elefanten zu denken, lösen die Worte des anderen bei uns Assoziationen und Reaktionen aus. Sehr problematisch wird es, wenn man über Jahre trainiert und konditioniert auf eine schnelle Reaktion ist. Im Examen wird ein angehender Arzt gefragt »Wenn Ihnen ein Patient mit den Symptomen ... vorgestellt wird«, dann findet der Kandidat darauf am besten noch während der Frage eine passende diagnostische Antwort.

Wer könnte so achtsam zuhören lernen? Es muss also ein antrainiertes Verhalten unterdrückt werden, um genügend Raum für Aufmerksamkeit zu schaffen. Und das ist erst der Anfang. Viele Ärzte haben Sorge, ihre Patienten würden ungebremst stundenlang erzählen und verteidigen deshalb die schnelle Reaktion. Verschiedene Untersuchungen belegen aber, dass diese Sorge tatsächlich unbegründet ist. Vielmehr entsteht beim Patienten dadurch der Eindruck, dass er nicht gehört wird. Wer die Antwort schon im Kopf zurechtlegt, dem dient der Gesprächspartner (wie die Wand beim Squash) nur als Gegenkraft für die eigenen Sätze.

Schrittweise das Aktive Zuhören lernen

In **vier Schritte** lässt sich die optimale Technik des Zuhörens unterteilen:

Am Beginn stehen einfache verbale Aktionen wie minimale Zuhörsignale: »Was bringen Sie mit?« »Was führt Sie zu mir?«, verbunden mit der direktiven Aufforderung zum Gespräch. Dabei bestimmen Tempo, Tonart und Stil das kommende Gespräch. Wie beim Schachspiel die Eröffnung den weiteren Verlauf bestimmt, werden auch hier bereits Koordinaten für den Dialog festgelegt.

> **Eigene Impulse**
> › Wie merkt man Ihrem Sprechen an, dass Sie in Eile sind? Sprechen Sie schneller oder machen Sie bestimmte Bewegungen?

Im zweiten Schritt folgen dann komplexe verbale Reaktionen, mit denen die Antwort des Patienten verarbeitet wird. Sie kann paraphrasiert und verbalisiert werden (▶ Tab. 3-6). Indem man zusammenfasst oder konfrontiert, lassen sich Gesprächsfluss und Ergebnis optimieren. Hier können bereits Selbstaussagen oder Interpretationen Platz finden.

Der dritte Schritt meint die indirekten Reaktionen. Da spielen Haltungen und Pläne eine Rolle, doch insbesondere Hypothesen und Absichten sollen möglichst bewusst werden. Damit wird die Technik der Verbalisierung auf hohem Niveau fortgesetzt. Entscheidend dabei ist, dass man sich des Gegenübers permanent rückversichert. Wenn sich unsere Meinungen über die Motivation des Gesprächspartners verselbstständigen, kann das ganze Gespräch missglücken.

Tab. 3-6 Verschiedene Möglichkeiten für den Arzt, einem Patienten zu antworten

Satz des Patienten	Arzt paraphrasiert	Arzt verbalisiert
Ich bin morgens immer so müde.	Sie wollen sagen, dass Sie jeden Morgen nicht richtig wach werden?	Und das macht Ihnen Sorge?
Von den Tabletten bekomme ich Kopfschmerzen.	Verstehe ich Sie richtig, seit Sie die Tabletten nehmen, haben Sie ständig Kopfschmerzen?	Das wird Sie vermutlich mürbe machen.
Im Krankenhaus, die haben mich völlig falsch behandelt.	Heißt das, Sie glauben, die Behandlung in der Klinik war nicht richtig?	Da kamen Sie sich bestimmt furchtbar allein gelassen vor.

3.7 Zuhören – aktiv kommt man weiter

Der vierte Schritt konzentriert sich auf die nonverbalen Reaktionen: In Gestik, Mimik und Blickkontakt gibt mir der andere laufend Informationen, die zur Zielerreichung sehr wichtig sind. Auch mit diesen Elementen lässt sich das Gespräch konfigurieren.

Diese Vielfalt lässt sich gut mit unserem Stoffwechsel vergleichen, wo minimale Einflüsse einzelner Systeme zu einem hochkomplexen Zusammenspiel führen. Das bedeutet, dass sich in der Kommunikation durch minimale Interventionen großartige Wirkungen erzielen lassen. Der Zugewinn in diesem Bereich hat einen optimalen Kosten-Nutzen-Faktor. An anderen Stellen müssten wir für eine Veränderung deutlich mehr Ressourcen investieren.

Fallstricke des Aktiven Zuhörens

Oft wird der Begriff **Aktives Zuhören** falsch verwendet. So ist jede Form von antrainierter Freundlichkeit eine absolute Sackgasse. Die Empfindsamkeit von Patienten ist unglaublich hoch, wenn es um vorgespielte Nähe geht. Am besten ist das zu beobachten bei Kindern und Schmerzpatienten. Sie orten Hohlräume mit seismografischen Fähigkeiten. Wer selbst besonders allergisch auf ein aufgesetztes Lächeln reagiert, kann am besten überprüfen, ob er dem Anspruch der Authentizität gerecht wird. Es ist wie bei einer Zusage: Versprechen Sie nichts, was Sie nicht halten können!
Die Konfrontation im 2. Schritt, also die verbale Verarbeitung einer Antwort, ist besonders angewiesen auf das Fundament der liebevollen Zuwendung. Hinweise darauf finden sich in verschiedenen Bereichen des Lebens. Wenn der Arzt hier gelungen paraphrasiert und verbalisiert, dann wird aus dem »nassen Lappen«, wie die Wahrheit bei Max Frisch genannt wird und den man ins Gesicht bekommt, ein hingehaltener Mantel, in den der Patient gern hineinschlüpfen wird.
Genauso ist es bei jeder Form der **moralischen Bewertung**. Mit dem Hinweis, dass Rauchen schädlich ist, versetzen Sie den Patienten nicht in Erstaunen, sondern nur in Abwehr. Er weiß das schon – der Arzt wird zum lästigen Mahner.
Ganz anders liegt die Sache, wenn der Arzt seine Sorgen zum Thema äußert oder eine Strategie andenkt, wie man dem Problem begegnet. Wenn sich der Patient dieser Sorge verweigert, wird es für den Arzt schwierig, seine Enttäuschung oder gar seinen eigenen Zorn zu bewältigen. Ehe sich etwas nachteilig auswirkt, ist es hilfreich, das zu thematisieren (Rumpelstilzchen-Effekt: Was ich beim Namen nennen kann, darüber habe ich die Kontrolle).
Jeder Versuch, Patienten Gefühle auszureden, sollte mit Strafzöllen belegt werden. Den ersten Platz belegt der Satz »Sie müssen doch keine Angst haben«. Denn Patienten erleben Beschwichtigung immer als mangelnde Teilnahme (▶ Kap. 2.3).
Kann man im laufenden Praxisbetrieb lernen?

Praxistipp

Sie können im Praxisbetrieb lernen, wenn Sie – das Einverständnis des Patienten vorausgesetzt – Gespräche mitschneiden, um Stärken und Schwachstellen eines Gesprächs herauszufinden. Ein Gesprächsmitschnitt kann beispielsweise auch zu einer Art Supervision mit Kollegen verwendet werden.

Fähigkeit Zuhören

Lange bevor Menschen sprechen lernen, müssen sie zuhören. Wer je einen Säugling beim Zuhören beobachtet hat, sieht, er tut das mit ganzer Aufmerksamkeit. Lange ehe Worte eine Bedeutung bekommen, erschließt das Baby aus dem Tonfall den ungefähren Sinn, immer annehmend, dass etwas Gutes gemeint ist. Die kindliche Arglosigkeit geht den Erwachsenen dann irgendwann verloren – zu oft wurden sie desillusioniert. Aber eine Situation erinnert an den uralten Zustand des Eins-Seins mit einem anderen Menschen: wenn man einem Menschen aktiv zuhört. Dann gilt, was Watzlawick schreibt: »Ich weiß erst, was ich gesagt habe, wenn ich die Antwort des Anderen gehört habe« (Watzlawick 2007).

Umgekehrt funktioniert das Wunder auch: Wenn mir selbst einmal ruhig und aufmerksam zugehört wurde, kann ich meine Gedanken und Probleme so formulieren, dass sich oft im Sprechen schon ein Weg erkennen lässt. Verhindern können diesen Zauber:

- schnelles Antworten,
- überkritisches Nachfragen,
- jede Form von Verachtung oder Herablassung, sei sie noch so subtil verpackt.

Ärzte hätten es mit ihrem großen Fachwissen leicht, Laien dumm aussehen zu lassen, allein die Fachterminologie tut da ihr Übriges. Oft müssen Ärzte quasi »unter ihr Niveau«, damit sie dem Patienten begegnen können. Aber dieser »Abstieg« lohnt sich. Indem sie die eigene Fachsprache verlassen und sich auf die Sprache des anderen, des Patienten ohne Fachbegriffe, einlassen, können sie sich wirklich mitteilen und dabei erfahren, worum es geht. Bleiben sie oben auf dem Berg des Wissens, könnte der Patient laut schreien, der Arzt würde ihn noch nicht einmal hören.

In allen guten Kommunikationsseminaren wird Zuhören geübt. Aktives Zuhören gilt als Kernqualifikation auf dem Weg zur Meisterklasse. Und da sind es die stilleren Teilnehmer, die die Topergebnisse erzielen.

3.7 Zuhören – aktiv kommt man weiter

Paraphrasieren und Verbalisieren

Es wurden die Techniken des Paraphrasierens und Verbalisierens erwähnt. Mit Paraphrasieren ist gemeint, dass der Arzt im ersten Schritt den Satz des Patienten mit eigenen Worten wiederholt, um sicher sein zu können, dass er alles richtig verstanden hat. Dann kann er im zweiten Schritt verbalisieren, was er an Gefühl hinter dem Gesagten vermutet.
Wenn der Patient der Paraphrase zustimmt, ist das Gespräch gut eröffnet. Korrigiert er den Satz des Arztes, wird er danach verstanden, wenn auch erst im zweiten Schritt. Es macht nichts, dabei einen Irrtum zu entdecken, denn
- das Gespräch kommt in Gang und
- der Patient merkt, dass ihm zugehört wird.

Auch zum **Selbstschutz** ist diese Technik geeignet und besonders wirksam in der Beschwerdebehandlung und bei komplizierten Gesprächssituationen. Indem man die gehörten Worte auf die »Goldwaage« legt, nimmt das Gespräch einen ruhigeren Verlauf.
Im Sinne der **paradoxen Intervention** kann man auch so übertreiben, dass sich der Patient gezwungen sieht, seine Worte zu relativieren. Auf die Äußerung des Patienten »Mir wird immer schlecht von den Tabletten.« folgt vielleicht die ärztliche Paraphrase »Ach, Sie müssen sich ständig erbrechen?« und dann die Korrektur durch den Patienten: »Nein, es war mir nur zweimal etwas übel!«.
Jeden Tag hören überall auf der Erde Ärzte Patienten geduldig und aufmerksam zu. Oft gibt es hinter dem Erzählten noch eine bedeutende Lebenswirklichkeit, die sich manchmal verstecken will.
Eigentlich für Kinder gedacht, aber ebenso beeindruckend für Erwachsene, hat Michael Ende mit Momo eine literarische Hommage auf das Aktive Zuhören geschaffen. Wenn ein Arzt aktiv zuhören kann, wird es dem Patienten immer wohltun.
Das Aktive Zuhören ist ein wichtiger Teil des Gesprächs, hier werden die Weichen zu den späteren Lösungen gestellt und gravierende Fehler vermieden. Jede Minute des Zuhörens bringt ein Mehrfaches an Nutzen für Anamnese und Therapie. Die ewige Zeitknappheit sollte an dieser Stelle kein Hinderungsgrund, sondern eher Anlass sein, noch besser zuzuhören.

> Seit Dr. E. es macht, geht alles viel schneller. Außerdem gelingt es, die Gespräche schon in der Erstanamnese viel fundierter zu gestalten als früher. Als er damals in einem Workshop vom Aktiven Zuhören erfuhr, hat er gedacht »Wieder so ein Hype von den Kommunikationstrainern«. Darüber lächelt er heute: Wenn er früher dachte, er hört zu, befand er sich in Wahrheit immer schon in einer möglichen Analyse. Wie im Examen addierte er Symptome zu Syndromen, zu Gesamtbildern, zu Fällen. Manchmal redete der Patient dann immer noch, hatte

- **Dr. No:** Natürlich höre ich zu. Aber die Zeit drängt, da ist schnelle Reaktion gefragt.

- **Dr. Will:** Ich habe so wenig Zeit, dass ich meinen Patienten besser zuhöre.

3.8 Halo – wie man einen Heiligenschein vermeidet

»Rede, damit ich dich sehe.«

(Sokrates)

> Dr. W. lief bis zu seinem Examen selbst Marathon. Heute hat er dazu keine Zeit mehr. Aber er ist sich sicher, dass er seinen beruflichen Stress nur mit der alten Sportlerdisziplin schafft. Umso mehr freut es ihn, als sich ein renommierter Langstreckenläufer als Patient anmeldet. Vielleicht kann er ja ein paar Worte von Sportler zu Sportler finden. Der Patient sieht angestrengt aus. Die ständigen Schmerzen einer chronischen Colitis haben sich in sein Gesicht gegraben. Dr. W. ist der dritte Arzt, den der Patient konsultiert. Als der Arzt ihn nach seinen internationalen Erfolgen fragt, winkt der Patient müde ab. »Wenn ein Leben voll Sport so eine Quälerei auch nicht verhindern kann ...« Obwohl sich die Behandlung gut anlässt, ist Dr. W. enttäuscht; von so einem Mann hätte er mehr erwartet. Jedes Mal sieht er den Zieleinlauf, die jubelnden Zuschauer und dann sitzt dieses Häuflein Elend da. Fast fühlt er sich überfordert, aber da ist ja seine alte Durchhaltementalität.

Als Halo-Effekt bezeichnet man den systematischen Fehler, der bei der Beurteilung eines Menschen auftritt, wenn dieser durch ein alles andere überstrahlendes Element falsch eingeschätzt wird. Wer nur kurz in ein Halogenlicht schaut, ist geblendet für alles andere. So wirkt bei der Beurteilung eines Menschen oft ein Element, das alle anderen Informationen überstrahlt.

Wenn es heißt: »Für den ersten Eindruck gibt es keine zweite Chance«, ist damit gemeint, dass dies ein höchst komplexer Augenblick ist, eine Situation, bei der jemand anderes uns auf den verschiedenen Ebenen, die eine Persönlichkeit ausmachen, scannt. Den ersten Eindruck im Nachhinein zu revidieren, ist äußerst zeit- und energieaufwendig. Deshalb geschieht dies auch so selten und der Halo-Effekt ist so verbreitet.

Doch manchmal beginnt die Vorstellung schon, bevor wir jemanden zu Gesicht bekommen. Ein Kollege hat uns über eine Person etwas erzählt, das sich wie eine Beleuchtung über die kommende Begegnung legt. Auch wenn

3.8 Halo – wie man einen Heiligenschein vermeidet

der Mensch so gar nicht zu dem passt, was man erwartet hatte, dieser erste Impuls hat mächtige Wirkung. Prüfer in Assessment-Centern müssen große Anstrengungen unternehmen, um nicht dem *Primacy-Effect*, dem ersten Eindruck zu unterliegen. Beim Weltklasse-Orchester Wiener Philharmoniker versucht man, durch eine spezielle Maßnahme, die Beeinflussung durch Körpersprache und Erscheinungsbild auszuschalten. Zum Vorspiel gebeten sitzt der Instrumentalist in einem großen Saal hinter einem Paravent. Das ist dort inzwischen eine 40-jährige Tradition.

Eigene Impulse
> Was prägt Ihren ersten Eindruck von einem Patienten?
> Was kann Sie negativ beeinflussen?
> Was erleben Sie als positiv?
> Was ist Ihnen egal?
> Woran kann man Ihre Haltung zum Patienten am besten ablesen?

Kann man den Halo-Effekt ausblenden? Nein, im Gegenteil. Alle nicht akzeptierten und daraufhin verdrängten Muster werden zu gravierenden Bestandteilen des eigenen Handelns. Der einzige Weg, sie zu neutralisieren, besteht darin, sich selbst bewusst zu beobachten und dann mit selbstkritischer Distanz und einer Portion Humor die Dinge innerlich zu benennen. Damit kommt es zu einer Distanzierung, die den Blick frei macht für den tatsächlichen Menschen, der da vor dem Arzt sitzt. Es genügt aber nicht, um diese Dinge zu wissen, sie müssen im Alltag konkret in eine Art Kommunikationshygiene übersetzt werden. Das ist wie mit Sport: Man weiß, dass man ihn aktiv betreiben sollte, aber der Vorsatz allein reicht nicht.
Der Vorteil, sich konkret mit dem Halo-Effekt auseinanderzusetzen, besteht darin, dass man etwas über sich selbst und andere erfährt, was sonst nicht zugänglich wäre. Diese Erkenntnis führt dazu, dass man sich nicht mehr über das seltsame Verhalten anderer Menschen ärgert.
Unsere Gehirnstrukturen stammen aus einer Zeit, als es lebensnotwendig war, im Bruchteil von Sekunden zu erkennen, ob ein Mensch wohlmeinend oder gefährlich war. Nur so konnte man rechtzeitig in das entsprechende Reaktionsmuster schalten. Dieses heute sich als Dilemma darstellende Verhalten lässt sich nur auflösen, wenn genau zwischen **Beobachten und Bewerten** unterschieden wird. Der Arzt kann sehen, dass ein Patient pünktlich kommt, kann hören, dass er Absprachen einhält und über Neuigkeiten informiert. Das sind Beobachtungen.
Es ist hingegen eine Deutung zu sagen, der Patient habe alles verstanden, sei sehr bemüht und wolle tatkräftig an seiner Gesundung mitarbeiten. Das ist – auch wenn es stimmt – nur eine Bewertung.
Wer sich also permanent um einen unvoreingenommenen Beobachterstatus bemüht, rutscht seltener in die Falle Halo-Effekt. Denn alle Bewertungen sind selbst verstärkend: Hat man einen Patienten als adhärent wahrgenom-

men, wird man Fehlleistungen als kleine Ausrutscher interpretieren. Bei einem Patienten, den man von Anfang an als schwierig eingestuft hat, bestätigen Fehler das Bild. Dann bewegt sich der Kontakt sicher im Bereich der Vorurteile mit allen negativen Konsequenzen.

Eigene Impulse

> Wann haben Sie selbst das letzte Mal nach dem Halo-Effekt beurteilt?
> Was haben Sie gemacht, als sie den »Irrtum« bemerkten?
> Wann sind Sie selbst »Opfer« des Halo-Effekts gewesen?
> Was ist dann passiert?

Dr. W. hat es durch Zufall erfahren: seit kurzem behandelt er eine Millionärin. Äußerlich wirkt die Mittvierzigerin eher unauffällig. Wichtig ist ihr vor allem, dass sie unerkannt bleibt. Sie kommt mit dem Taxi und möchte ganz normal im Wartezimmer sitzen. Sie bemüht sich auch im Alltag um ein normales Leben. Dr. W. findet einen guten Weg, sie zu behandeln. Ihre Refluxösophagitis hat sicher auch einen Stresshintergrund. Die ersten Behandlungen schlagen positiv an und die Patientin wird zusehends offener und entspannter. Dr. W. hingegen ertappt sich immer wieder dabei, dass er nach Spuren ihres Reichtums sucht. Als er eines Abends im Internet entdeckt, dass ihre Uhr den Wert eines Mittelklassewagens darstellt, haut es ihn fast aus dem Sessel. Am Tag darauf legt er mit einem Schmunzeln seine eigene Armbanduhr vor sich auf den Tisch; das soll ihn daran erinnern, dass dort eine Patientin sitzt und er ihr sein Vermögen als Arzt zur Verfügung stellen wird.

Dr. No: Meine Menschenkenntnis ist legendär.

Dr. Will: Ich achte auf Details, aber ich darf nicht in die Bewertungsfalle rutschen, sonst blendet mich der Halo-Effekt.

3.9 Metakommunikation – »Gut, dass wir darüber gesprochen haben«

»The life of a sick person can be shortened not only by the acts, but also by the words or the mannor of a physician. It is, therefore, a sacred duty to guard himself carefully in this respect, and to avoid all things which have a tendency to discourage the patient and to depress his spirits.«
(Code of medical ethics, 1847, American Medical Association)

Frau Wagner ist eine angenehme Patientin. Seit Jahren kommt sie regelmäßig zur Vorsorgeuntersuchung. Sie ist ein Muster an Offenheit und Compliance. Im

3.9 Metakommunikation – »Gut, dass wir darüber gesprochen haben«

> Frühjahr hat sie ihren Vater nach langer Krankheit verloren. Sie hatte ihn mit bewundernswertem Einsatz gepflegt. Als der Arzt sie fragt, wie es ihr jetzt geht, antwortet sie mit heller Stimme, alles sei in Ordnung, sie müsse sich ja jetzt ganz neu orientieren. Umso entsetzter sind alle in der Praxis, als sie wenige Wochen später von dem Notarzteinsatz erfahren. Frau Wagner hatte versucht, sich mit Schlaftabletten das Leben zu nehmen. Nur durch Zufall hat eine Nachbarin sie rechtzeitig entdeckt. Als sie Monate später wieder in die Praxis kommt, sehen alle sie mit ganz anderen Augen.

Eine mächtige Navigationshilfe in Gesprächen ist die Metakommunikation, also das Sprechen über das Gespräch. Während eines Gesprächs werden Details aus einer übergeordneten Sicht beleuchtet. Damit lassen sich verschiedene Effekte verstärken:

- Schon zu Beginn können die **Rollen** gut definiert werden. Ein Satz wie »Ich als ihr Arzt fühle mich ab heute verantwortlich für Sie«, stellt das Folgende in ein helles Licht.
- Auch eine Wiederholung kann **das Gesagte verstärken**: »Bereits am Anfang unseres Gespräch hatte ich Ihnen gesagt ... und ich möchte es an dieser Stelle noch einmal wiederholen.« Der Patient hört, es ist wichtig und versucht, den Inhalt besser zu bewahren.
- Wenn der **Gesprächsverlauf nicht so gut** ist, kann auch das thematisiert werden: »Ich habe das Gefühl, wir drehen uns im Kreis.«

Wer durch Metakommunikation sicher durch ein Gespräch führt, braucht nicht in Emotionen wie Enttäuschung oder unterdrückten Ärger zu geraten. Es ist für den Gesprächspartner wohltuend zu spüren, dass der Arzt jederzeit die Fäden des Gesprächs in der Hand hält. Eine spontane Frage des Patienten kann trotzdem sofort beantwortet oder zurückgestellt werden.

> **Cave:** Wer die »geparkten« Fragen vergisst, verliert Autorität.

Eigentlich fungiert die Metakommunikation wie ein Beobachter, der die gesamte Struktur des Gesprächs aus einem Helikopterblick sehen kann. Damit ist für beide Partner ein jederzeit verständlicher Verlauf ersichtlich.
Ein weiterer Effekt ist durch Metakommunikation möglich: die Einbettung des Themas in die Lebensrealität des Patienten. »Bestimmt haben Sie schon ausgiebig mit Ihrem Mann darüber gesprochen ...«, ermöglicht die **emotionale Teilhabe** am Gespräch. Dieser erweiterte Begriff von Metakommunikation kann auch die verschiedenen »Phasen der Krankheitsvereinbarung« besser berücksichtigen:

Schock »Wenn Sie jetzt zum ersten Mal davon hören, ist es sicher nicht leicht, alle Informationen zu verarbeiten.«

Verleugnung »Dass Sie jetzt ein großes Nein fühlen, ist zu respektieren.«

Ärger »Auch wenn der Ärger im Moment überwiegt, bitte ich Sie, meine Vorschläge zu überdenken.«

Protest »Es ist gut, dass Sie nicht ungefragt alles hinnehmen, aber mein Einwand war durchaus berechtigt.«

Verhandlung »Immer soll man alle Optionen einer Behandlung prüfen, aber in Ihrem speziellen Fall …«

Depression »Jetzt sind Sie schon sehr weit gekommen, da stellt sich das Gefühl der Erschöpfung ein. Wie kann ich Ihnen jetzt weiterhelfen?«

Akzeptanz »Ich finde es großartig, wie Sie die Dinge jetzt annehmen und werde alles tun, damit wir gemeinsam weitergehen.«

Jeder Arzt findet seinen ganz persönlichen Stil. Die Impulse sollen als Anregungen dienen. Der Arzt navigiert mit der Metakommunikation auch zwischen dem eigenen Vorschlag und den Ideen des Patienten. Das erspart ihm die Auseinandersetzung um »den einzig richtigen Weg«. »Ich löse diesen Konflikt durch einen Sowohl-als-auch-Vorschlag: das eine tun, ohne das andere zu lassen, und zwar hintereinander: erst das Patientenkonzept, dann das Arztkonzept. Diese Reihenfolge stärkt das Patientenkonzept und führt auch dazu, dass der Arzt sein Konzept vorsichtiger einbringt, als er es vielleicht täte, wenn er von Anfang an in der Behandlungsoffensive wäre« (Ripke 1994, S. 71).
Was würde geschehen ohne jede Metakommunikation?
Vor einem fiktiven Gericht stehen Arzt und Patient. Die Anklage lautet: gegenseitiges Missverstehen. Der Patient schildert, dass der Arzt zwar mit ihm gesprochen, aber nicht erklärt habe, was er da macht. Der Arzt hingegen schwört, er habe alles gesagt, was der Patient wissen muss. Der Richter versucht den Ablauf der Behandlung nachzuvollziehen und siehe da: beide Parteien sagen die Wahrheit, subjektiv wie objektiv. Da ist guter Rat teuer. Erst als der Richter den Patienten fragt, was er sich denn wünschen würde, wird die Sache klarer. Am Anfang hätte er gern ein bisschen Zeit. Der Arzt habe ja seine Daten bereits auf dem Laborzettel, aber er, der Patient, müsse sich doch auch mal ein Bild machen, wer ihn da behandelt. Und dann hätte er ja eine Menge Fragen, wobei er ständig in Sorge sei, die Hälfte davon zu vergessen. Genau das sei passiert, als der Arzt ihn gefragt habe, ob jetzt alles klar sei. Wenn er in diesem Moment noch Fragen gehabt hätte, wäre es wie damals in der Schule gewesen: »Das haben wir schon besprochen, da musst du beim nächsten Mal besser aufpassen.« Während der Behandlung habe ihm der Arzt weitere Details erklärt, aber da hätte er sich nur auf den Druck-

schmerz konzentrieren können. Und dann sei so schnell alles vorbei gewesen. Zwei Stunden im Wartezimmer und gefühlte zwei Minuten im Sprechzimmer. In der Tür seien ihm noch Fragen eingefallen, aber da hätte die Sprechstundehilfe schon den nächsten Patienten gebracht und er habe gemerkt, dass seine Zeit vorüber ist.

Zu seiner Verteidigung sagt der Arzt, dass er sich immer mehr Zeit nimmt, als es sein Abrechnungsmodus eigentlich vorsieht. Die meisten Patienten kämen damit auch gut zurecht, nur einige wären offenbar überfordert. Aber auch ein einziger enttäuschter Patient ist bereits ein Dilemma. Es geht hier nicht um Versagen oder einen Schuldspruch, sondern um eine Lösung. Der Richter erkennt das Dilemma und macht einen Vorschlag: Zu der normalen Kommunikation gibt er dem Arzt die Metakommunikation. Nun kann ein Gesprächsverlauf besser gesteuert und überwacht werden.

Wenn die Rahmendaten wie Zeitfaktor und Patientenfrequenz vorgegeben sind, hilft Metakommunikation den Ablauf für den Patienten besser verstehbar zu machen. Für den Arzt bietet sich die Möglichkeit, über die Metaebene Kommunikationsprozesse deutlicher zu steuern.

Eigene Impulse
> Genießen Sie es, wenn bei Vorträgen am Rand der Charts ein Balkendiagramm den aktuellen Verlauf des Themas anzeigt?
> Wissen Ihre Patienten, in welchem Stadium sich das Gespräch gerade befindet?

■ **Dr. No:** Ich kann Menschen ja doch nur durch meine eigene Brille sehen.

▶ **Dr. Will:** Ich kann ja auch Krankheiten behandeln, die ich selbst noch nicht hatte.

3.10 Eisberg-Modell – Talkshow auf der Titanic

»Sicher ist, dass nichts sicher ist, selbst das nicht.«

(Joachim Ringelnatz)

Aufgeräumt berichtet der Patient von seiner bevorstehenden Reise. Nach Nepal wollte er schon immer, aber nie hat es gepasst. Als der Arzt ihn wegen seiner Herzinsuffizienz vor den möglichen Risiken der Reise warnen will, verändert sich der Ton des Patienten schlagartig. Er stürmt aus der Praxis mit den Worten, dann lasse er sich eben woanders impfen. Dr. F. kann sich diese Reaktion nicht erklären.

Noch etwas irritiert steht Dr. F. am Empfang, da hört er die Mitarbeiterinnen sagen, der Patient sei ja so ein armer Kerl: Erst habe er seinen Job verloren und

> nun sei ihm noch die Frau gestorben. Da habe er sich ja wohl mal eine Abwechslung verdient.

Die Titanic ist damals nicht an dem sichtbaren kleinen Eisblock gesunken, den die Offiziere zu spät sahen, sondern an den riesigen Eismassen, die sich unter der Wasseroberfläche verbargen. Vier Fünftel eines Eisbergs befinden sich unter Wasser. Ungefähr so ist es auch mit dem, was sich im ersten Moment von Menschen wahrnehmen lässt. Wer sich zu früh auf den sichtbaren, erkennbaren Teil verlässt, sollte sich auf Zusammenstöße einstellen. Jeder Mensch hält wichtige Teile seines Denkens und Wesens zurück, sozusagen unter Wasser.

In der Kommunikation dient das Eisberg-Modell dazu, die unsichtbaren Teile des Gegenübers mit Respekt so lange zu »umschiffen«, bis sie sich auf die eine oder andere Weise ermitteln lassen. Sogar Menschen, die uns lange vertraut sind, haben noch verborgene Seiten. Und sie haben ein Recht darauf! Auch wer seine Menschenkenntnis zu Recht oder Unrecht hoch einschätzt, wird Überraschungen erleben. Das ist nicht schlimm, wenn man weiß, dass es so sein kann. Erst wenn man diese Tatsache ausblendet, finden Fehlurteile den Nährboden.

Im griechischen Theater wurden alle Rollen von Männern gespielt, auch die weiblichen. Dazu hielten sich die Schauspieler eine Maske vors Gesicht, durch die sie ihre Texte sprachen. Aus dem was »durchtönte«, lateinisch *personare*, wurde später das Wort Person. Es ist eben nur ein kleiner Teil, der sich wahrnehmen lässt. Die gesamte Persönlichkeit ist immer mehr. Das ist kein Anlass zu verzagen, sondern die Aufforderung zu noch mehr Staunen über die Menschen.

Es sind nicht die kleinen Wellen an der Wasseroberfläche, sondern die großen Bewegungen am Meeresgrund, die unser Wetter maßgeblich beeinflussen. Jede Kommunikation ist bewegt und getragen von solch einem Strom. Manche Patienten zeigen sich in ihrer Wesensart ganz vorn auf ihrer Bühne, während andere viel schwerer zu entdecken sind. Aber in jedem Fall greift das Eisberg-Modell: Gerade die deutlich sichtbaren Zeichen können einen in die Irre leiten. Viele Ärzte empfinden diese Untiefen als große Belastung.

> Ein Internist berichtet voll Wut von einem Patienten, dessen verheimlichter Alkoholismus die Behandlung fast in eine Katastrophe geführt hätte.

Die messbaren Ergebnisse der Laboruntersuchung sind im Vergleich dazu eine sichere Bank. Aber in dieser Verunsicherung kann auch eine große Chance liegen, wenn man die grundsätzliche Ungleichgewichtung in der Ärztlichen Kommunikation betrachtet. Wenn der Arzt Fachmann für den medizinischen Teil ist, dann ist der Patient immer der Fachmann für sich selbst und seinen Körper. Wenn es dem Arzt gelingt, eine vertrauensvolle Atmosphäre aufzubauen und die eigene Angst vor den Unwägbarkeiten auszuhalten, entsteht ein Klima der respektvollen Wertschätzung. Die Leistung besteht also nicht darin, jede Gefahr auszuschalten, sondern die Möglichkeit des Scheiterns auszuhalten.

In dem Wissen, dass sich eben nicht alles kontrollieren lässt, liegt eine Wurzel der Demut, die jeder Heilungsprozess braucht. Überspitzt heißt das, ein Arzt muss es aushalten, nicht alles erkennen und regeln zu können. Eben in diesem Wissen liegt die Ebene, auf der er dem Patienten Wegbereiter und Vorbild sein kann.

Was nutzt das Eisberg-Modell im medizinischen Alltag?

Der Arzt kann von dem Patienten, den er vor sich hat, zunächst nur wenige äußerliche Informationen bekommen. Das meiste bleibt verborgen. Dazu gehören Gefühle, Stimmungen und Bedürfnisse. Würde der Arzt diesen »unter Wasser liegenden« unsichtbaren Teil vernachlässigen, könnten schwerwiegende Fehler geschehen. Es ist also zwingend notwendig, nach dem ersten Eindruck weiter zu forschen, was den Patienten ausmacht. Besonders die Vorstellungen und Interpretationen des Patienten werden über seine Compliance entscheiden. Nimmt er seine aktuelle gesundheitliche Situation zu leicht und erkennt die Gefahr nicht? Oder fühlt er sich umgekehrt durch harmlose Erscheinungen lebensbedrohlich erkrankt?

Die ständige Anforderung an den Arzt, den großen unsichtbaren Teil der Patientenpersönlichkeit zu berücksichtigen, sollte wie die tägliche Hygiene zur Gewohnheit werden.

Nirgends sonst ist die Korrelation zwischen der Persönlichkeit des Arztes und der des Patienten so wichtig wie bei der Suche nach den verborgenen Anteilen. Deshalb erfolgt hier keine konkrete Handlungsanweisung, sondern die Aufforderung, sich aus den angebotenen Modellen und praktischen Vorgehensweisen in diesem Buch das auszuwählen, was man als Navigationshilfe für eine erfolgreiche Kommunikation braucht.

- **Dr. No:** Ich bin doch nicht verantwortlich für etwas, was ich nicht sehen kann.

- **Dr. Will:** Vieles ist mit den Augen nicht zu sehen, das muss ich aushalten. Aber mein Herz erlaubt mir einen tieferen Blick.

4 »Ich Arzt« – sich selbst verstehen

»Sei du selbst! Alle anderen sind bereits vergeben.«

(Oscar Wilde)

Bestimmt gibt es Patienten, die einen allwissenden Arzt ersehnen, bei dessen Wirken es weder Zweifel noch Fehler gibt. Betrachtet man aber die gesamtgesellschaftliche Entwicklung, werden es immer mehr aufgeklärte Patienten und solche, die es sein wollen. Obwohl Krankheit und Schmerzen die persönliche Weiterentwicklung eher hemmen, ist mit dem Heilungsauftrag an den Arzt immer auch ein Entwicklungsauftrag verbunden. »Lehre mich, es selbst zu tun«, der Satz der großen Maria Montessori trifft zumindest auf alle chronisch Erkrankten zu.

Die These, dass in jeder Erkrankung ein Wachstumspotenzial verborgen ist, das eingelöst werden will, ist durchaus bedenkenswert. Bei Kindern kann man die rasanten Wachstumsschübe nach einer Krankheit deutlich erkennen. Und für die Ärzte ist es ein Erfolg, daran teilzuhaben, wie ein Mensch mit einer chronischen Erkrankung zu leben lernt. Was als schwer zu tragendes Urteil erschien, ruft dazu auf, einen selbst bestimmten Lebensabschnitt zu beginnen.

> Die geeignete Kommunikation bringt den Arzt seinem ursprünglichen Rollenverständnis näher.

Warum leiden viele Ärzte unter der gefühlten oder real vorhandenen mangelnden Kompetenz in der Kommunikation? In ihrer Ausbildung hatten sie eine respektable Menge Fachwissen aufzunehmen. Angesichts dieser Datenflut haben sich die Didaktiker auf ein Ja-Nein-Prinzip zurückgezogen: das Multiple-Choice-Verfahren. Auch wenn über die Anzahl der Distraktoren tatsächlich bei manchen Fragen eine Mehrfachwahl der Antworten erwünscht ist, passiert im Grunde etwas anderes. Tests dieser Art suggerieren, dass es immer eine richtige Antwort gäbe und eben auch nur eine. Das Unwort »alternativlos« schwingt hier mit. Mediziner so auf den Praxis- oder Klinikalltag vorzubereiten, ist in doppeltem Sinne unfair. Zum einen werden die Patienten ihre Anliegen nicht in sauberer, prüfungsrelevanter Form formulieren. Zum anderen ist die Wirklichkeit komplexer als Mehrfachnennungen es abdecken können. Sie hält so manche Überraschung für den Therapeuten bereit.

Nun werden in den Ausbildungsgängen vielerorts (Charité-Universitätsmedizin Berlin, Universität Osnabrück, Karl-Franzens-Universität Graz etc.) kommunikationsorientierte Trainings installiert. Entweder Schauspieler oder engagierte Laien stellen bestimmte medizinische Formenkreise dar, damit angehende Ärzte ihre diagnostischen und kommunikativen Fähigkeiten trainieren können. Das ist zu begrüßen. Allerdings geht ein Teil der Energie dabei in das Wissen um die Simulation. So wie eine Prüfung nicht die spätere Berufsrealität wiedergibt, so kann ein Rollenspiel den realen Praxisalltag nur simulieren.

Langjährig praktizierende Ärzte erleben die meiste Unterstützung durch Qualitätszirkel oder Balint-Gruppen (▶ Kap. 7.4). Und weil die Kenntnis der eigenen Person unabdingbar ist, wird sich dieses Kapitel dem Selbstverständnis des Arztes widmen.

- Dazu befassen wir uns zunächst mit der Funktion von **Gewohnheiten**. Es wird gezeigt, warum gerade viele gebildete Menschen herzlich wenig von sich wissen.
- Das **Johari-Fenster** teilt das sichtbare Verhalten in vier wirkende Bereiche.
- Außerdem wird dann die Möglichkeit zu einem eindrucksvollen Selbsttest gegeben: Den **Antreibern** zu begegnen, ist wichtig für eine gesunde Kräftebalance.
- Danach kann man einiges über das **Rollenverständnis** lesen, das ein Arzt bewusst oder unbewusst lebt. Die Frage »*What about me?*« steht dabei im Zentrum.
- Auch wenn Gespräche oft nur mit zwei Personen stattfinden, spielt das **Dramadreieck** eine wichtige Rolle.
- Schon mit Blick auf ▶ Kapitel 5 geht es dann um das **Innere Team**.
- Danach wird mit dem Thema **Feedback** ein Instrument vorgestellt, mit dem man Veränderung und Verbesserung permanent vorantreiben kann.
- Vielleicht schockierend: die Entdeckung des **Rosenthal-Effekts**.
- Zuletzt wird der Hauptgrund thematisiert, der Veränderung verhindern könnte: die **Zeit**.

> Ein Mann liest seiner Frau aus der Zeitung vor: »Hör mal, hier steht: Frauen beziehen immer alles auf sich.« Sagt sie: »Also, ich mach das aber nicht!«

Um sich als Arzt zu entfalten, muss man entscheiden, wie weit und in welcher Form man sich in das Gespräch mit dem Patienten einbringt. Dabei begegnet uns ein Paradoxon: »Ich muss mich als Arzt einmischen, um effektiv zu behandeln; und ich darf mich als Therapeut nicht einmischen, um den Patienten sich entfalten zu lassen« (Ripke 1994, S. 71).

Der Arzt, der eine gute Selbstwahrnehmung entwickelt hat, kann sich auch Fehler zu- und eingestehen und seine eigenen Schwächen mit Humor nehmen. Genauso kann er seine Stärken benennen und einsetzen. Auf diesem Weg wird er seine Ziele und Entscheidungen immer mit seinen persönlichen Werten zusammenbringen.

4.1 Gewohnheiten – business as usual

»Love it, leave it or change it.«
(Maxime aus dem Change Management)

Das ist das Schwerste von allem: etwas Gewohntes zu verändern. Es ist noch schwerer als etwas Neues zu lernen. Menschen können eingefahrene Wege nur sehr schwer verlassen. Oft nehmen sie lieber die Nachteile in Kauf, als sich auf das Wagnis einer Veränderung einzulassen. Doch wie oft verlangen Ärzte von ihren Patienten, dass sie sich neuen Herausforderungen stellen, sei es bei Therapien oder bei Lebensstilveränderungen. Dazu kommt, dass dieser Prozess keiner ist, der je abgeschlossen wäre.

Aber die Gewohnheit hält uns mit harter Hand. Etwas in uns sagt: Was du jetzt hast, kennst du. Wer weiß, was dir blüht, wenn du die Komfortzone verlässt? Es gibt zwei Wege zur gesunden Veränderung:

- Der Leidensdruck wird so groß, dass man buchstäblich alles machen will, um dem jetzigen Status zu entfliehen. Das ist die tragische Variante, denn hier ist der Selbstbestimmungsanteil gering.
- Der souveräne Weg heißt: Bis hierhin bin ich auch durch Flexibilität und Lernen gekommen. Was ist mein nächster Schritt?

Nur wer sich nicht mit dem Spatz in der Hand zufrieden gibt, ist für seine Patienten und sein Team ein Vorbild, an dem sich alle orientieren können. Wenn man Menschen befragt, wen sie bewundern, wird meistens von einem erzählt, der sein Leben immer wieder neu in die Hände genommen hat. Was bringt die »Taube auf dem Dach«? Man erfährt sich selbst und bekommt Respekt. Wer Selbstrespekt hat, kann auch andere besser wertschätzen. Wer derart achtsam durchs (Berufs-)Leben geht, erfährt viel Anerkennung. Immer wieder begegnet uns das Wort »kennen« in diesem Prozess.

Alles beginnt mit Beobachtung. Wer sich für absolut gewohnheitsfrei hält, macht folgende Übung:

> **Übung**
>
> Falten Sie bitte einmal die Hände.
> Welcher Daumen liegt jetzt oben? Der rechte oder der linke? Ungefähr die Hälfte der Menschen macht es so, die andere macht es anders. Das hat nichts mit Händigkeit zu tun oder mit Gehirnpräferenzen, es ist nur eine Gewohnheit.
>
> Jetzt falten Sie die Hände mal anders, d.h. mit dem anderen Daumen nach oben. Fühlt sich komisch an? Geht aber. Und ein drittes Mal: nicht lange nachdenken, nur schnell gefaltet, bestimmt sind Sie jetzt wieder im ersten Modus gelandet.
>
> Das ist Ihre Gewohnheit.

Nehmen wir einmal an, Sie wollten etwas ändern, z. B. nicht mehr ironisch auf Begriffsstutzigkeit reagieren, wie Sie das gewöhnlich tun. Dann könnten Sie, wenn die Situation droht, die Hände auf die andere Art falten. Das ist eine sozial kompatible Geste, in jeder Lebenslage unauffällig machbar. Das erinnert Sie sofort an Ihren Vorsatz.

Solch ein Körpermarker kann helfen, alte lästige Gewohnheiten durch neue positive Strategien zu ersetzen. Oder gibt es dafür auch eine App?

Eigene Impulse
> Wo erkennen Sie in Ihrem Kommunikationsverhalten Muster?
> Wann agieren Sie quasi ohne Ihre Zustimmung so, dass Sie oder Ihre Gesprächspartner Nachteile haben?
> Wenn Sie in eine Situation kommen, in der Sie früher immer wieder in alte Muster fielen – man erkennt das gut daran, dass man sich entschuldigen muss –, benutzen Sie einen Körpermarker.

(Es ist in Ordnung, wenn Sie das albern finden oder lächeln müssen.)

Natürlich kann man seine eigene kommunikative Kompetenz nicht von einer Woche zur anderen verändern. Verbesserung ist ein mittelfristiger Prozess, der einen klaren Entschluss braucht. Nichts erreicht mit Sicherheit derjenige, der glaubt, dabei seine Persönlichkeit außen vor lassen zu können. Nach dem Motto »Wasch mich, aber mach mich nicht nass« fragen manchmal Mediziner bei Trainern nach »sicheren Tipps« wie man andere Menschen überzeugen kann. In Wahrheit wären dies aber Manipulationstechniken. Denn es gibt weder einen Masterplan, noch eine gelingende Gesprächskultur, die auf Tipps beruht. Also wird ein solides Training immer auf den Aspekt der Persönlichkeitsbildung hinweisen. Nur wer sich selbst kennen will, kann andere Menschen so erkennen, dass aus Kommunikation Handlung wird. Eben dann bildet sich ganz automatisch die Verantwortung heraus, die unter einem wirksamen Gespräch liegt. Der Satz »Einen Pistolenschuss und ein gesagtes Wort kann man nicht mehr zurückholen« zeigt die große Relevanz, die die besonderen Gespräche in der Medizin haben können.

■ **Dr. No:** Ich bin so an mich gewöhnt, da braucht nichts geändert zu werden.

▶ **Dr. Will:** Jede Veränderung, die ich anstrebe, beginnt bei mir selbst.

4.2 Johari – vom blinden Fleck

»Ohne Selbsterkenntnis ist jede Beobachtung und jede Vernunftanwendung unmöglich.«

(Leo Tolstoi)

> Natürlich kann Dr. S. Spritzen setzen, das hat er schließlich gelernt. Aber richtig gern macht er das nicht. Wenn Schwester Elke da ist, übernimmt sie das immer. Aber die Urlaubsvertretung musste er extra bitten, dem Patienten die übliche Spritze zu geben. »Ich dachte, das wollen Sie selber machen bei Privatpatienten«, sagte sie. Da hat er wohl etwas barsch erwidert, wenn er alles selbst machen wollte, bräuchte er ja wohl keine Assistenten mehr.

Wenn es Schwierigkeiten in kommunikativen Abläufen gibt, gibt es zwei Orte, an denen Lösungen zu finden sind: im Selbstbild und im Fremdbild. Anders ausgedrückt: Was gebe ich preis von mir, was geben andere preis von sich und wie passt das zusammen?
Als die beiden amerikanischen Sozialpsychologen Joseph Luft und Harry Ingham 1955 die menschlichen Interaktionen darstellen wollten, benutzten sie das vierteilige Fenster, seit der Antike ein beliebtes Modell. Es geht um die Frage, wie man auf andere wirkt, was man preisgibt und was verborgen bleibt. Also ergeben sich aus den Koordinaten »Ich« und »Die anderen« und den beiden Situationen »bekannt« und »unbekannt« vier Fenster, wie die folgende Tabelle zeigt:

	Mir bekannt	Mir unbekannt
Anderen bekannt	allen bekannt (Arena)	der blinde Fleck
Anderen unbekannt	nur mir bekannt (Facade)	allen unbekannt (Unbewusstes)

Das erste Feld (allen bekannt) bezieht sich auf die öffentliche Person. Der englische Originalbegriff *Arena* zeigt, was gemeint ist. Dem Arzt und allen anderen ist klar, welchen Status er hat. Das wirkt hinein in die Sprechart und den äußeren Habitus. In diesem Feld gibt es keine Ängste oder potenziellen Probleme. Schwierig wird es nur, wenn dieses Feld im Vergleich zu den anderen Feldern zu gering aufgestellt ist. Wenn sich z. B. ein Arzt aus überbordender Solidarität mit allen seinen Mitarbeitern gleichmacht. Bei einer wichtigen Entscheidung (z. B. Anschaffung eines größeren Geräts) wird seine Stimme nicht die nötige Kraft haben.

Das zweite Feld (der blinde Fleck) hat weitreichende Wirkung. Andere nehmen Dinge an uns wahr, die uns selbst gar nicht bewusst sind. Das sind ausgeprägte Muster, die so fest zu unserem Bild gehören, dass wir dafür bekannt sind. Alle wissen das, nur wir selbst nicht. Menschen sind oft bass erstaunt, wenn sie erfahren, welches Bild andere von ihnen haben.

> Alle in der Praxis wissen, auf Schönheitsoperationen darf man Dr. K. besser nicht ansprechen. Bei diesem Thema wird er schnell drastisch. Als auf einer Weihnachtsfeier diese Empfindlichkeit in einem Sketch dargestellt wird, steht er völlig verblüfft daneben. Dabei ist doch sein Anliegen nur, dass man einem Patienten auch immer die Gefahren verdeutlichen sollte, die er ohne zwingenden Grund eingeht.

Ein gutes Team oder ein Vertrauter können mit Feedback (▶ Kap. 4.7) den blinden Fleck bei einem Menschen näher beleuchten. Auf diese Art erfährt man eine Menge spannender Dinge über sich selbst, wenn man das aushält.

Das dritte Feld (nur mir bekannt) ist der Bereich der verborgenen Inhalte. Auch hier trägt der englische Originalbegriff zum Verständnis bei: *Facade*. Darin sind Elemente angesiedelt, die ich vor anderen verbergen möchte oder gar verbergen muss. Das aktive Verheimlichen betreiben Menschen so lange, bis sie sich im Zusammensein mit einem Vertrauten öffnen können. Sehr erfolgreiche Menschen berichten, sie hätten nach solch einem Geständnis große Entlastung und einen Entwicklungsschub verzeichnen können. Die Lebenserfahrung sagt, dass diese vertrauten Personen nicht unbedingt Patienten oder Mitarbeiter sein sollen.
Ist in einem Team das Facade-Feld vergrößert, bewirkt das oft ein Klima des Misstrauens. Menschen neigen dazu, das eigene Verborgene für unwichtig zu halten. Sie denken, das interessiert doch niemanden, das ist unrelevant. Bei Patienten finden sich in diesem Feld oft Vorerkrankungen oder Abhängigkeiten, die sie als peinlich empfinden. Mancher Diagnostiker hat lange darum gekämpft, das Bild bis in die verborgenen Informationen stimmig zu machen.

Im vierten Feld (allen unbekannt) finden sich Elemente, die weder dem Menschen selbst noch den anderen bekannt sind. Das können schlummernde Potenziale wie unentdeckte Wünsche und Begabungen sein.

Wie Sören Kierkegaard sagt »Das Leben wird vorwärts gelebt, aber rückwärts verstanden«, kann man manchmal kleine Voranzeigen auf eine spätere mächtige Entwicklung entdecken.

> Auf dem Klinikflur rauscht das komplette Ärzteteam vorbei. Vorne weg Professor T. Die Stationsschwester flüstert der jungen Helferin zu: »Das ist unser Professor T. Alle verehren ihn. Eigentlich hat er die Klinik zu dem gemacht, was sie heute ist. Und wie vielen Menschen der schon das Leben gerettet hat, kann man gar nicht mehr zählen. Für jeden hat er ein nettes Wort. Das wirst du sicher auch

mal erleben. Nur auf Frauen, die eine Abtreibung wollen, ist er nicht gut zu sprechen. Warum weiß man nicht, aber da ist er super empfindlich. Es soll mal eine Geschichte in seiner Familie gegeben haben, aber so genau weiß das niemand. Aber sonst ein richtig toller Mann, den könnte man sich auch in der Politik vorstellen ...«

Unbewusst hat die Schwester alle vier Felder berührt: Professor – Feld 1; Abtreibung – Feld 2; empfindlich – Feld 3; Politik – Feld 4.
Besonders wenn in bekanntem Umfeld kommunikative Situationen nicht gut funktionieren, lohnt ein Blick auf das Johari-Fenster. Vielleicht sehen mich die anderen ja nur aus dem verzerrten Blickwinkel der Anteile, die ich zeige. Und mit Sicherheit geht es mir mit den anderen Menschen genauso. Allein diese Erkenntnis befreit den Blick aus dem vorurteilsbehafteten Zustand in eine wertungsfreie Zone.

- **Dr. No:** Selbstbild – Fremdbild, für mich zählt nur das Röntgenbild.

- **Dr. Will:** Jeden Tag muss ich mir ein Bild von anderen Menschen machen. Deshalb ist es eine Frage der Verantwortlichkeit, dass ich auch mich genau erkenne. So genau es eben geht.

4.3 Antreiber – Motor oder Quälgeist?

»Kein Mensch kann sich wohl fühlen, wenn er sich nicht selbst akzeptiert.«

(Mark Twain)

»Natürlich sind wir ein Team! Anders lässt sich eine moderne Praxis heute doch gar nicht mehr führen.« Dr. M. hat zu einem Fortbildungskongress gleich zwei seiner Mitarbeiterinnen mitgebracht. Die beiden staunen nicht schlecht, als sie ihrem Chef zuhören. Er redet gern und oft vom Teamgedanken, aber der Alltag mit ihm sieht etwas anders aus: Er kontrolliert jeden Arbeitsvorgang, den er zu Gesicht bekommt, und legt seine eigenen hohen Maßstäbe an alle Mitarbeiter an. Das hat dazu geführt, dass es in den letzten Jahren einen ständigen Mitarbeiterwechsel gab. Nur die langjährigen Mitarbeiter sind ihm treu geblieben, denn sie wissen, dass er wirklich meint, was er sagt. Er kann nur einfach nicht aus seiner Haut.

Was treibt uns an im Leben? So simpel diese Frage klingt, sie ist ein mächtiger Zugang zu Motivation und Erfolg. Anders ausgedrückt: man muss wissen, welchen Kraftstoff ein Auto braucht, sonst steht man nicht nur an der

Tankstelle dumm da, sondern irgendwann auch unterwegs in der Landschaft. Sicher gibt es Prägungen aus der Kindheit, aber hier soll der Blick auf die aktuelle berufliche Situation fokussiert werden.

Der Antreiber-Test

Rolf Rüttinger hat einen Test entwickelt, der sich hervorragend eignet, um die eigenen Motivationen herauszustellen. Man benötigt etwa 15 Minuten für die Fragen, eine nachweislich gut angelegte Zeit. Es geht nicht darum, eine möglichst richtige Antwort zu erraten. Das beste Resultat erzielt, wer spontan, fast heiter die Punktzahlen setzt.

Wer nicht zu den Menschen gehört, die sich sofort auf jeden Test stürzen, sollte sich auf diesen dennoch einlassen. Denn der Nutzen ist enorm. Die eigenen inneren Antreiber zu kennen ist keine Hobbypsychologie, sondern bewirkt zwei Dinge:
- Zum einen lassen sich Ressourcen gezielter und damit effektiver einsetzen,
- zum anderen ist das ein aktiver Schutz vor dem Ausbrennen.

Die Aussagen in ▶Tabelle 4-1 werden von 1 bis 5 bewertet, je nach dem Grad des Zutreffens:
- 5 bedeutet, die Aussage kann man voll unterschreiben.
- 4 steht für eine fast vollständige Zustimmung.
- 3 zeigt eine teilweise Zustimmung.
- 2 stellt die Aussage als fast bedeutungslos dar.
- 1 wählt eine Aussage komplett ab.

4.3 Antreiber – Motor oder Quälgeist?

Tab. 4-1 Antreiber-Test (mit freundlicher Genehmigung von Rolf Rüttinger)

Nummer	Frage	Punktzahl
1	Wenn ich eine Arbeit mache, dann mache ich sie gründlich.	1 2 3 4 5
2	Ich fühle mich verantwortlich, dass diejenigen, die mit mir zu tun haben, sich wohl fühlen.	1 2 3 4 5
3	Ich bin ständig auf Trab.	1 2 3 4 5
4	Wenn ich raste, roste ich.	1 2 3 4 5
5	Anderen gegenüber zeige ich meine Schwächen nicht gern.	1 2 3 4 5
6	Häufig gebrauche ich den Satz: »Es ist schwierig, etwas so genau zu sagen«.	1 2 3 4 5
7	Ich sage oft mehr, als eigentlich nötig wäre.	1 2 3 4 5
8	Ich habe Mühe, Leute zu akzeptieren, die nicht genau sind.	1 2 3 4 5
9	Es fällt mir schwer, Gefühle zu zeigen.	1 2 3 4 5
10	»Nur nicht lockerlassen«, ist meine Devise.	1 2 3 4 5
11	Wenn ich eine Meinung äußere, begründe ich sie.	1 2 3 4 5
12	Wenn ich einen Wunsch habe, erfülle ich ihn mir schnell.	1 2 3 4 5
13	Ich liefere einen Bericht erst ab, wenn ich ihn mehrere Male überarbeitet habe.	1 2 3 4 5
14	Leute, die »herumtrödeln«, regen mich auf.	1 2 3 4 5
15	Es ist für mich wichtig, von anderen akzeptiert zu werden.	1 2 3 4 5
16	Ich habe eher eine harte Schale, aber einen weichen Kern.	1 2 3 4 5
17	Ich versuche oft herauszufinden, was andere von mir erwarten, um mich danach zu richten.	1 2 3 4 5
18	Leute, die unbekümmert in den Tag hinein leben, kann ich nur schwer verstehen.	1 2 3 4 5
19	Bei Diskussionen unterbreche ich die anderen oft.	1 2 3 4 5
20	Ich löse meine Probleme selbst.	1 2 3 4 5
21	Aufgaben erledige ich möglichst rasch.	1 2 3 4 5
22	Im Umgang mit anderen bin ich auf Distanz bedacht.	1 2 3 4 5
23	Ich sollte viele Aufgaben noch besser erledigen.	1 2 3 4 5
24	Ich kümmere mich persönlich auch um nebensächliche Dinge.	1 2 3 4 5
25	Erfolge fallen nicht vom Himmel, ich muss sie hart erarbeiten.	1 2 3 4 5
26	Für dumme Fehler habe ich wenig Verständnis.	1 2 3 4 5

Tab. 4-1 (Fortsetzung)

Nummer	Frage	Punktzahl
27	Ich schätze es, wenn andere meine Fragen rasch und bündig beantworten.	1 2 3 4 5
28	Es ist mir wichtig, von anderen zu erfahren, ob ich meine Sache gut gemacht habe.	1 2 3 4 5
29	Wenn ich eine Aufgabe einmal begonnen habe, führe ich sie auch zu Ende.	1 2 3 4 5
30	Ich stelle meine Wünsche und Bedürfnisse zugunsten der Bedürfnisse anderer Personen zurück.	1 2 3 4 5
31	Ich bin anderen gegenüber oft hart, um von ihnen nicht verletzt zu werden.	1 2 3 4 5
32	Ich trommle oft ungeduldig mit den Fingern auf den Tisch (ich bin ungeduldig).	1 2 3 4 5
33	Beim Erklären von Sachverhalten verwende ich gern die klare Aufzählung: Erstens ..., zweitens ..., drittens.	1 2 3 4 5
34	Ich glaube, dass die meisten Dinge nicht so einfach sind, wie viele meinen.	1 2 3 4 5
35	Es ist mir unangenehm, andere Leute zu kritisieren.	1 2 3 4 5
36	Bei Diskussionen nicke ich häufig mit dem Kopf.	1 2 3 4 5
37	Ich strenge mich an, um meine Ziele zu erreichen.	1 2 3 4 5
38	Mein Gesichtsausdruck ist eher ernst.	1 2 3 4 5
39	Ich bin nervös.	1 2 3 4 5
40	So schnell kann mich nichts erschüttern.	1 2 3 4 5
41	Meine Probleme gehen die anderen nichts an.	1 2 3 4 5
42	Ich sage oft: »Tempo, Tempo, das muss rascher gehen!«	1 2 3 4 5
43	Ich sage oft: »genau«, »exakt«, »logisch«, »klar« u. ä.	1 2 3 4 5
44	Ich sage oft: »Das verstehe ich nicht ...«	1 2 3 4 5
45	Ich sage gern: »Könnten Sie es nicht einmal versuchen?« und sage nicht gern: »Versuchen Sie es einmal.«	1 2 3 4 5
46	Ich bin diplomatisch.	1 2 3 4 5
47	Ich versuche, die an mich gestellten Erwartungen zu übertreffen.	1 2 3 4 5
48	Ich mache manchmal zwei Tätigkeiten gleichzeitig.	1 2 3 4 5
49	»Die Zähne zusammenbeißen« heißt meine Devise.	1 2 3 4 5
50	Trotz enormer Anstrengungen will mir vieles einfach nicht gelingen.	1 2 3 4 5

Die Auswertung des Antreiber-Tests

Die Einzelergebnisse der ▶ Tabelle 4-1 werden in die folgende ▶ Tabelle 4-2 übertragen und in verschiedenen Kategorien summiert. Daraus ergibt sich ein Profil zur Bewertung der fünf Antreiber.
Bei einer maximalen Punktzahl von 50 für jeden Antreiber kann man nun eine Gewichtung erkennen. Diese sogenannten Antreiber beziehen sich auf eine Dynamik im Verhalten und der Kommunikation mit anderen Menschen. Vielleicht erkennen Sie sich jetzt in manchen Teilen wieder.
Ab etwa **30 Punkten** haben sich die Antreiber zu echten Quälgeistern entwickelt, die ein Eigenleben führen, ohne nach der Eignung für die Situation zu fragen. Bevor man die Antreiber als solche erkannt hat, beteuert man übrigens gern, sich gar nicht anders verhalten zu können. Dann haben sich die Antreiber schon verselbstständigt. Ab einem **Punktestand von 40** ist eine gesundheitsgefährdende Wirkung nicht mehr auszuschließen.
Aber wie ein Auto nicht fährt ohne Kraftstoff als Antrieb, kommen auch Menschen nicht ohne Motivation als Antrieb durchs Leben. Es geht jedoch darum, den Antrieb so genau zu kennen, dass er sich kontrollieren lässt. Das ist wie bei der Medikation: Die Dosis macht die Wirkung. Und vielleicht steckt in jedem »durchgegangenen Gaul« ein braves Pferd, das uns sehr wohl zum Ziel tragen will.

Tab. 4-2 Profilerstellung für den Antreiber-Test (mit freundlicher Genehmigung von Rolf Rüttinger)

Sei perfekt	Mach schnell	Streng dich an	Mach es allen recht	Sei stark
1	3	4	2	5
8	12	6	7	9
11	14	10	15	16
13	19	18	17	20
23	21	25	28	22
24	27	29	30	26
33	32	34	35	31
38	39	37	36	40
43	42	44	45	41
47	48	50	46	49
total	total	total	total	Total

Sei perfekt

Perfektionismus gilt in jeder Erscheinungsform als Stressor, schafft Unwohlsein für den Menschen selbst und das komplette Umfeld. Aber der Wunsch, die Dinge so gut wie möglich zu machen, ist in der Kommunikation wie auch in der Medizin grundsätzlich etwas Gutes. In der Chirurgie etwa ist perfektes Handeln eine *conditio sine qua non* (unverzichtbare Bedingung). Aber dennoch muss das Vorkommen von Fehlern akzeptiert werden. »Ein Fehler ist eine verkappte Verbesserung.«

Mach schnell

Besonders in Kliniken ist die Uhr der schärfste Feind. Alle kämpfen bis zur Erschöpfung gegen die Zeit. Dabei ist bekannt, dass nur mit entsprechenden Pausen das hohe Leistungsniveau gehalten werden kann, das erforderlich ist. Gerade wenn sich von außen der Druck erhöht, besteht die Kunst darin, in der eigenen Taktung zu bleiben. Ein Unfallchirurg berichtete, er fühle sich manchmal wie in einer Zeithülle, die ihn davor schützt, Dinge zu schnell zu machen und damit Leben zu gefährden. Mit diesem Blick auf die Dinge schützt man natürlich auch sich selbst.

Streng dich an

Viele Sprichworte loben den harten als den einzigen Weg. Nur in den Ferien erleben wir staunend, dass es auch in Europa Völker gibt, die arbeiten, um zu leben, und nicht umgekehrt. Wenn man nur die erkämpften Dinge achtet, läuft man Gefahr, die Geschenke des Lebens zu übersehen. Wer die Anstrengung als einziges Lebensmotto zulässt, der wird auch für sein direktes Umfeld irgendwann anstrengend. Vielleicht ist eine Besinnung auf das Gefühl der Kraft nützlich. Aber wie bei einem Muskel braucht die Kontraktion auch die Relaxation, sonst kommt es zu Verspannungen. Wer beide Zustände steuert, ist fit, wer von einem Antreiber gesteuert wird, hat das Steuerrad aus der Hand gegeben.

Mach es allen recht

Ablehnung bekommt keinem Menschen gut. Deshalb tun wir eine Menge Dinge, um anerkannt, respektiert und geliebt zu werden. Aber dabei dürfen sich die eigenen Bedürfnisse nicht auflösen. Der eigene Standpunkt sollte Mittelpunkt der Zuwendung zu anderen sein, sonst gerät man in eine Schieflage. Sich selbst anzunehmen, auch wenn man von anderen ein negatives Feedback bekommt, das ist ein Stück »erwachsener werden«. Wer bei diesem Antreiber eine hohe Punktzahl hat, wird viel ertragen müssen, was keinem nutzt. Das Wort »selbstlos« ist zwar positiv besetzt, zeigt aber die Hauptgefahr. Wer ausschließlich auf andere schaut, ist gefährdet, sich selbst zu verlieren.

Sei stark

Genau wie bei der Anstrengung findet sich hier das Ideal des Menschen, der nie Schwäche zeigen darf. In ganz vielen Situationen ist es dem Arzt auch besser nicht geraten, Gefühle zu zeigen. Wird das aber über die Jahre zur zweiten Natur, geht man sozusagen ständig im weißen Kittel durch die Welt, verändern sich die Dinge zum eigenen Nachteil. Aus dem Wunsch, unverletzlich zu sein, wird ein Mangel an Zuwendung. Spätestens, wenn Ärzte selbst erkranken, müssen sie sich mit diesem Phänomen auseinandersetzen. Es wäre gesund, das vorher zu tun.

Optimieren statt antreiben lassen

Die folgende ▶ Tabelle 4-3 gibt Impulse, wie aus den Antreibern »Optimierer« werden können. Dann ist die Balance zwischen einem gerechtfertigten Anspruch und einem unkontrollierbaren Zwang wieder hergestellt.

Der Aufkleber, der einen warnt, mit den neu aufgezogenen Winterreifen nicht zu schnell zu fahren, kann als Vorbild dienen. Wer seinen Optimierer (bitte nicht den Antreiber) an seinem »Alltagslenkrad« befestigt, kann mit der Zeit immer besser werden.

Ein kleiner Test mit großem Potenzial: Wer seine Antreiber kennt und beginnt, sie selbst zu steuern, wird auch im Kontakt mit anderen dafür sensibel. Mit der Wahrnehmung steigt die Durchsetzung, denn was ich kenne, kann ich beantworten und beeinflussen.

Tab. 4-3 Chancen und Nachteile der individuellen Antreiber

Antreiber	Negative Wirkung	Optimierer
Sei perfekt	Perfektionismus = Stressor Nummer 1	Ich mache die Dinge, so gut ich kann.
Mach schnell	Hetze	Ich arbeite in meinem Tempo.
Streng dich an	Überforderung	Ich spüre meine Kraft und kann auch loslassen.
Mach es allen recht	Selbstaufgabe	Sei so zu anderen, wie du willst, dass andere zu dir sind.
Sei stark	Unbarmherzigkeit	Ich genieße meine Stärke, weil ich auch schwach sein darf.

Antreiber und Kommunikation

Die Antreiber haben einen direkten, wenn auch unbewussten Einfluss auf die Art, wie man mit Menschen spricht. Man könnte pauschal behaupten, dass alles, was einen Menschen an anderen aufregt und aggressiv macht, seine eigenen nicht erlaubten Teile sind.
- Wer schnell sein muss, ob es nötig ist oder nicht, den regen Menschen auf, die ein langsameres Arbeiten haben.
- Und wer sich permanent aufopfert, für den erscheinen alle, die auf sich selbst und ihre Bedürfnisse achten, als knallharte Egoisten.
- Ein schwarzer Ritter ist der Perfektionismus, er zwingt nicht nur sein Pferd in den Galopp, sondern ist auch gleich für sein ganzes Umfeld eine Strafe. Ein vorstellungsgetriebener Mensch kann als Führungskraft eine Menge Unheil anrichten.

Ganz gleich, welcher Antreiber sich durchsetzt, ein Zuviel ohne Steuerung wird sich gegen den Menschen wenden, das gilt auch für »Mach es allen recht«:

> »Früher war die Harmonie und die Akzeptanz das Allerwichtigste für mich!« Dr. R. kann sich gut an die Zeit erinnern, als er von allen gleich gemocht werden wollte. Obwohl ihm klar war, dass eine Praxis ein Wirtschaftsunternehmen ist, schien ihm ohne allseitige Freundlichkeit gar kein Arbeiten möglich. Alle sollten sich wohl fühlen. Bei vielen Mitarbeitern und Patienten klappte das ja auch, nur die anderen machten ihm Kopfzerbrechen. Und dann war da die junge Praxismanagerin, die ihn in Teamsitzungen regelrecht wahnsinnig machte. Sie hinterfragte alles und besonders ihn. Eigentlich wollte er ihr im Mitarbeitergespräch nahe legen, die Praxis zu verlassen, als sie ihm die alles verändernde Frage stellte: »Für Sympathie tun Sie alles. Würden Sie dafür sogar auf Respekt verzichten?« Am folgenden Wochenende überarbeitete er mit einem Studienfreund, der als Managementcoach tätig war, sein Profil. Von da an konnte er aufrichtige Wertschätzung genießen und gleichzeitig konstruktive Kritik zulassen.

▪ **Dr. No:** Auf dem Papier ist das alles ganz beeindruckend, aber in der Praxis muss ich ja doch wieder alles selbst lösen.

▶ **Dr. Will:** Ich habe immer gedacht, die Antreiber sind außen. Jetzt erkenne ich, wie vieles an mir selbst liegt.

4.4 Rollenangebote – Praxis als Bühne

»Wer sich über die Wirklichkeit nicht hinauswagt, der wird die Wahrheit nie erobern.«

(Friedrich von Schiller)

Am Rande eines medizinischen Kongresses für sinnvollen Einsatz von IGeL-Leistungen treffen sich drei Ärzte. Der erste ist schon etwas älter, eine Respekt einflößende Erscheinung: Die weißen Haare leuchten, er ist groß und ziemlich kräftig, seine Augen strahlen etwas Strenges und Gütiges gleichzeitig aus. »... so etwas diskutiere ich nicht mit meinen Patienten«, sagt er gerade mit voller Stimme »schließlich sind sie ja zu mir gekommen, damit ich ihnen helfe und nicht um ein lockeres Gespräch zu führen.« Ein zweiter Arzt ist etwas jünger und auffallend gepflegt gekleidet. Dazu bemerkt er: »Meine Patienten sehen so etwas.« Er wirft ein: »Aber wir sind doch alle auch Dienstleister. Gehört dazu nicht auch, die Patienten über alle Details aufzuklären?« Er betreibt eine moderne Praxis in einem Ärztehaus und ist mit den überweisenden Ärzten gut vernetzt. Zu solchen Fortbildungen wie dieser geht er gern und häufig, die Weiterentwicklung aller Mitarbeiter hält er für Standard. Der würdige ältere Arzt wundert sich: »Wieso müssen ›meine Mädels‹ denn alles über IGeL wissen? Ich sage dem Patienten schon, was gut für ihn ist. Das wird ja nicht an der Anmeldung diskutiert.« Der dritte Arzt hat sich zusätzlich zur eigenen Praxistätigkeit zum Mediator ausbilden lassen. Besonders bei Einsprüchen im IGeL-Bereich unterstützt er Kollegen. Seine Meinung lautet: »Das Verhältnis zu meinen Patienten lässt so eine Anweisung gar nicht zu. Wir erarbeiten mit dem Patienten einen Behandlungsplan. Erst wenn er dem zustimmt, geht es los.«

Hier zeigen sich drei verschiedene Einstellungen zur Rolle des Arztes. War noch im 20. Jahrhundert der »Halbgott in Weiß« die häufigste Vorstellung, hat sich das Spektrum und damit auch die Kommunikation der Ärzte gewandelt. Heute zählt man zu den wichtigsten Haltungen den

- **paternalistischen Stil** – hier ist der Arzt der allwissende Fachmann, dem der Patient sich sozusagen blind anvertraut,
- **Dienstleister-Stil** – hier finden sich Ärzte, die die professionelle Haltung in den Vordergrund stellen,
- **kooperativen Stil** – hier wird der Patient als Partner gesehen, dessen Fragen und Bedürfnissen sich der Arzt stellen will.

Vom Lebensqualitätsmanager über »Mitproduzenten« (zusammen mit dem Patienten) von Gesundheit reicht die Bandbreite bis zum interdisziplinär vernetzten Berater. Ein Medizinstudent tritt mit Vorstellungen und Idealen an, die sich im Berufsalltag abschleifen wie Kiesel im Wasser. Dennoch soll verhindert werden, dass viele Berufsjahre aus einem glühenden Helfer einen

Tab. 4-4 Verschiedene Rollen, die ein Arzt im Gespräch mit seinem Patienten einnimmt, sowie Schlüsselwörter, die auf die Rolle hindeuten

Antwort des Arztes	Schlüsselwörter der Antwort	Rolle des Arztes
»Sie haben als Patient ein Recht auf umfassende Aufklärung.«	Recht auf umfassende Aufklärung	Dienstleister
»Das ist schon so in Ordnung, sonst hätte ich es ja nicht verlangt.«	ich	paternalistischer Stil
»Wir können noch mal schauen, wie das zu den anderen Ergebnissen passt.«	passt	kooperativer Stil
»Wollen Sie damit sagen, ich weiß nicht, was ich tue?«	ich/ich	paternalistischer Stil
»Wir können uns auf diesem Weg mit den Fachärzten schneller austauschen.«	Fachärzten	Dienstleister
»Mir ist ganz wichtig, dass Sie die Notwendigkeit und die Chancen selbst erkennen.«	dass Sie ... erkennen	kooperativer Stil

zynischen Techniker machen, der sich und seine Patienten hinter den medizinischen Aktionen nicht mehr erreicht.

Die wenigsten Ärzte entsprechen allein einem Bild, sondern leben ganz individuelle Ausprägungen mehrerer Stile. In ▶ Tabelle 4-4 sind Teile eines Arzt-Patient-Dialogs festgehalten. Es gilt herauszufinden, welcher Stil hinter den Äußerungen stecken kann. Weil sich das geschriebene Wort als nur zweidimensionaler Impuls durch Tonfall und nonverbale Elemente völlig verändern lässt, wurde in jedem Satz ein Schlüsselwort versteckt, das den Impetus verdeutlichen kann. Der **situative Kontext** des Arzt-Patient-Gesprächs in ▶ Tabelle 4-4 ist: Der Arzt hat gerade eine zusätzliche Untersuchung zur Sprache gebracht, die der Patient aber selbst zahlen muss. Auf die Frage des Patienten, ob das wirklich nötig sei, antwortet der Arzt mit unterschiedlichen Rollen.

Die Rolle des Arztes im Wandel

Benyamin Maoz schreibt in seinem Buch über die Arzt-Patient-Beziehung, früher sei der Arzt ein unabhängiger Beobachter gewesen, der »objektiv« zusah. Dabei stehen doch Arzt und Patient in ständiger Wechselbeziehung. In Zeiten, in denen das in den Hintergrund tritt, kommt es zu Verwerfungen. »Gegenwärtig macht die konventionelle Medizin eine Autoritätskrise durch, vor allem was die Frage ihrer spirituellen Autorität betrifft. (...) Dass sich die alternative Medizin einer zunehmenden Beliebtheit erfreut, deutet auf ein Bedürfnis nach einer charismatischen Medizin hin, die auch eine spirituelle Autorität darstellt« (Maoz 2006, S. 17).

Im Oktober 2008 hielt der Präsident der Ärztekammer Nordrhein und der Bundesärztekammer Professor Jörg-Dietrich Hoppe einen Vortrag zum Thema Arzt-Patient-Verhältnis. Aus dem Spannungsdreieck: Patient-Arzt-Beziehung, Politik und Rechtspflege ist nach seiner Beobachtung ein Sechseck geworden. Hinzugekommen sind Auftragsselbstverwaltung und Wettbewerb. Zusätzlich sind Arzt und Patient jetzt zwei gegensätzliche Pole. Galt der Arzt im traditionellen Verständnis als Hoffnungsträger, Heiler, Helfer oder auch Tröster, so haben die strukturellen Veränderungen der vergangenen Jahrzehnte dieses Bild komplett gewandelt. Aus dem Gesundheitswesen wurde eine Gesundheitswirtschaft, aus der Gesundheitspolitik mehr Wirtschaft- als Sozialpolitik. Die Kostendämpfungsgesetze der 80er- und 90er-Jahre haben z.B. aus den Krankenhäusern, die einst aus Mildtätigkeit entstandenen sozialen Einrichtungen, gesetzlich gewollte Wirtschaftsunternehmen gemacht. Ebenso hat die Einschränkung der Therapiefreiheit zu einer Entindividualisierung der Patient-Arzt-Beziehung geführt.

Die Dienstleistungsrolle des Arztes war ein Preis, der für die Einführung des *voluntas aegroti suprema lex* (Wunsch des Kranken als oberstes Gesetz) anstelle des herkömmlichen *salus aegroti suprema lex* (Gesundheit des Kranken als oberstes Gesetz) gesetzt wurde. So wurde aus dem Heilen ein Anspruch. Diese Werksvertragsmentalität bestimmte danach manches Gespräch zwischen Arzt und Patient. Besonders in den Fällen, wenn statt eines interessierten und informierten Patienten jemand kam, der sich bereits eine eigene Diagnose zurechtgelegt hatte. »Der Aufwand, gelegentlich Internet-Unsinn aus den Köpfen mancher Patienten zu vertreiben, kann durchaus erheblich sein« (Hoppe 2008; ▶ Kap. 7.2).

Tab. 4-5 Gegenüberstellung wie Ärzte ihre Rolle einschätzen

Heutige Rolle als Arzt	Rolle	Rolle als Arzt in 25 Jahren
90 %	Therapeut	55 %
66 %	Seelsorger	32 %
34 %	Heiler	20 %
82 %	Berater	47 %
29 %	Krankschreiber	20 %
42 %	Gesundheitsmanager	64 %
13 %	Gesundheitstechniker	32 %
58 %	Gesundheitsbürokrat	59 %

Tab. 4-6 Gegenüberstellung wie befragte Patienten die Rolle des Arztes einschätzen

Heutige Rolle als Arzt	Rolle	Rolle als Arzt in 25 Jahren
73 %	Therapeut	55 %
50 %	Seelsorger	*
50 %	Heiler	37 %
90 %	Berater	66 %
*	Gesundheitsmanager	48 %
*	Gesundheitstechniker	48 %

* Bei dieser Rolle des Arztes gab es keine konkreten Angaben.

Es bleibt die Kernkompetenz des Arztes, mehr Zeit für das Gespräch mit dem Patienten zu haben. Aber aus den Heilern, Helfern und Tröstern wurden Budget-Einhalter, Allokationsjongleure[1] und Geschäftsleute. Bei Hoppe (2008) finden sich dazu Zahlen, die aus einer Umfrage unter 4 500 Ärzten (▶ Tab. 4-5) und Patienten (▶ Tab. 4-6) stammen, die nach ihren Rollenvorstellungen befragt wurden.

Während sich der bürokratische Teil auf hohem Niveau hält, sinkt die »alte« Rolle des seelsorgenden Heilers und Therapeuten auf fast die Hälfte der ehemaligen Bedeutung. Der Techniker-Anteil verdreifacht sich und aus dem Berater wird ein Manager.

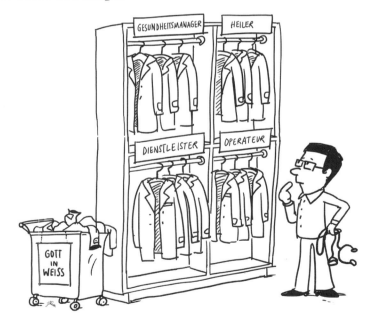

---

1 Allokation = Zuordnung beschränkter Ressourcen

4.4 Rollenangebote – Praxis als Bühne

Hoppe erinnert an die Sechzigerjahre, als der Arztberuf noch mit geistlichen und künstlerischen Berufen assoziiert wurde. Bereits in den Neunzigern verglich man Ärzte mit Ingenieuren und Bänkern. Es sieht nach einem Durchgangsstadium aus, das die Arzt-Patient-Beziehung differenzieren wird:
- schwerkranke Menschen brauchen einen Partner und Hoffnungsträger,
- chronisch Kranke den Berater und
- Menschen mit Wünschen nach ärztlichen Dienstleistungen einen Arzt als Auftragnehmer.

Besonders der neue Ansatz der *personalized medicine* ließ Fortschritte erhoffen. Aber bei genauerem Hinsehen ergibt sich ein ganz anderes Bild: Hier sollen Menschen passend zu ihren Krankheiten konfiguriert werden. Da wird »(…) der kranke Mensch nur als Instanz eines pathologischen Prozesses betrachtet, als sei er nur Träger einer Krankheit. Die Folge daraus ist, dass die Behandlung einer Krankheit als rein technische Problemlösung gesehen wird« (Arnold 2011, S. 22). Wenn es so wäre, dann müsste der Arzt weder auf seine Kommunikation noch auf seine persönliche Entwicklung achten, die rein medizinischen Fakten seiner Ausbildung würden ausreichen. Dass genau dies aber eben nicht reicht, beweisen die aktuellen Entwicklungen.

Arnold begrüßt, dass es keine »Götter in Weiß« mehr geben soll. Aber er nennt es einen Fehler, nach der »eminenz-orientierten« eine evidenzbasierte Medizin einzuführen. Erkenntlich wird das auch daran, dass technische invasive Maßnahmen hoch im Kurs stehen, während »Beratungen und insgesamt die Vermittlung von Mitgefühl und das Eintreten für den jeweiligen Patienten eher dürftig honoriert werden« (Arnold 2011, S. 23).

Bei der dringenden Frage nach Wachstumsmärkten ist die Kommunikation eine Goldmine. Patienten werden sich im Zeitalter kompletter Evaluation dem Arzt zuwenden, der sie persönlich anspricht. Statt auf die Segnungen einer personalisierten Medizin zu hoffen, werden sie sich in der Not der Krankheit auf die Suche nach dem Menschen machen, der sie empathisch und professionell begleitet.

Dabei müssen Ärzte im Sinne der *Work-Life-Balance* immer auch auf die eigene Unversehrtheit achten. Nur ein intakter Helfer kann helfen. »Das Ziel sollten nicht Helfer sein, deren Belastbarkeit aus zusammengebissenen Zähnen besteht, sondern solche, die mit sich und ihren Schwächen im Reinen sind, Fürsorge auch auf sich selbst verwenden können, Fröhlichkeit kennen und in sich ruhen – kurz, Menschen, die geben können, weil sie selbst genug haben« (Burisch 2003).

Gerade die Ärzte, die für ihren Beruf glühen und für viele Patienten ein Segen sind, neigen dazu, die eigenen Bedürfnisse im Alltag nicht ausreichend einzufordern. Es muss ja nicht gleich ein ganzes Sabbatjahr sein, aber Leistung ohne Pausen wird erst zur pausenlosen Leistung und dann zur atemlosen Überforderung. Eine besondere Rolle kommt dabei dem familiären Umfeld zu. Amerikanische Firmen bevorzugen bei gleicher Qualifikation verheiratete Bewerber, weil sie um die Ressourcen dieses Rückhalts wissen.

> Der kleine Junge hatte das, was man eine schwierige Phase nennt: Er trat und boxte nach jedem menschlichen Wesen, das sich ihm näherte und aktivierte alle Schimpfworte, die seine vierjährige Erinnerung gespeichert hatte. Es war für die Eltern eine echte Geduldsprobe, denn alles konnten sie ihm nicht durchgehen lassen. Als er wieder mal nach einem Wutanfall ermattet dasaß, versuchte es die Mutter, eine erfolgreiche Kinderärztin, ein weiteres Mal: »Eben warst du wieder wie eine zornige kleine Biene. Was macht dich denn so wütend?« »Weil du die anderen Kinder lieber hast als mich«, entfuhr es dem Kleinen. Die Mutter fragte völlig entgeistert, wie er denn darauf käme. Und da antwortete er: »Weil du die immer in den Arm nimmst!«
> Eine befreundete Therapeutin hat mit dem Jungen die Praxis seiner Mama so mit seinen eigenen Bildern dekoriert, dass er auch dann bei ihr ist, wenn sie mit den kranken Kindern zusammen ist.

- **Dr. No:** Zu Hause bin ich ein ganz anderer. Ich komme leider so selten dazu.

- **Dr. Will:** Es ist eine unserer größten Herausforderungen, Beruf und Leben zu verbinden, sodass kein Teil leidet.

4.5 Dramadreieck – Trio infernal

> »Das Nicht-Wahrnehmen von etwas beweist nicht dessen Nicht-Existenz.«
> *(Dalai Lama)*

> Die Teamsitzung beginnt mit einem Donnerschlag: Dr. E. hält den erbosten Brief einer Patientin in der Hand und liest daraus vor. Von Satz zu Satz wird das Team bedrückter. Am Schluss steht »… aus diesem Untersuchungszentrum geht man kränker als zuvor nach Hause!«. »Na, was haben Sie dazu zu sagen?« In das Schweigen meldet sich die Erstkraft: »Ja also, das kann schon mal passieren, dass bei einem Patienten alles schief geht. Wir tun auch nur unser Möglichstes.« Ein Pfleger stimmt ihr zu: »Wenn wir hier am Tag über 150 Patienten durchschleusen, dann liegen die Nerven bei uns allen blank.« Dr. E. sieht sich plötzlich angegriffen, dabei wollte er doch allen den Marsch blasen. »Ja, aber wenn ich selbst am Ende meiner Kraft bin, muss ich ja auch weiter funktionieren, oder?« Die älteste Mitarbeiterin mischt sich ein: »Also, früher haben wir nach solchen Großkampftagen immer abends noch ein Gläschen getrunken, dann ging man wenigstens beschwingt nach Hause!« Alle reden jetzt durcheinander. Als Dr. E. später am Schreibtisch sitzt, ist er völlig konsterniert: Was als kollektive Abmahnung

4.5 Dramadreieck – Trio infernal

> gedacht war, soll jetzt in einem lustigen After-Work-Drink münden. Das hat er so nicht kommen sehen.

Wenn in diesem Kapitel vom Dramadreieck geredet wird, bedeutet das nicht unbedingt, dass eine dritte Person an einem Gespräch beteiligt ist. Es handelt sich vielmehr um ein sehr spezielles System, das entweder ein Lernfeld oder ein dysfunktionaler Faktor werden kann. Wem im ▶ Kapitel 3.3 die Transaktionsanalyse nützliche Hinweise gab, der bekommt hier die nächste Stufe angeboten: Das Dramadreieck kann zeigen, was geschieht, wenn Menschen sich in der Kommunikation auf ein sehr besonderes »Karussell« setzen, das dann sofort Fahrt aufnimmt. Mit dem Bild vom Karussell wird der schnelle Wechsel der Positionen deutlich und es geht rund, ohne dass ein Fortschritt erzielt werden kann.

Blitzschnell verändern sich in Zweiergesprächen, aber auch in Diskussionen mit mehreren Menschen, manchmal die Rollen. Gibt es im Fußballspiel nur nach der ersten Halbzeit einen Seitenwechsel, kann das innerhalb eines Gesprächs im Minutentakt geschehen.

Für das Verständnis des Dramadreiecks werden drei (leicht gewöhnungsbedürftige) Bezeichnungen eingeführt. Die Terminologie orientiert sich an der Literatur zu diesem Thema. Jeder Vorwurf, jede Anklage – und sei sie auch noch so nett verpackt – bringt drei Rollen zutage:

- den Verfolger,
- das Opfer und
- eventuell einen Retter.

Was anmutet wie eine absurde Regieanweisung, findet im täglichen Leben häufiger statt, als uns lieb sein kann. Zunächst werden also die drei Rollen mit ihrem Nutzen, aber auch mit ihren Gefahren beleuchtet. Auch hier gilt wieder das Prinzip der Selbstbezüglichkeit: Erst wenn man weiß, zu welcher Rolle man selbst unter Druck neigt, kann man Wirkungsweisen und Muster erkennen. Dann lässt sich aufzeigen, wie der Arzt in Gesprächen diese *Ménage-à-trois* erkennen und aufheben kann.

Der Verfolger

Der Verfolger hat einen Fehler entdeckt und startet mit einer Zurechtweisung. Auch wenn er dabei wenig konstruktiv vorgeht, ist er sich seiner Sache so sicher, dass er nicht bemerkt, dass er den anderen entwertet und herabsetzt. Als »Hüter der Ordnung« kritisiert und klagt er an, was das Zeug hält. Seine Intention ist, mehr Kontrolle zu gewinnen über die Situation, über mögliche Fehler und über andere Menschen. Er handelt absolut überlegen. Auch wenn er anderen damit zusetzt, geht für ihn die »gerechte Sache« vor. Von der Umwelt allenfalls respektiert, doch wenig geliebt, lebt er in dem Gefühl »Ohne mich läuft hier gar nichts«. Eigentlich würde er Dankbarkeit erwarten für seine Bemühungen, aber dazu kommt es selten oder nie.

Ein typischer Satz ist: »Das habe ich Ihnen schon hundert Mal gesagt!« Das Gefühl unentbehrlich zu sein schwingt mit. Der ausgestreckte Zeigefinger, unterstützt von einer lauten, offensiven Stimme, so kommt der Verfolger daher.

Was haben Menschen für einen Nutzen von diesem Auftritt? Sie fühlen sich souverän. Indem sie die Fehler der anderen aufzeigen, stehen sie besser da. Offenbar sind sie selbst ohne Fehler. Die Schwäche der anderen macht sie groß. Davon gibt es noch eine weitere Variante, den Retter. Oft erleben die Verfolger auch, dass sich ihnen Menschen eng anschließen. Wie kleine Beiboote versuchen sie, im Windschatten der Verfolger nicht selbst zur Zielscheibe der Kritik zu werden.

Das Opfer

Wer keinen Schutz finden kann, der sieht sich plötzlich als Opfer. Ob die Anschuldigung gerechtfertigt war oder nicht, jetzt geht es in die Verteidigungsrunde. Das Opfer spürt eine Enttäuschung und fühlt sich zumindest für einen Moment hilflos und abhängig. An verschiedenen Stellen des Buches wird gezeigt, dass Vorwürfe nur ganz selten Lösungen bereithalten. Was sie sicher hervorbringen, sind Menschen, die in der einen oder anderen Weise versuchen, Verantwortung abzuschieben. Potenzielle Opfer fühlen sich oft für alles verantwortlich. Aber sobald etwas kontrolliert und kritisiert wird, rutscht das klassische Opfer in die Passivität und sieht sich nicht mehr in der Lage, eigene Lösungen zu finden oder sich nur zu wehren. Warum machen Menschen das? Dem Opfer ist die mitleidsvolle Aufmerksamkeit der Umstehenden sicher: die verlassene Frau, der angeschriene Mitarbeiter, allen gilt unser Mitgefühl. Einen Joker aber haben alle Opfer: Das schlechte Gewissen der anderen kann manchmal als Manipulationsinstrument herhalten. Schon manches »Opfer« hat sehr subtil andere in die Rolle des Verfolgers gedrängt.

Was aber wird aus einem Angegriffenen, der sich vehement wehrt? Das Karussell dreht sich und er wird selbst ein Verfolger. Und schon mancher, der den Falschen angegriffen hat, hat das hinterher bitter bereut. Aber das Opfer, das passiv bleibt, sendet nach dem Motto »Allein schaffe ich das nicht« Hilfssignale aus. Bewusst oder unbewusst ruft das Opfer einen, der es retten möge.

Der Retter

Und dann erscheint manchmal der Retter! Er beherrscht das Drama, als trüge er eine goldene Rüstung. Schaut man genauer hin, erkennt man aber, dass er seinen Rettungsauftrag auch gern ungefragt übernimmt. Ratschläge

4.5 Dramadreieck – Trio infernal

und Hilfe sprudeln aus ihm heraus, sodass ein Opfer neben ihm noch ein bisschen kleiner wird. Indem er die Verantwortung für alles übernimmt, nimmt er sie den anderen weg. Es hat Situationen gegeben, da musste das Opfer selbst aufs Karussell springen und als Verfolger dem Retter Einhalt gebieten. Warum werden Menschen Retter? Das Lebensgefühl »Ich werde gebraucht. Gut, dass es mich gibt« deutet ein Grundgefühl an, das seine Berechtigung nur von außen erhält. Dazu muss der Retter im Notfall manipulieren, denn nur in der Krise funktioniert seine Rolle wirklich und macht ihn groß. An dieser Stelle ist der Retter dem Verfolger recht ähnlich. Beide können nur ihr Spiel machen, solange es Opfer gibt.

> Das Dramadreieck ist ein System der Nichtberücksichtigung:
> Der Verfolger missachtet die Fähigkeiten und Bedürfnisse anderer Menschen, während das Opfer die eigenen Fähigkeiten und Bedürfnisse hintan stellt. Der Retter nimmt insofern eine Zwischenstellung ein, als dass er fremde Fähigkeiten missachtet, aber genauso die eigenen Bedürfnisse nicht berücksichtigt.

Die eigene Rolle im Dramadreieck

Bevor aufgezeigt wird, wie man aus diesem Teufelskreis in Gesprächen und Beziehungen herauskommen kann, wird die eigene Präferenz für eine der drei Rollen ermittelt. Dazu sollte man herausfinden, zu welcher Rolle man selbst in Konfliktsituationen neigt. Beantworten Sie folgende Fragen in ▶ Tabelle 4-7 mit einem spontanen Ja oder Nein:

Tab. 4-7 Fragen nach der Rolle im Dramadreieck

Nummer	Frage
1	Wenn es Auseinandersetzungen und Wortgefechte gibt, macht mir das Spaß.
2	Wenn ich nicht aufpasse, setze ich mich nicht genügend für mich ein.
3	Wenn es sein muss, gebe ich immer wieder die gleichen Anweisungen.
4	Wenn die Situation entsprechend ist, neige ich zu Vorwürfen und auch Angriffen.
5	Wenn ich kann, frage ich andere um Rat. Die wissen oft besser Bescheid als ich.
6	Auch wenn die das selbst können: Oft spreche und entscheide ich für andere.
7	Bei meinen Kollegen gelte ich als Besserwisser.
8	Wenn ich genau hinschaue: Oft bekomme ich die schwierigen Aufgaben und Entscheidungen zugeschoben.

Tab. 4-7 (Fortsetzung)

Nummer	Frage
9	Wenn ich andere beobachte, denke ich oft, wie unpassend sich die anderen verhalten.
10	Wenn es geht, vermeide ich jeden Konflikt.
11	Wenn ich nicht aufpasse, kommen alle immer wieder mit den gleichen Problemen zu mir.
12	Wenn ich kann, vermeide ich in der Teamsitzung ein Nein oder eine abweichende Meinung.
13	Wenn keine Sprechstunde ist, gebe ich trotzdem oft Statements ab wie »Sie sind wohl überfordert«.
14	Wenn immer es nötig ist, verteidige oder entschuldige ich mich.
15	Wenn ich mich beschreiben sollte, ist da ein automatischer Impuls zu helfen.
16	Wenn die Dinge nicht gut laufen, fühle ich mich machtlos.
17	Wenn ich könnte, hätte ich am liebsten immer Recht.
18	Wenn die anderen auch selber drauf kommen könnten, gebe ich doch gerne Ratschläge und Tipps.

Wer die Fragen 1, 4, 7, 9, 13 und 17 mit Ja beantwortet hat, neigt unter Druck zur Verfolger-Rolle. Wer die Fragen 3, 6, 8, 11, 15 und 18 mit Ja beantwortet hat, neigt unter Druck zur Retter-Rolle. Wer die Fragen 2, 5, 10, 12, 14 und 16 mit JA beantwortet hat, neigt unter Druck zur Opfer-Rolle. Eine Mischung ist insoweit erfreulich, weil dann das Rollenverhalten flexibel ist.

Lösungen für Verfolger, Opfer und Retter

Das Phänomen Dramadreieck kommt so häufig im Alltag vor, dass es wichtig ist, die Abläufe und den Notausgang zu kennen. Die Schuldzuweisungen in diesem System hören nicht von selbst auf, wie ein Perpetuum mobile wird es von der kreisenden Energie erhalten. Genau diese Energie fehlt, um zu einer Lösung zu kommen.

Wer zur **Verfolger-Rolle** neigt, kann sich fragen, ob er sich auf eine Sache oder eine Person bezieht. Jede Kritik an einem Vorgang ist korrekt, wenn sie angemessen geäußert wird. Wer sich aber permanent anderen überlegen fühlt, läuft Gefahr, als Verfolger aufzutreten. Hinter dem Drang, ständig anderen etwas beweisen zu wollen, sitzt die Angst: »Wer andere nicht überzeugt, wird selbst überzeugt und zieht so den Kürzeren«. Deshalb braucht der Verfolger den Mut, andere zu akzeptieren. Dann bekommt auch er Akzeptanz ohne Kampf. Konkret kann das so aussehen: Bringen Sie Ihren Kör-

4.5 Dramadreieck – Trio infernal

per zur Ruhe, indem Sie sich z. B. hinsetzen oder ruhiger atmen. Finden Sie einen wertschätzenden Ton und mindestens ein Element am Gegenüber, das zur Lösung beitragen wird. Konzentrieren Sie sich auf eine Sachlösung und bieten Sie Ihre Hilfe an. Geben Sie dem anderen so viel Respekt, wie Sie selbst gern hätten.

Wer sich häufig in der **Opfer-Rolle** wiederfindet, ist mit seinem Minderwertigkeitskomplex konfrontiert. Die entscheidende Frage für diese Rolle lautet: Was will ich und was brauche ich wirklich? Das System der Abhängigkeiten kann aufgelöst werden, wenn der Mensch ein Gefühl für seine Gleichwertigkeit entwickelt. Konkret kann das so gehen: Entschuldigen und rechtfertigen Sie sich nicht. Suchen Sie stattdessen nach einer Lösung. Machen Sie sich körperlich gerade und sprechen Sie langsam und mit fester Stimme. Geben Sie die Informationen, die der andere braucht, um mit Ihnen gemeinsam nach einer Lösung zu suchen.

Wer sich gern zum **Retter** aufspielt, dem stellen sich folgende Fragen: Sind Sie gerade als Vermittler oder eher als »Ratschläger« unterwegs? Haben Sie einen klaren Auftrag und die Kompetenz für diese Angelegenheit? Was können Sie zu einer sachlichen Lösung beitragen? Wie geht es Ihnen, wenn andere allein eine Lösung finden? Wer das aushalten kann, sollte es auch aussprechen. Ein Rückzug aus der Retter-Rolle wird möglich, sobald man an die Autarkie der anderen Menschen glauben kann.

Die Rollen des Dramadreiecks aus Sicht der Transaktionsanalyse

Das Folgende versteht besser, wer in ▶ Kapitel 3.3 unterwegs war: Der Retter agiert wie ein Helfendes Eltern-Ich, während beim Verfolger das Kritische Eltern-Ich dominiert. Beide brauchen ein Kind-Ich als Sparring-Partner, das die Rolle des Opfers übernimmt. Entwickelt sich das Opfer aus dem Angepassten Kind-Ich in das Trotzige Kind-Ich, wird es selbst zum Verfolger. Denn das Trotzige Kind-Ich gehört komplementär zum Kritischen Eltern-Ich.

Das bedeutet viel Energie und keine Lösung weit und breit.

Bis einer den ersten Schritt tut – ins Erwachsenen-Ich. Im Film würden sich dann die Beleuchtung und die Hintergrundmusik ändern. Im Leben sind es die kommunikativen Signale, die die Wende einläuten. Die nonverbalen Signale sind entspannter, die Schultern sinken, der Hals wird länger, die Atmung ruhiger. Der Puls geht auf Normalmaß, alle Energie kann fließen. Die Stimme wird oft dunkler, immer angenehmer und Worte wie »Lösung«, »nächste Schritte« und »miteinander« fallen. Vielleicht will der andere noch ein bisschen Dramadreieck spielen, aber wenn der Erwachsenen-Modus beibehalten wird, verlöscht das.

Dann kann aus dem Opfer-Modus ein Mensch erwachen, der seinen Teil zur Problemlösung beiträgt. Er entwickelt Eigeninitiative und übernimmt Verantwortung. Man gibt sich selbst die Erlaubnis, Zugang zu den eigenen Ressourcen zu haben und das Gefühl für die eigene Bedeutung zu erleben.

Der Retter kann seine Freude am Helfen wahrnehmen, ohne andere zu entmündigen. Er hilft, wenn er gefragt wird. Er kann auch Nein sagen ohne Schuldgefühle. Er nimmt seine eigenen Interessen wahr und klärt die der anderen durch Techniken wie Aktives Zuhören und Feedback. So wird er zum hilfreichen Coach.

Der Verfolger nutzt als Verhandler seine Energie, um Situationen zu klären und nicht um Menschen zu ändern. Sein Leistungswille dient jetzt dazu, Interessenskonflikte zu erkennen und zu supervidieren. Dabei braucht auch er Kommunikationstechniken, die Konflikte bearbeiten und zu tragfähigen Lösungen führen.

Zusammenfassend lässt sich sagen, dass die Opfer-Rolle mehr Innenarbeit verlangt. Verfolger und Retter sind sich auch in diesem Punkt ähnlich: Beide müssen ihre Strategien ändern, um den anderen einen Entfaltungsraum zu lassen. Dann wird man ihnen auch entgegenbringen, wonach sie sich sehnen: Die Anerkennung der Bedeutung jedes einzelnen Menschen.

Gelassenheit ist die Fähigkeit, die man am meisten braucht, wenn man sie am wenigsten hat. Das zeigt deutlich Navarro:

> »Obwohl wir in einer aufgeheizten Situation vermutlich zuletzt daran denken, uns zu entspannen, müssen wir genau das tun, um andere realistisch einschätzen zu können, die ihrerseits wütend, besorgt, widerwillig, renitent, trotzig oder in anderer Weise limbisch erregt sind. Wenn wir angespannt sind, reduziert sich unsere Beobachtungsfähigkeit, deshalb müssen wir lernen, unsere Muskeln zu entspannen, sodass das Gesicht wieder etwas beweglicher wird. Nur dadurch bekommen unsere Augen die Fähigkeit, sich in alle Richtungen zu bewegen, und können somit die Umgebung wieder besser wahrnehmen. Unter Stress sind wir nämlich nur zu einem Tunnelblick fähig, weil das limbische System unseren Blick – und sogar unsere Denkprozesse – stark einengt.
> In Extremsituationen verarbeiten wir lediglich einen sehr begrenzten Ausschnitt unseres Blickfeldes sehr genau, um ihn nach Gefahren abzusuchen oder einen Fluchtweg zu finden.«
>
> *(Navarro 2011, S. 221)*

Dr. E. ließ sich nicht länger dafür einspannen: Immer, wenn er der Patientin ins Gewissen reden wollte, fiel ihr Ehemann ein, wie schwer sie es doch habe. Dr. E. wurde immer deutlicher, bis er des Zwei-zu-Eins-Spiels überdrüssig war. Er sprach seine Patientin direkt an: »Frau H., Ihr Mann springt Ihnen zu Hilfe, so, als wollte ich Sie angreifen. Das ist zwar ritterlich, aber was ist Ihr persönliches Ziel?« Unsicher schaute die Frau von einem zum anderen, dann sagte sie, es ginge ja um ihre Krankheit. »Genau, ich möchte Ihnen zu der anstehenden Entscheidung gern alle Informationen geben. Was ist für Sie wichtig?«. Frau H. stellte ihre Fragen und bat ihren Mann, Notizen davon zu machen, was Dr. E. erklärte. Am Ende des Gesprächs waren alle drei zufrieden.

- **Dr. No:** Aber wenn ich es doch besser weiß, das wird man doch wohl noch sagen dürfen.

- **Dr. Will:** Was für eine Befreiung: Zu jedem Zeitpunkt kann ich ein Gespräch mit der Erwachsenen-Rolle wieder auf einen guten Kurs bringen.

4.6 Inneres Team – you'll never heal alone

»Freiheit ist die Macht, die wir über uns selbst haben.«

(Hugo Grotius)

> Dr. A. hat ein tolles Team. Viele Jahre schon arbeiten sie in der onkologischen Praxis zusammen. Vieles gelingt allein auf Vertrauensbasis und durch Augenkontakt. Schwierigkeiten bereiten dem Chef im Moment vielmehr die eigenen Gedanken. Er ist gefragt worden, ob er die onkologische Forschungsabteilung eines Universitätskrankenhauses übernehmen will. Natürlich möchte er! Wieder Kontakt zu großen Teams und zur Grundlagenforschung – ein Traum! Aber das würde bedeuten, den alten Platz zu verlassen und wer weiß, ob er der neuen Aufgabe gewachsen ist? Was er hat, hat er und das ist ja auch erfüllend. Aber in ein paar Jahren ist sein Zeitfenster für die Forschung zu. Wie oft bekommt man solch eine Chance? Ein Patient hat einmal zu ihm gesagt, er fühle förmlich, wie die Krankheit in seinem Körper wütet. Obwohl Dr. A. mit einer robusten Gesundheit gesegnet ist, kann er das jetzt auch ein wenig verstehen.

Bereits Goethe sprach von den zwei Seelen in seiner Brust, Freud hatte die Idee der Anteile von Es, Ich und Über-Ich, Jung sprach vom Animus, der Anima, dem Schatten und den Archetypen und Eric Berne ging in der Transaktionsanalyse vom Erwachsenen-Ich, dem Eltern-Ich und dem Kind-Ich aus.
Aus der Tradition des Psychodramas und der Ego-States stammt das Modell vom Inneren Team, das Friedemann Schulz von Thun 1998 in Hamburg entwickelte (Schulz von Thun u. Stegemann 2008). Es handelt sich um eine Metapher für die Vielschichtigkeit der Haltungen und Meinungen eines Menschen. Im Extremfall kann diese Diversität zu dysfunktionalem Verhalten führen. Um Missverständnissen vorzubeugen: Mit psychischen Phänomenen wie multiplen Persönlichkeiten oder gar Schizophrenie hat die Lehre vom Inneren Team nichts zu tun.

> Jedes Mal, wenn Menschen eine Entscheidung treffen müssen, setzt in ihrem Inneren eine Art Kampf ein. Je wichtiger die Entscheidung ist, desto mehr »Parteien« treten an.

Das Modell des Inneren Teams kann helfen, Themen des Alltags zu verdeutlichen. Besonders hilfreich ist es bei Beziehungsproblemen oder latenten Konflikten. Aber auch existenzielle Fragen bis zu den großen Themen des Lebens lassen sich damit auf eine bewusste, verhandelbare Ebene bringen. Jeder kennt die Kakofonie (den Missklang), wenn zu einer anstehenden Entscheidung ein Durcheinander die innere Ideenlage beherrscht.

> Seit langem denkt Dr. P. über eine Praxisvergrößerung nach. Aber sobald er versucht, die Möglichkeiten abzuwägen, starten in seinem Kopf die Pros und Kontras. Das tun sie nicht dezent und der Reihe nach, nein: Alle Argumente schrillen gleichzeitig durcheinander. Ein wahrhaft babylonisches Stimmengewirr. Dr. P. ist sich zwar sehr sicher, dass er psychisch gesund ist, aber bei diesem Thema kommt er zu keinem klaren Gedanken. Da ist die Idee, noch einmal etwas Neues zu wagen, prompt gefolgt von einem schlechten Gewissen den Mitarbeitern gegenüber. Wagemutige und auch ängstliche Teile sind in ihm, fast wie innere Stimmen. Und Goethe hatte doch gesagt, es seien nur zwei Seelen in seiner Brust! Wenn so etwas in der Teamsitzung passierte, würde er ganz laut »Ruhe« brüllen und dann eine Gesprächsordnung anlegen, da ist sich Dr. P. sehr sicher.

Schrittweise das Innere Team teamfähig machen

Was ist zu tun? In drei Schritten bringt man Ordnung in das Chaos: Zunächst werden die Mitglieder des Inneren Teams **identifiziert**. Hier stellt sich wie in ▶ Kapitel 3 die Frage »Wer spricht denn da?«. Es ist von entscheidender Bedeutung, dass zu diesem Zeitpunkt keine sympathische oder unsympathische Wahl getroffen wird. Je länger man beobachtet ohne zu bewerten, umso größer ist der Erfolg. Viele Menschen sind darauf konditioniert, alles möglichst schnell zu bewerten. Das würde auf dieser Ebene das Ergebnis zunichtemachen.

Nachdem möglichst viele Teammitglieder identifiziert wurden, **stellt** man als Regisseur eine **Ordnung her**: Ein Chef und ein Moderator sind dringend erforderlich. Erster hat das Sagen, der zweite sorgt dafür, dass aus dem Meinungsgewirr viele hilfreiche Haltungen geäußert werden. Denn nur so kann aus dem Durcheinander ein erfolgreiches Miteinander entstehen. Wer nimmt an solch einer »Ratsversammlung« teil? Abhängig von der eigenen Kreativität kann man den Mitgliedern je nach Rolle oder Humor Namen geben. Da finden sich Antreiber, Selbstzweifler, Eifrige, Besserwisser, Alleskönner usw. Man kann auch auf Helden, Beschützer, Zauberer, Schutzengel und tapfere Ritter treffen. Das ist so individuell wie derjenige, der fragt.

Wo für jeden Platz ist, können auch **alle zu Wort kommen**. Wer im Chaos besonders laut schreien musste, braucht das jetzt nicht mehr. Dem Moderator steht die wichtige Aufgabe zu, auch zunächst seltsam klingende Haltungen zuzulassen, bis ihr Nutzen für das Ganze deutlich wird. Kämen nur die Mutigen zu Wort, wäre das Ergebnis vielleicht zu gefährlich. Würde man nur die Ängstlichen hören, bräuchte man erst gar nicht aus dem Haus, um ein Abenteuer zu erleben. Die Mischung macht's. Dabei gilt, dass jeder, auch ein störender Teil, aus seiner Sicht recht hat und so zu einer Lösung beiträgt. Eine Art innere Mediation führt zum Ausloten des besten Ergebnisses. Das ist auch für den Chef nicht mehr so anstrengend, er kann nun eine autarke Entscheidung treffen.

Manchmal sind es die lauten Stimmen, die sich durchsetzen, aber häufig gelingt es gerade durch die Beachtung der leisen Stimmen, das Ergebnis zu optimieren. Wenn sich Teammitglieder bekämpfen oder gar verbannen wollen, deutet das auf eine große Dynamik hin, die einen entweder zerreißt oder zu einem wirklichen Durchbruch bringt. Wenn es zu einer ergänzenden Partnerschaft kommt, werden mithilfe einer kooperativen Führung aus der Pluralität Grundhaltungen. Wer die widerstrebenden Impulse im Inneren gut korrelieren kann, steht im Außen stringent da.

> Mit diesem Prozess gewinnt der Mensch an Authentizität und kann im Außen gestärkt agieren. Es wäre also unklug, das Innere Team nicht zu nutzen oder gar zu unterdrücken.

Gerade Führungspersönlichkeiten können von diesem Ratgeber-Team nur profitieren. Wenn einer solchen Mannschaft mit verschiedenen Einstellungen ein konkretes Problem vorgelegt wird, ergeben sich bei positiver Kombination beachtliche Ergebnisse. Wer übrigens diese Struktur in seinem Inneren erarbeitet hat, kann auch im Außen ein Team besser begleiten oder führen.

Der systemische Blick macht souverän und entscheidungsstark bei ausreichender Berücksichtigung unterschiedlicher Meinungen. Wer aber Teile verbannt, wird mit unschönen Folgen rechnen müssen.

Im Märchen finden wir ein Beispiel: die 13. Fee. Sie galt als problematisch und so wurde sie zur Hochzeit einfach nicht eingeladen. Was erst clever schien, kehrte sich ins Gegenteil: Als sie dann während des Festes erschien, entstand genau der Aufruhr, für den sie bekannt war. Mit einer ordentlichen Einladung wäre das vielleicht nicht passiert …

Eigene Impulse
> Erstellen Sie Stellenbeschreibungen für Ihre Inneren Teammitglieder.
> Wenn Sie einige identifiziert haben, achten Sie deutlich auf Wertschätzung.
> Versuchen Sie, nur mit Beobachtung, nicht mit Bewertung, die Fragen zu beantworten: Was sind die Nöte, was die Aufgaben und die Methoden der Figuren? Können Sie Ihnen Namen geben?

Seit kurzem stehen auf Dr. P.s Schreibtisch drei kleine Zylinder: ein roter, ein blauer und ein grüner. Sie stammen aus einem Kinderspiel und stellen eigentlich Ritter da, aber Dr. P. benutzt sie für etwas anderes. Wenn er eine Entscheidung für die Praxis treffen muss, war es früher sehr irritierend zwischen der unternehmerischen Sicht, den Belangen der Mitarbeiter und seiner eigenen Rolle als Arzt Prioritäten zu setzen. Je mehr sich die Positionen entgegenstanden, umso schwächer wurde seine persönliche Entscheidungsfähigkeit. Heute hat er in einer stillen Stunde ein kleines Ritual. Jede Figur steht für einen Aspekt, er schiebt sie nach vorn und realisiert diese Position. Dann die nächste. Am Ende weiß er in den meisten Fällen, welcher Weg für ihn selbst der richtige ist.

Dr. No: Ich habe genug um die Ohren mit meinem realen Team in der Praxis. Wenn da noch eins in mir drin sein soll, na, danke schön.

Dr. Will: Einen eigenen Beraterstab zu haben ist ein reizvoller Gedanke. Wenn ich mich dem stelle, kann ich verschiedene Aspekte berücksichtigen und doch selbst die Fäden in der Hand halten.

Zum Weiterlesen
Schulz von Thun F, Stegemann W (Hrsg.). Das Innere Team in Aktion. Hamburg: Rowohlt Verlag 2008.

4.7 Feedback – wenn das Fremdbild dem Selbstbild hilft

»Es gibt keinen schlimmeren Blinden als den, der nicht sehen will.«
(Aus Frankreich)

Ärztekammer: In einer Trainingsmaßnahme für Ärzte soll eine Feedback-Runde starten. Eine junge Frau verweigert unter Tränen die Mitarbeit. Der erschrockene Trainer überzeugt sie davon, wenigstens dem Feedback-Partner die Chance zu geben. Nachdem jedem die schriftlichen Ergebnisse vorgelesen wurden, laufen wieder Tränen. Sie sagt sinngemäß: »So etwas Schönes habe ich über mich noch nie gehört.« Die Gruppe kann sich jetzt vorstellen, was für schlechte Erfahrungen sie gemacht haben muss. Die weitere Zusammenarbeit in den kommenden Tagen entwickelt sich exzellent.

Wie wichtig eine angemessene Reaktion auf emotionales Verhalten ist, zeigt folgendes Zitat: »Bestimmt erinnern Sie sich an eine Situation, in der jemand Ihre Emotionen als unwichtig abgetan hat, indem er sie ignorierte, versuchte Sie vom Gegenteil zu überzeugen, Ihnen riet ›erwachsen zu werden‹, sich über Ihre Ängste lustig machte oder Sie einfach stehen ließ und Sie werden

4.7 Feedback – wenn das Fremdbild dem Selbstbild hilft

verstehen, wie wichtig es ist, Gefühle anzuerkennen, um sie in den Griff zu bekommen« (Navarro 2011, S. 223).

Ob man etwas über den blinden Fleck (▶ Kap. 4.2) erfahren oder einfach die eigene Wirkung auf andere Menschen erkennen möchte, immer braucht es dazu Feedback. Was sich wörtlich mit »Rückfütterung« übersetzen lässt, löst in Workshops manchmal gelinde Panik aus. Da hat jemand schlechte Erfahrungen gemacht, vielleicht durfte eine ganze Gruppe einen Einzelnen »abwatschen«. Das ist allerdings kein Feedback, sondern eine moderne Art der Hinrichtung. Das **Vertrauen**, das zum Feedback-Prozess gehört, muss
- entweder schon aufgebaut sein oder
- durch einen erfahrenen Moderator abgesichert werden.

Wenn wenigstens eine Voraussetzung erfüllt ist, können sich auch Gruppen Feedback geben, die sich erst einige Stunden aus der gemeinsamen Arbeit kennen. Eine Erklärung für dieses Phänomen liegt in der These Mehrabians (▶ Kap. 2.2). Aber das Procedere muss sehr sorgfältig ausgeführt werden, damit sich niemand blamiert fühlt und alle einen Nutzen haben können. Es handelt sich sozusagen um eine Operation am offenen Selbstbewusstsein.

Vor Beginn wird also ein **Regelwerk** aufgestellt. Erst wenn alle Teilnehmer damit einverstanden sind, kann es losgehen. Gelingt es gut, können Feedback-Runden auch zum festen Bestandteil einer Teamkultur werden. Die beiden Seiten, der Geber und der Empfänger von Feedback müssen sich darüber klar sein, dass sie den Prozess deutlich beeinflussen und mit Respekt und Wertschätzung vollziehen sollten.

Es ist z. B. eine gute Sitte, das Feedback mit etwas Positivem zu beginnen.
- »Ich finde toll, wie Sie …«,
- »Ich mag es, wenn du …«,
- »Es tut uns allen gut, dass du …«,

so könnten Sätze anfangen. Das Lob, das dann kommt, sollte spezifisch und möglichst präzise sein. Auch wenn man nur das Äußere zur Verfügung hat, unbewusst schließt man auf Eigenschaften und Verhalten der Person. Es stärkt die Achtung, wenn man realisiert, dass man selbst zur gleichen Zeit auch Feedback bekommen wird. Wem das zu schwierig erscheint, trifft auf eine knallharte Regel:

> Wer nicht in der Lage ist, an seinem Gegenüber etwas Positives zu bemerken, verliert jedes Recht, weiter eine Einschätzung dieser Person kundzutun.

Wenn man erschöpft oder gereizt ist, fällt es einem bestimmt schwer, an jedem Menschen eine positive Komponente zu entdecken. Trotzdem ist das die Vereinbarung: Ohne positiven Ansatz kein weiteres Recht auf Feedback. Wie in der Antike Menschen, die nicht zur Wahl gingen ihr Wahlrecht verloren, muss sich jeder dieser Grundanforderung beim Feedback stellen. Wer

das für einen kosmetischen Trick hält, braucht dann nur warten, bis er sich selbst mit ungerechtfertigtem Feedback konfrontiert fühlt und sich dann zwei Fragen stellen:
- Wie fühlt sich das an?
- Bewegt mich das zu einer Kursänderung?

Beide Antworten liegen im negativen Bereich. Manchmal entdecken wir an Menschen auch Verhalten, die wir für veränderungswürdig halten. Ebenso für diese Situation ist Feedback sinnvoll einzusetzen. Unter strikter Vermeidung von Verallgemeinerungen können Wünsche formuliert werden.
- »… und ich würde Ihnen wünschen, dass Sie noch mehr …« oder
- »und ich wünsche dir, dass du weniger …«

so könnte der kritische Impuls-Anteil lauten.
Zu sanft? Dann lassen Sie uns beobachten, was geschieht, wenn ich jemandem die »Wahrheit« ungefiltert vor den Kopf schlage. Erstens ist das nur meine Wahrheit und ein Dritter käme vielleicht zu einem ganz anderen Impuls. Zum zweiten wird ein Mensch auf abschätzige Kritik nur mit Abwehr reagieren. Dann ist nichts besser als vorher. Es heißt ja »Rückfütterung« und nicht »Rückaustrocknung«.

> Man braucht sich nicht von jedem Feedback geben lassen.

Nicht von jedem, aber wer stringent die Möglichkeit meidet, sich selbst durch die Augen der anderen zu sehen, verpasst eine große Chance.

> Nachdem man ein Feedback erhalten hat, bedankt man sich.

Beim Feedback handelt es sich um ein Geschenk. Der Geber hat sich viel Mühe gegeben. Dem Feedback-Empfänger stellen sich die Fragen:
- Wo finde ich mich da wieder?
- Welcher Teil von mir wurde angesprochen?

Es empfiehlt sich, die Kritik erst einmal sacken zu lassen. Oft dauert es eine gewisse Zeit, bis man den Ansatz erkennen und akzeptieren kann. Manches Feedback wurde erst viel später verstanden. Tatsächlich geben wir permanent Rückmeldung, auch außerhalb fester Feedback-Runden. Deshalb sind in ▶ Tabelle 4-8 die wichtigsten Regeln noch mal mit Beispielen dargestellt. Ein Mensch, der eine Kultur des positiven Feedbacks in seinem Umfeld aktiviert, kann viele gute Ergebnisse erreichen. Aber wie bei allem Wirksamen: Die Dosis bestimmt die Wirkung. Dauerndes Rückmelden der eigenen Befindlichkeit wäre zermürbend. Da sei die Legende von der chinesischen Großfamilie genannt, in der einmal im Jahr alle ihre Kritik ungefiltert den

4.7 Feedback – wenn das Fremdbild dem Selbstbild hilft

Tab. 4-8 Wichtigste Regeln für das Formulieren von Feedback

Negativ	Positiv
»man« mutmaßt Eigenschaften: • Man muss nicht immer so rechthaberisch sein. • Wir denken alle, dass du zu empfindlich bist.	»ich« beschreibt eigene Empfindungen: • Ich fühle mich von dir zu oft korrigiert. • Ich bin überrascht, wie stark dich das beeinflusst.
vage und unklar: • Alle letzten Aufträge waren doch nur halbherzig erfüllt. • Nie bist du da, wenn man dich braucht.	präzise und klar: • Diese Abrechnung ist zwei Tage zu spät eingereicht worden. • Gestern Nachmittag hatten wir beide Dienst, aber du warst nicht da.
auf die Persönlichkeit bezogen: • Du bist unehrlich! • Sie wollen immer viel zu viel.	auf das Verhalten bezogen: • Deine letzte Aussage stimmt nicht und das weißt du. • Sie zeigen hohe Erwartungen.
mit Verzögerung etwas aufzwingen: • Seit Monaten hängst du nur rum. Das musst du ändern. • Schon letztes Jahr waren Sie so. Das reicht uns jetzt!	unmittelbar eine Lösung entwickeln: • Du hattest eine lange Pause. Was willst du jetzt tun? • Ich kenne diese Haltung von Ihnen. Was schlagen Sie vor?

anderen Familienmitgliedern ins Gesicht schreien dürfen. Nur dass diese sich die Ohren zugestöpselt haben. Nach solcher Entladung können alle sich wieder ein Jahr höflich ertragen.

Manchem Arzt mag die Vorstellung verlockend erscheinen, nur einmal den Patienten zu sagen, was man tief innen denkt, aber da ist ja dieser Eid … Die Psychologen Cohn und Farau äußern sich so: »Nicht alles, was echt ist, will ich sagen, aber alles, was ich sage, soll echt sein« (Cohn u. Farau 2008).

> Dr. W. hat es viele Jahre nicht für nötig gehalten. Aber jetzt gibt es zu Beginn einer Teamsitzung immer eine kleine Feedback-Runde, wenn das gewünscht wird. Und nach ein paar Anfangsschwierigkeiten hat sich eine lebhafte und positive Kultur entwickelt. Man kann sich nicht nur sagen, was schief lief, sondern oft liegt in dem wertschätzenden Ansatz auch gleich ein Lösungsweg. Neulich sagte eine recht junge Mitarbeiterin: »Ich möchte wieder Feedback von euch, aber bitte lobt mich nicht nur, sondern helft mir mit eurer Meinung!«

■ **Dr. No:** Ich lasse mir doch nicht von jedem sagen, wie er mich findet. Das wäre ja noch schöner.

▶ **Dr. Will:** Erstaunlich, was Feedback leisten kann! Was für Pflanzen der Dünger ist, ist für Teams das Feedback.

4.8 Rosenthal – von Mäusen und Menschen

> »Wer die Menschen behandelt, wie sie sind, macht sie schlechter.
> Wer die Menschen behandelt, wie sie sein könnten, macht sie besser.«
> *(Johann Wolfgang von Goethe)*

> Bei der morgendlichen Besprechung wurde es noch thematisiert: Welche Patientin wird einen positiven Heilungsprozess haben? Beide Frauen hatten eine Appendektomie. Jetzt bekommen sie eine nahezu identische Nachbetreuung. Natürlich sind sie unterschiedliche Charaktere, aber auf Station heißen sie »die Zwillinge« von Zimmer 14. Zu ähnlich sind sie sich in Lebensgewohnheiten und physiologischen Daten. Spaßeshalber wird eine stationsinterne Wette gemacht: Welche Frau verarbeitet zuerst die Folgen der OP? Bald kristallisiert sich eine Favoritin heraus: Christiane scheint vorn zu liegen, alle glauben das. Und tatsächlich: Zwei Tage früher als ihre Zimmergenossin wird sie entlassen. Das ganze Team ist gerührt, als sie ihre Bettnachbarin danach täglich besucht. Als er einem hospitierenden Kollegen davon erzählt, meint der ganz trocken: »Typischer Rosenthal!« Der Oberarzt googelt und kommt ins Grübeln: Sollte der Glauben an Christiane ihren Heilungsprozess beschleunigt haben?

Max Frisch sagt in seinen Tagebüchern, wir seien der Spiegel der anderen. Im Folgenden soll die Spur dieser Idee erweitert werden. In den 90er-Jahren machte der amerikanische Soziologe R. Rosenthal ein Experiment mit seinen Studenten: Zwei Gruppen bekamen die Aufgabe, für eine Anzahl Ratten ein Labyrinth zu bauen und die Tiere so zu trainieren, dass sie mithilfe von Futteranreizen in möglichst kurzer Zeit den Weg durch das Labyrinth fanden. Die eine Gruppe bekam ganz normale Ratten. Der zweiten Gruppe, so hieß es, gab man besonders intelligente Ratten, wie man sie durch Züchtung erzielen kann. Und erwartungsgemäß hatte die zweite Gruppe signifikant bessere Ergebnisse. Erstaunlich an der Versuchsanordnung war die Auflösung: Die Ratten waren nach dem Zufallsprinzip ausgesucht, es gab keine »intelligenten« Ratten.

Noch spektakulärer ist der Versuch einiger Grundschullehrer: Die Kinder, die auf einer Liste der vermeintlich getesteten Schüler mit einem IQ über 120 standen, waren am Ende der ersten Klasse ihren »normalen« Mitschülern deutlich überlegen. Vielleicht denkt mancher jetzt an einen Lehrer, der »seine Lieblinge« immer besonders förderte. Da reichte schon ein aufmunternder Satz, ein Lob im richtigen Moment, um diese Schüler zu Bestleistungen zu bringen. Aber wie im Labor bei den Studenten mit den Ratten, war die Liste der Schulkinder nach dem Zufallsprinzip ausgewählt worden.

Das Ergebnis des Rosenthal-Effekts ist ein Sonderfall der *self-fulfilling-prophecy*. Er offenbart die Verantwortung des Menschen, der ein Experiment oder eine andere Aktion leitet. Die Erwartungshaltung eines Lehrers prägt die Erfolgschancen von Schülern. Lässt sich daraus ableiten, dass die Erfolgserwartung eines Arztes die Heilungschancen eines Patienten beeinflusst? Ein großes Ja lässt sich aus verschiedenen Richtungen untermauern. Es scheint so zu sein, dass wir das Verhalten eines Menschen ganz entscheidend mitprägen, fast als wären wir, wie es Max Frisch schreibt, die »Verfasser« der anderen. Dabei pressen wir sie, entgegen aller guten Wünsche, die wir für sie haben, in genau das Schema, das eigentlich unserem Menschenbild entspricht. Wir glauben zu reflektieren, was in Wahrheit jedoch nur unser eigenes festgefahrenes Denken darstellt.

> Dr. B. weiß, dass seine Patientin Zweifel an der Behandlung hat. Umso wichtiger ist es, was er selbst davon hält und zeigt. »Die vielen Patienten, die damit schon Erfolg hatten, spielen nicht die wichtigste Rolle. Entscheidend ist, was Sie erleben. Und ich persönlich glaube an Ihren Erfolg.« Immer noch liegen Vorsicht und Angst in ihrem Blick. Da setzt Dr. B. noch einen drauf: »Wenn Sie eine Firma wären, würde ich jetzt Aktien auf Sie zeichnen. Sie sind unterschätzt!« Er weiß, dass sie in einer Bank arbeitet und an dieser Stelle lachen muss. »Dann wäre ich ja ein verbotenes Insidergeschäft!« Als sie sich verabschiedet, wirkt sie sichtlich gestärkt.

- **Dr. No:** Ich glaube an Untersuchungsergebnisse und Zahlen. Aber nicht an einen Rosenthal-Effekt.

- **Dr. Will:** Meine Patienten sind nicht nur auf mein Fachwissen angewiesen, sondern auch auf mein Vertrauen in sie.

4.9 Zeit – one moment in time

> »So lautet der übliche Rat an uns Ärzte: ›Nehmt Euch mehr Zeit für Eure Patienten!‹ Dieser Rat macht uns je nach Naturell aggressiv oder verursacht ein schlechtes Gewissen, löst aber nicht unser Problem, denn wir haben nicht mehr Zeit.«
>
> *(Thomas Ripke 1994, S. 1)*

Was hat ein Absatz über die Zeit in einem Kapitel über das Selbstverständnis des Arztes zu suchen? Da man in absehbarer Zeit nichts an dieser kostenorientierten Struktur ändern kann, bleibt es unerträglich, dass Patienten klagen und Mediziner von ihrer Heilberufung abrücken sollen. Unzählige Untersuchungen haben dieses Dilemma präzise benannt, wenige Autoren haben Handlungsvorschläge gemacht. Wer sich als Arzt dem Strom entgegenstellt, weist meist eine starke, außergewöhnliche Persönlichkeit auf.
Die Thematik drängt. Wie kann ein viel beschäftigter Mediziner in die Lage versetzt werden, sich curricular oder partiell zunächst Tipps und Techniken,

später Hintergrundwissen anzueignen, um Gespräche effektiver machen? Was wäre dann geglückt? Kein sich übergangen fühlender Patient, kein Mediziner mit schlechtem Gewissen, sogar der Dritte im Bunde, der die Kostenstruktur überwacht, kann sich entspannen. Der wirtschaftliche Direktor einer Klinik, der Arzt selbst in seiner Rolle als Unternehmer und auch die Praxismanagerin in ihrer Funktion als Controllerin sind nun angekommen bei einem gesunden Kosten-Nutzen-Verhältnis.

Wann immer sich Ärzte für die Themen, wie sie in diesem Buch skizziert werden, interessieren, kommt früher oder später der Seufzer »Na ja, ich würde ja gern das alles realisieren, aber die Zeit ...«

Immer wieder die Zeit – alle Menschen, die im Gesundheitssystem unterwegs sind, betrachten den Zeitmangel als ihr größtes Hindernis. »Alles wäre gut, wenn man nur etwas mehr Zeit hätte!« Wenn eine Ressource knapp ist, können Menschen lernen, besser damit umzugehen. Wie wäre es, wenn es einen Weg gäbe, die Zeit besser auszuschöpfen? Den quantitativen Aspekt verändert das sicher nicht, aber den qualitativen und damit die Effektivität der eingesetzten Zeit.

Wenn man nur eine Minute der Konzentration vor einem Gespräch hat, wird das dann spürbar intensiver. Nimmt man sich zwei Minuten, ehe das nächste Gespräch beginnt, ist die Wirkung proportional gestiegen.

Ein Controller würde nach dem Ansatz, wer in einer Stunde sechs Gespräche schaffen kann, kann in drei Stunden 18 Gespräche absolvieren, falsch liegen. Die kommunikative Leistung ist nicht proportional zu rechnen, die Summe der Gespräche nicht beliebig erweiterbar.

Es soll keine Sozialromantik nach dem Motto »Lieber zwei gute, als fünf oberflächliche Gespräche« aufgebaut werden. Eine Praxis oder eine Klinik sind Dienstleistungsunternehmen, die nach wirtschaftlichen Gesichtspunkten geführt werden. Aber gerade deshalb kann eine gelingende Gesprächskultur zum Alleinstellungsmerkmal werden. Das ist ein Aspekt, der anders kaum zu erreichen ist. Bei vergleichbarem Angebot wird der Patient immer das Angebot mit dem bestmöglichen Gesprächskonzept wählen.

Die Sorge, das könne in endlosen Erzählstündchen enden, ist unbegründet, wie Teresa Bär in ihrer Dissertation nachweist: »Patienten überstrapazieren den ihnen gewährten Zeitrahmen in der Regel nicht. Ärzte müssen sich ihren Redeanteil nicht durch frühes Eingreifen sichern und gehen kein Risiko ein, wenn sie den Redefluss der Patienten zu Beginn des Arztgespräches nicht abbrechen. Die Angst vor ausufernden Erzählungen ist unbegründet« (Bär 2009).

Es handelt sich bei dem Ansatz, dass sich der Arzt genug Zeit zur Konzentration zwischen den Gesprächen einplanen sollte, also keineswegs nur um *Soft Skills*, sondern um einen klaren Impuls zum Qualitätsmanagement.

Zwei Zahlen seien genannt: 19 Sekunden hört ein Arzt durchschnittlich zu, bis er die Gesprächsführung übernimmt. Wenn er im Laufe seines Berufslebens etwa 200 000 Gespräche führt, stellen sie somit sein quantitativ wichtigstes Instrumentarium dar.

4.9 Zeit – one moment in time

Viele Mediziner verlängern auf eigene Rechnung die Gesprächsdauer. Es sind die Guten, die dabei noch ein schlechtes Gewissen haben, denn auch 5 Minuten reichen in vielen Fällen kaum aus. Es bleibt ein schlechter Nachgeschmack auf beiden Seiten: »Große Überforderung, wenn der Patient sein Herz ausschüttet … und der Arzt wird immer gespannter und verhalten aggressiver, weil draußen das Chaos des Wartezimmers wächst, wagt aber nicht, den Kontakt zu beenden, um den Patienten vor sich gerecht zu werden. Da er sich überfordert und dem Patienten festgenagelt fühlt, wird er den Patienten die so entstehende Ohnmacht oder Aggression so oder so spüren lassen. Für beide ein unglückliches Ergebnis« (Ripke 1994, S. 125).

> Ein gesunder Umgang mit der Zeit beginnt bei der eigenen Person.

Praxistipp

Vergegenwärtigen Sie sich Ihre Hochleistungszeiten.
Legen Sie wichtige Arbeiten in diese Hochleistungszeiten. Achten Sie penibel auf Pausen. Wer keine macht, ist nicht tapfer, sondern kurzsichtig.
Eliminieren Sie die Zeitfresser aus Ihrem Alltag!

Von Telefonaten bis zu Mitarbeitern, die unangemeldet auch nach Lappalien fragen, alles lässt sich optimieren. In einer Praxis sammeln die Medizinischen Fachangestellten drei Fragen, bis sie den Chef ansprechen. In einer anderen Praxis notieren sie die Fragen im Intranet, sodass der Chef antworten kann, wann es ihm passt.

Praxistipp

Klären Sie in der Teamsitzung, was ein Notfall ist und was nicht.

Die Rückfrage des Getränkelieferanten ist kein Notfall. Delegieren Sie alles, was Sie nicht selbst machen müssen.
Es ist zu beobachten, dass der meiste Stress aus dem Gefühl der Resignation entsteht, mit all den Anforderungen gar nicht fertig werden zu können. Mit dieser kleinen Angewohnheit können Sie sich auch an Arbeitstagen motivieren: Füllen Sie einige Büroklammern in eine Tasche Ihres Kittels. Jedes Mal, wenn etwas gut gelungen ist, lassen Sie eine Klammer in die Tasche auf der anderen Seite wandern. Am Ende des Arbeitstages zählen Sie die Büroklammern. Auch wenn es nur ein oder zwei sind, war es ein guter Tag.

■ **Dr. No:** Wenn ich mal viel Zeit habe, werde ich alle diese Ratschläge umsetzen.

▶ **Dr. Will:** Ich habe so wenig Zeit, ich sollte meinen Patienten länger zuhören.

5 »Wir Team« – Kommunikation für alle

> »Wenn zwei Knaben jeder einen Apfel haben und sie diese Äpfel tauschen, hat am Ende auch nur jeder einen. Wenn aber zwei Menschen je einen Gedanken haben und diese tauschen, hat am Ende jeder zwei neue Gedanken.«
>
> *(Platon)*

In den letzten beiden Kapiteln stand jeweils eine Seite des Arzt-Patient-Gesprächs im Mittelpunkt. Dieses Kapitel hat das »Wir« im Fokus: in Form der therapeutischen Allianz mit dem Patienten und mit dem medizinischen Team, in dem sich der Arzt während seiner Arbeit bewegt. Auch wenn viele Beispiele wie gewohnt Situationen zwischen Arzt und Patient zeigen, die dahinter stehenden Techniken lassen sich ebenso im Mitarbeitergespräch anwenden. Hier finden Sie also besonders praktikable Tipps, um die Kommunikation mit dem eigenen Praxisteam zu erleichtern und zu verbessern. Mancher Arzt wird deshalb einen doppelten Nutzen aus diesem Kapitel ziehen. Denn die interne Kommunikation steht in direktem Zusammenhang mit dem Erfolg einer Praxis oder Klinik.

Allgemein lässt sich zahlreich belegen, dass ohne den Anspruch auf eine gelingende Kommunikation ein therapeutisches Team nie seinen tatsächlichen Leistungsgipfel erreichen kann. Viel Energie geht an Schnittstellen verloren, vom Schichtwechsel in der Klinik bis zum Kontakt der Arztpraxen mit ihren Zuweisern.

> Überall gilt: Nur mit guter Kommunikation kann gute Leistung erreicht werden. Misslungene oder unterlassene Kommunikation führen zu schlechter Leistung.

An dieser Stelle gleichen sich Arztpraxen und Wirtschaftsunternehmen übrigens. Häufig werden bei Kommunikationsproblemen externe Trainer zu Hilfe gerufen.

- Viele Praxen haben heute bereits ein Intranet, dennoch scheitern Vorgänge bei der internen Kommunikation manchmal an den nicht gestellten Fragen. Es lohnt sich auf jeden Fall für den Arzt, sich mit **Fragetechniken** auszukennen.
- Die **Bambus-Technik** zeigt, dass manchmal erst durch Flexibilität eine ordentliche Standfestigkeit erreicht werden kann.
- Auch für den nonverbalen Bereich gibt es wirksame Elemente anzuwenden: **Strokes** sind Wahrnehmungseinheiten, die ein Gespräch in Verlauf und Tiefe komplett verändern können.

- Kein Mensch ist eine Insel. Gerade im medizinischen Bereich ist an den meisten Stellen Teamarbeit unerlässlich. Minimale Veränderungen können auf einen Gesprächsverlauf einen maximalen Effekt bewirken. Als ein Beispiel dafür gilt die **VW-Technik,** die dem Arzt im kommunikativen Bereich einen längeren Atem verschafft.
- Was haben **Komplimente** in der Ärztlichen Kommunikation zu suchen? Hier werden Sinn und der Wirkungsgrad wertschätzender Komplimente beleuchtet.
- Bei der Technik des **Erklärens** kann einem Fachmann manchmal das eigene Wissen im Weg stehen. Erst durch einen Perspektivenwechsel lässt sich die Aufgabe bewältigen, die sich aus der Verantwortlichkeit des Senders für die Kommunikation ergibt.
- Wer würde nicht gern einen Joker aus der Schublade ziehen, wenn es kompliziert wird in der Beratung? Wer sich ein kleines Portfolio an **Impacts** anlegt, ist gut vorbereitet.
- Verhindert wird das Gelingen im Gespräch immer wieder von sogenannten **Gesprächskillern.** Man sollte sie erkennen und neutralisieren können.
- Jede Minute Vorbereitung, die man in eine Technik namens **Wave** investiert, lohnt sich, denn so wird Überzeugungsarbeit leicht gemacht.

5.1 Fragetechnik – nur wer fragt, findet Antworten

»Ein guter Frager ist wie einer, der die Glocke zu schlagen versteht.«

(Aus China)

> »Haben Sie das verstanden?« »Ja, Herr Doktor«. Mit diesem knappen Dialog hat Dr. F. die Anweisung für die Medizinische Fachangestellte abgeschlossen. Er fällt aus allen Wolken, als vom Steuerberater ein Brief mit dem Hinweis kommt, die gesamten Abrechnungen müssten komplett neu aufgeschlüsselt werden. Ganz präzise hatte er der jungen Mitarbeiterin die Modalitäten des Abrechnungsschlüssels erklärt und immer hatte sie eifrig genickt. Woher sollte er da ahnen, dass sie entweder nicht zugehört oder nicht verstanden hatte? Er kann doch nicht in ihren Kopf schauen. Als er die junge Frau anspricht, ist diese völlig verzweifelt. Sie hatte nicht verstanden, was sie genau tun soll, und gehofft, ihre erfahrene Kollegin würde es schon richten.

Einem chinesischen Schüler sind zwei Dinge untersagt: der direkte Augenkontakt mit dem Lehrer und eine Rückfrage des Schülers. Was im chinesischen Kulturkreis als Haltung der Höflichkeit verstanden wird, kann für europäische Lehrer der Auftakt für ein beispielloses Scheitern werden, wenn sie denken, ein zuhörender, nickender Schüler habe alles verstanden.

5.1 Fragetechnik – nur wer fragt, findet Antworten

Viele Ärzte sehen sich da vor ähnliche Probleme gestellt: Nickt der Patient freundlich, ist das noch keine Garantie, dass er alles verstanden hat. Auf die Aufforderung: »Haben Sie noch Fragen?« kommt dann ein höfliches »Nein«.

Wenn in Untersuchungen der Ärztlichen Kommunikation häufig eine Compliance-Rate von nur etwa 50 Prozent attestiert wird, ist das eine Katastrophe. Das bedeutet, die Hälfte des Gesagten verschwindet im Nichts, welch eine Verschwendung! Und keiner der beiden Gesprächsteilnehmer muss dabei einen Fehler gemacht haben. Auch als Chef eines Teams kann sich ein Arzt nicht darauf verlassen, dass seine Erklärungen vollständig verstanden und perfekt erfüllt werden. Wenige Mitarbeiter werden genau an den Stellen fragen, wo etwas unklar ist. Doch es ist klar, wie die Verantwortlichkeiten liegen: Der Sender ist für die Botschaft zuständig.

Manch ein Arzt hat schon einen freundlich zuhörenden Patienten aus der Praxis gehen lassen, der von all seinen Erklärungen wenig verstanden hat und nichts behalten wird. Das tut der Patient nicht etwa, weil er böswillig oder schwer von Begriff ist. Das ist eine Reaktion auf die besondere Situation beim Arztgespräch. Welche Chance dagegen hat der Patient, der noch motiviert nachfragt. Auch wenn die Zeit drängt, niemand würde das Risiko eingehen, seine Fragen unbeantwortet zu lassen. Für den Praxisalltag bedeutet das: Wer wissen will, wie viel vom Gespräch am Ende bleibt, sollte fragen. Fragetechniken sind wie ein Navigator für einen gelungenen Verlauf: Information – Kontakt – Verständnisüberprüfung. Alles gelingt durch geeignete Fragen. Wenn Kommunikation ein Erfolgsinstrument ist, ist die Fragetechnik der Joystick.

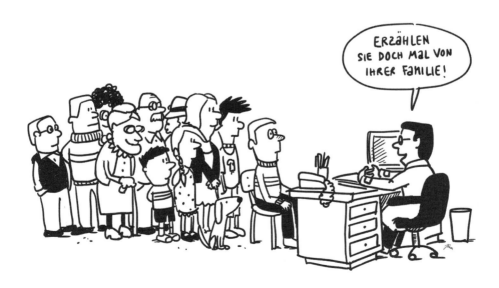

Eigene Impulse
> Wie viele Fragen stellen Sie am Tag?
> Wie geht es Ihnen, wenn andere fragen?
> Fühlen Sie sich examiniert oder ist es für Sie ein anregendes Spiel? Benutzen Sie oft Gegenfragen, auch um sich andere auf Distanz zu halten?

Verschiedene Möglichkeiten zu fragen

Wer fragt, sollte überlegen, was er erwartet: eine Information oder eine Zustimmung?

Im ersten Fall wird man **offen** fragen, also mit einem »W« beginnen (wer, wann, wo, warum, womit, …). Damit ist die Richtung vorgegeben, in die die Antwort gehen soll. Je offener die Frage formuliert ist, umso größer ist das Spektrum einer möglichen Antwort. Der Gesprächsablauf kann mit einer komplett offenen Frage beginnen:

- »Was bringen Sie mit?«
- »Was führt Sie zu mir?«
- »Was ist heute unser Thema?«

Wenn der Patient zu berichten beginnt, kann der Arzt an geeigneter Stelle mit einer **präzisierenden** Frage genauer auf den Punkt kommen:

- »Und diese Schmerzen haben Sie seit wann genau?«
- »Wie heftig sind denn diese Schmerzen?«
- »Wie oft am Tag ergeht es Ihnen denn so?«

Je nachdem wie der Patient antwortet, kann der Arzt entweder weitere Schlüsse ziehen und das Vorwissen des Patienten erfragen oder eigene Ideen ansprechen. Wer fragt, übernimmt Führung und Verantwortung.

> **Cave:** Niemals sollte eine Antwort übergangen oder missachtet werden.

Auch wenn beim Patienten offensichtlich eine Fehleinschätzung vorliegt, ist es taktisch unklug, eine seine Antwort unerwidert stehen zu lassen und weiter zu sprechen.

> Ermuntern Sie Patienten zum Fragen!

Loben Sie exzellente Fragen und haben Sie keine Angst um den Zeitplan. Es wird viel Zeit damit vergeudet, die Folgen nicht gestellter Fragen aufzufangen. Es verbieten sich **Suggestivfragen** wie »Sie glauben doch nicht im Ernst, das bisschen Sport reicht?« oder »Finden Sie das gut, wenn Sie dauernd die Termine verschieben?«. Der Patient hat es an dieser Stelle leicht, sich zu-

5.1 Fragetechnik – nur wer fragt, findet Antworten

rückzuziehen. Der Arzt wird eine ganze Weile brauchen, bis er mit dem derart zurückgewiesenen Patienten wieder angemessen sprechen kann.
Ärzte sind darauf konditioniert, Antworten zu geben, je schneller und präziser umso besser. Aus diesem Grund scheinen ihnen **Gegenfragen** oft nicht angebracht, wirken sie doch wie ein hilfloses Echo. Aber es gibt einen sinnvollen Einsatz der Gegenfrage. Dabei ist Voraussetzung, dass der Patient präzise beobachtet wird.

> Der Patient hat nach einer erfolgreich verlaufenen Therapie einen leichten Rückschlag erlebt. Etwas vorwurfsvoll sitzt er jetzt vor seinem Arzt und fragt, wie es dazu kommen konnte. Obwohl Dr. J. eine klare Vorstellung davon hat, wie das zustande gekommen sein kann, wählt er einen anderen Weg. Er fragt »Was können Sie sich denn vorstellen, was da eine Rolle gespielt hat?« Der Patient hält inne und sagt dann mit veränderter Stimmlage: »Na ja, als in der Firma wieder das Personalkarussell gedreht wurde, habe ich meine Entspannungsübungen sein gelassen. Das kam mir plötzlich so unsinnig vor.« Dr. J. stimmt ihm zu und kann dann den Zusammenhang zur Konstitution aufzeigen, ohne moralisch zu werden.

Oft ist es erst durch eine Gegenfrage möglich, den Patienten zu seinem eigenen Wohl aus der eingefahrenen Bahn zu bringen. Das behutsame Annähern an eine gern verdrängte Wahrheit gelingt so viel besser. Patienten sind die Experten für ihren Körper und ihre Lebensumstände. Manchmal wird das nur deutlich, wenn man mit einer Gegenfrage arbeitet.
Manche Ärzte glauben, durch Fragen Autorität zu verlieren. Wie beim Golf das niedrige Handicap erfolgreich ist, sehen sie im Arztgespräch einen Wettbewerb um die schnellste Diagnose mit den wenigsten Fragen. Wer die Sorge ablegt, man könne als Fragender auch als Unwissender dastehen, wird schnell merken: Wer fragt, führt.
Am Ende eines Gesprächs können **zusammenfassende Fragen** hilfreich sein:
- Verstehe ich Sie richtig, dass …?
- Ist es so, dass …?
- Es hört sich so an, als hätte …?
- Ich möchte sicherstellen, dass wir nicht aneinander vorbeireden. Sie meinen also, dass …
- Wenn ich Sie richtig verstanden habe, meinen Sie, dass …
- Zusammengefasst meinen Sie, dass …
- Das heißt also, dass …
- Für mich ist also besonders wichtig, dass …

In ▶ Kapitel 4.7 war von den Feedback-Techniken die Rede, die Techniken des Paraphrasierens (▶ Kap. 3.7) stellen eine Variante zur Fragetechnik dar. Wer ein Gespräch rein über die Fragetechnik aufbauen wollte, könnte die folgende Treppe als Anhaltspunkt nehmen. Von der Einstiegs- bis zur Ab-

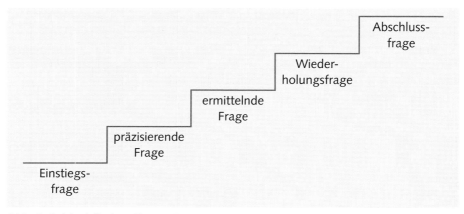

Abb. 5-1 Modell einer Fragentreppe

schlussfrage entsteht ein lebendiger Dialog. Zu keiner Zeit legt der Arzt das Steuer aus der Hand und hat damit eine gute Navigation. Ein Modell einer Fragentreppe könnte so aussehen, wie ▶ Abbildung 5-1 zeigt.

> Es gilt: Je mehr der Arzt fragt, umso mehr Annäherung und Aufklärung gelingt ihm im Gespräch.

Natürlich wird der Arzt auch selbst mit Fragen konfrontiert. Immer mehr Patienten bereiten sich auf ein wichtiges Arztgespräch mit einigen Stichworten vor. In vielen Wartezimmern füllen Menschen einen Anamnesebogen aus. Manche Praxen haben FAQs für Standardsituationen und dazu Fragebögen vorab für die Patienten. Wem auf der anderen Seite ein Patient oder ein Mitarbeiter mit einer ganzen Liste an Fragen in der Hand unangenehm ist, kann ja darum bitten, die Liste vorher einzusehen. Es gibt Praxen, da funktioniert das wunderbar.

Das Fragen darf auch nicht zum Quiz »verkommen«, auf keiner Seite des Tisches. Eher kann man an die Technik des »Genauerns« denken, wie sie Eugen Gendlin in seiner Arbeit benutzt (1998). Da konkretisiert man miteinander einen Begriff, eine Position so lange, bis es beiden passt. Das ist Verständigung.

Am Ende des Arztgesprächs sollte ein Verhaltensvertrag abgeschlossen werden über die Medikation, die Behandlung oder eine Lebensstilanpassung. Dazu braucht es eine **geschlossene Frage**, denn nun geht es um Zustimmung.
- »Fühlen Sie sich jetzt ausreichend informiert?«
- »Können Sie nun alle Schritte gut verstehen?«
- »Ist das Gespräch für Sie erfolgreich gewesen?«

5.1 Fragetechnik – nur wer fragt, findet Antworten

Auf der Internetseite www.jeder-fehler-zaehlt.de werden Pannen in medizinischen Bereichen aufgelistet. Neben vielen nützlichen Informationen kann man dort feststellen, dass fast alle aufgetretenen Fehler in der Kommunikation dadurch begannen, dass jemand eine Frage nicht oder nicht richtig gestellt hat. Von 505 dargestellten Fällen bezogen sich 268 auf das Thema Kommunikation, davon waren 43 sogenannte Prozessfehler (Stand Mitte 2013).

»*het gefrâget sîner nôt*« das heißt auf mittelhochdeutsch, dass ein berühmter Ritter im entscheidenden Moment dem kranken König die Mitleidsfrage hätte stellen müssen. Er sieht, wie schlecht es dem geht, aber seine Erziehung zwingt ihn zu dem, was die Literaturforschung ein **Frageversäumnis** nennt.

> Wer aus formellen Gründen eine Frage nicht stellt, vergibt sich im sozialen Miteinander eine Möglichkeit, Wertschätzung auszudrücken.

Mitarbeiter in Praxen und Kliniken sagen in Befragungen oft aus, darunter zu leiden, dass sie »nicht-fragende« Chefs haben. Was für den Mitarbeiter die Chance bedeuten würde, seine Kompetenz auf eine Frage hin zu beweisen, das fürchtet mancher Arzt als vermeintliches Zeichen von Schwäche. Aber Fragen an Mitarbeiter sind auch ein hocheffizientes Mittel der Wertschätzung.

Ein Arzt, der zum Patienten sagt: »Da fragen wir mal unsere Frau I., die weiß da am besten Bescheid«, hat sich als Teamspieler gezeigt. Der Patient hört: »Alle handeln zusammen, um mir zu helfen.« Frau I. hört: »Der Chef weiß nicht nur, was ich kann, er sagt es auch.« Eine Win-win-Situation.

Wer im Team eine Fragenkultur praktiziert, braucht nicht lange auf gute, innovative Ideen zu warten. Schon vor dem fest installierten Vorschlagswesen gilt dann: Fragen sind willkommen. Sie werden, wenn möglich, immer beantwortet.

Es konnte gezeigt werden, dass Fragen – sowohl im Patientengespräch als auch im Team – eine Schlüsselrolle spielen. Deshalb wird jetzt ein Fragemodus des Arztes sowohl mit einer Patientin wie auch mit einer Mitarbeiterin ausprobiert.

> »Was erscheint Ihnen am wichtigsten?« Die Patientin ist zunächst etwas verblüfft über die Frage von Dr. F. Jetzt muss sie noch einmal alle Punkte erinnern, die er ihr gesagt hat. »Also, wir haben über mein neues Präparat gesprochen und dass ich ein Ernährungstagebuch führen soll. Und dann haben Sie gesagt, dass ich auf keinen Fall unterzuckert sein darf, besonders wenn ich unterwegs bin, zum Beispiel allein im Wald. Was genau kann denn da passieren?« Dr. F. ist froh, dass sie diese Frage stellt. Langsam wird ihr klar, dass ihr Diabetes nicht »ein bisschen Alterszucker«, sondern eine ernste Krankheit mit weitreichenden Folgen ist.

> »Was erscheint Ihnen am wichtigsten?« Die Mitarbeiterin ist zunächst etwas verblüfft über die Frage von Dr. F. Jetzt muss sie noch einmal alle Punkte erinnern, die er ihr gesagt hat. »Also, wir haben über den neuen Abrechnungsmodus gesprochen. Und Sie haben gesagt, dass die IGeL-Leistungen nach einem anderen Schlüssel abgerechnet werden sollen. Wie war noch mal die Liste der Nummern?« Dr. F. ist froh, dass sie diese Frage stellt. Er zeigt ihr die Liste noch einmal und beruhigt sie, dass sie keineswegs alle Kennziffern auswendig wissen braucht. »Aber wir können ja eine Kopie an den PC legen, wo ich die Abrechnungen schreibe«, schlägt sie vor. So wird es gemacht.

Bereits in der mittelalterlichen Literatur spielt die Frage eine wichtige Rolle. Parzival, das ist der berühmte Ritter aus dem mittelhochdeutschen Satz, war durch seine Erziehung dazu angehalten, keine Fragen zu stellen. Und als er am Wendepunkt seines Lebens dem greisen König Amfortas angesichts dessen blutender Wunde die berühmte Mitleidsfrage verweigerte, wurde er in sein langes Lebensabenteuer katapultiert. Es dauerte Jahre, bis er seinen Platz in der Tafelrunde einnehmen konnte. Das kann passieren, wenn man den richtigen Zeitpunkt für eine Frage nicht erkennt.

»Wie kann ich Ihnen helfen?« – Das ist die zentrale Frage in der Medizin. Es sollte kein Tag vergehen, an dem man als Arzt nicht mit dieser Motivation tätig ist.

- **Dr. No:** Wozu hat man einen Mund zum fragen? Wenn der andere etwas wissen will, soll er doch Laut geben.

- **Dr. Will:** Kommunikation ist für uns Ärzte eine Bringschuld. Und der Sender ist verantwortlich für die Botschaft.

5.2 Bambus – stabile Stärke durch Flexibilität

Wir überzeugen durch unsere Persönlichkeit.

> Der alte Herr G. hat sich schon am Empfang lautstark beschwert über Wartezeit, Behandlung und Sonstiges. Allein die Tatsache, dass alle Voruntersuchungen von den Mitarbeiterinnen gemacht werden, bringt ihn in Rage. Schließlich habe er ja einen Arzttermin! Wenn »die jungen Dinger« nun Fehler machen würden … Zu Beginn der Sprechstunde fängt er wieder an, die allgemeine Situation der Kassenpatienten ist sein Thema. Dr. M., der ihn beruhigen will, lässt sich auf eine endlose Diskussion ein, erst ein eingehendes Telefonat rettet ihn …

5.2 Bambus – stabile Stärke durch Flexibilität

Ein Herbststurm fegt übers Land und lässt Bäume und Häuser erzittern. Die Äste der großen Bäume ächzen unter der Last des Windes. Und dann passiert es: Mit einem mächtigen Krachen splittert der Apfelbaum, der Stamm bricht in der Mitte durch. Einige Meter weiter ist ein Bambus angepflanzt, bereits drei Meter hoch ist er gewachsen. Auch ihn peitscht der Orkan, bis sich der Bambus fast flach auf den Boden legt. Das muss sein Ende sein. Als der Sturm vorüber ist, ist der Apfelbaum für immer zerbrochen, der Bambus steht ein bisschen zerzaust, aber fest in der Erde.

In der Bambus-Strategie zeigt sich die Kraft, die das Nachgeben hat. Der Vorteil, den es bringt, sich auch mal zu ducken, ist nicht zu unterschätzen. Wem das zutiefst zuwider ist, der überblättert die kommenden Seiten. Wer mit dem Gedanken der Flexibilität vertraut ist, kann sich eine sehr erfolgreiche Strategie aneignen. Zum Beispiel für diesen Klassiker aus dem Praxisalltag, der täglich viel Kraft verbraucht:

> Ein Patient musste ungewöhnlich lange warten und hat sich bereits draußen lautstark beschwert. Als er dann ins Sprechzimmer kommt, zeigen Tempo und Körperhaltung, dass er immer noch erbost ist. Sofort trägt er seine Beschwerde vor: Er hatte einen Termin und musste dennoch über eine Stunde warten. Der Arzt entgegnet, dass es einen Notfall gab und er ja nun dran sei. Daraufhin fängt der Patient erst recht an, seinen Standpunkt zu verteidigen. Er wird lauter, die Situation eskaliert. Der Arzt hat wenig Lust, sich den Schwall an Vorwürfen anzuhören, aber er kann den Hochdruckpatienten nicht beruhigen. Jeder Versuch scheint den Mann regelrecht zu stimulieren. Besonders der Hinweis »Jetzt beruhigen Sie sich doch erst mal!« bringt den Patienten in Wallung.

Solche Szenen sind nutzlos und ermüdend, manchmal sogar regelrecht gefährlich. Ein wirksames Mittel zur Deeskalation ist die **Bambus-Strategie**, wobei nicht etwa verlangt wird, dass sich der Arzt flach auf den Boden legen soll. Die Technik hat fünf Schritte, der ungewöhnlichste kommt zuerst:

Erster Schritt Auf einen Vorwurf hin reagiert man mit einer **Bestätigung** der Beschwerde. Auf den Vorwurf des Patienten »Ich warte seit über einer Stunde« könnte etwa »Eine so lange Wartezeit ist nicht in unserem Sinne« folgen. Die Reaktion des anderen wird irgendwo zwischen Verblüffung, Entschleunigung und Entspannung liegen. Ein kurzes Zeitfenster entsteht.

Zweiter Schritt Gleich im Anschluss kommt die **Anerkennung**. Erkennt man die Beschwerde an, vermittelt man dem Patienten das Gefühl, wahrgenommen zu werden. Ein Satz wie »Es ist richtig, dass Sie sich zu Wort melden« kostet wenig, bildet aber die Basis für ein vernünftiges Gespräch.

Dritter Schritt Die hoch emotionale Situation wird weiter versachlicht, wenn man noch einen Schritt weitergeht: Die Möglichkeit von **Mängeln** wird aus-

gesprochen. Wem das schwer fällt, der sollte an den Apfelbaum denken, der starr aufrecht stand, als der Orkan kam. Er hatte keine Alternative, Menschen im Gespräch können hingegen zu jeder Zeit flexibel reagieren.
Wer den Plan kennt, kann ihn Schritt für Schritt durchziehen. Natürlich lässt sich die Reaktion des Patienten nicht voraussehen. Da liegt der Unterschied zur Manipulation, dass die Antwort des Patienten dem Gesprächsverlauf eine andere Richtung geben kann. Während Manipulation eine Reaktion erzwingen will, gibt die Reaktion des Patienten dem Gespräch häufig eine neue Wendung. Das ist anspruchsvoll für den Arzt.

Vierter Schritt Jetzt kommt der aktive Teil. Bislang hatte man sozusagen Rückhand gespielt. Mit der **Bereitschaft** zur Lösung übernimmt man die aktive Steuerung: »Wir wollen gleich besprechen, wie man so was beim nächsten Mal verhindern kann. Ich werde mich selbst darum kümmern, wie das verbessert werden kann.«

Fünfter Schritt So erprobt und erfolgreich die Bambus-Strategie auch ist, die Reaktion der Menschen kann ganz unterschiedlich sein, je nachdem, mal verwirrend und mal erfrischend. Die gerade erreichte Entspannung kann zu einer erneuten emotionalen Entladung führen. Da schreit plötzlich jemand los. Oder ungleich schwieriger: Er bricht weinend zusammen, wenn seine Beschwerde angehört wird. Hier kann man, wenn es sein muss, durch **Umlenkung** der Emotionen auf die Sachebene reagieren. Manchmal ist dieser Schritt nicht nötig.

Zum Schluss Manchmal führt das Gespräch zwei- oder dreimal über den Punkt der Umlenkung. Erst jetzt ist es möglich, eine **sachgerechte Lösung** zu erreichen.

Wem das zu langwierig erscheint, der braucht sich nur einen Tag lang die Zeiten zu notieren, die anfallen, wenn man eine Beschwerde eskalieren lässt. Und dabei spielt es überhaupt keine Rolle, ob die Beschwerde angemessen war oder nicht. Es gibt Praxen, da stellen Beschwerden einen großen Minusfaktor in der Kosten-Nutzen-Rechnung dar.
Die Bambus-Technik klingt aufwendig, ist aber gut machbar und vor allem erfolgreich:
- **B** für Bestätigen
- **A** für Anerkennen
- **M** für Möglichkeit von Mängeln
- **B** für Bereitschaft zur Lösung
- **U** für Umlenkung von Emotionen
- **S** für sachgerechte Lösung.

> Als der Patient seine übliche Beschwerdelitanei startet, bestätigt Dr. M. ihn. »Ja, Herr F. Es ist richtig, dass Sie sich zu Wort melden.« Die ungewöhnliche Eröffnung verblüfft den Patienten und es gibt eine Überraschungspause. Dr. M. nutzt die Gelegenheit und fährt fort: »Wir sind angewiesen auf Patienten wie Sie, die sich kümmern.« Schon bei dieser Anerkennung rutscht der alte Herr fast zusammen und murmelt etwas von »Sonst hört ja eh keiner mehr auf mich«. Dr. M. merkt, wie sich die Stimmung wendet und schließt ab mit den Worten »Ich schlage vor, Sie wenden sich jedes Mal gleich an mich, ich versuche dann das Problem zu klären.« Darauf können die beiden zum ersten Mal ein konstruktives Gespräch führen.

Wir können aus den Erfahrungen vieler Workshops bestätigen, dass dieser proaktive Umgang mit Patienten das Beschwerdemanagement zu einer Erfolgsgeschichte für alle macht.

- **Dr. No:** Wenn es Schwierigkeiten oder Beschwerden gibt, muss ich zeigen, wer der Herr im Haus ist, sonst geht hier bald alles drunter und drüber.

- **Dr. Will:** Wenn es Schwierigkeiten gibt, kann ich beweisen, dass wir lösungsorientiert arbeiten. Sonst verlieren wir Patienten und unseren guten Ruf.

5.3 Strokes – Hunger nach Zuwendung

»Im Grunde sind es immer die Verbindungen mit Menschen,
die dem Leben seinen Wert geben.«

(Wilhelm von Humboldt)

> Dr. Z. ist stolz auf sein Team. Allerdings weiß davon keiner, denn es wäre ihm höchst unangenehm, das in aller Öffentlichkeit herauszuposaunen. Er hat schon überlegt, ob er zum Jahresende eine richtig große Einladung aussprechen soll, um den guten Erfolg der Praxis zu feiern. Aber vielleicht wird das falsch verstanden? Als Anbiederung des Chefs ans Team oder so. Sie werden ja wohl alle wissen, wie sehr er die Zusammenarbeit genießt. Weil er morgens immer als erster da ist, braucht er doch nicht herumzugehen und allen die Hand zu schütteln. Er mag diese Überschwänglichkeit nicht, man denke allein an den bakteriologischen Aspekt. Manchmal wüsste er gern, was die anderen von ihm denken. Aber wie sollte er das je herausfinden? Hauptsache, die Arbeitsabläufe funktionieren.

Der Begriff *Strokes* lässt sich im Deutschen nur schwer wiedergeben, denn er umfasst ein großes Bedeutungsspektrum von positiven wie auch negativen Begriffen. Von »Schlag« bis »Streicheleinheit« reichen die Übersetzungsmöglichkeiten. Arbeitstechnisch ist der Ausdruck **Wahrnehmungseinheit** am geeignetsten.

Der Mensch braucht zum Leben, dass ihn andere Menschen wahrnehmen. Anerkennung und Lob bedeuten für ihn, was für die Pflanze Wasser und Licht sind. So lebensdringlich ist dieses Bedürfnis, dass er sogar lieber negative Aufmerksamkeit auf sich zieht, als gar keine zu bekommen.

Eric Berne hat gesagt, dass für das physische und psychische Überleben des Menschen die **körperliche Zuwendung** die effektivste Form der sensorischen Stimuli darstellt (Berne 2002). Im gesellschaftlichen Raum findet eher selten eine tatsächliche körperliche Berührung statt, abgesehen vom Händeschütteln und angedeuteten Umarmungen. Dafür wurden viele symbolische Formen gefunden. Einem Arzt ist in besonderem Maß der körperliche Kontakt mit dem Patienten möglich. Deshalb ist das Wissen um diese Wahrnehmungseinheiten so wichtig.

Strokes – ihre Bedeutung und wie sie vermittelt wird

Was drücken *Strokes* aus? Sie sagen: Du bist da. Ich erkenne dich (an). Ich nehme deine Art wahr. Ich beobachte deine Gefühle. Ich sehe, was du leistest.

Wie wird das kommuniziert? Für *Strokes* lassen sich drei Koordinaten aufspannen: Sie unterscheiden sich nach dem Wert, dem Weg und dem Grund.

- Beim **Wert** unterscheidet sich ein positiver von einem negativen *Stroke*.
- Für den **Weg**, einen *Stroke* zu übermitteln, gibt es verbale und nonverbale Möglichkeiten.
- Und aus welchem **Grund** ein *Stroke* gegeben wird, entscheidet darüber, ob er bedingt für ein Verhalten oder bedingungslos für eine Person gegeben wird.

Alle Menschen lieben positive, bedingungslose *Strokes*. Dabei ist es ihnen gleich, ob diese verbal oder nonverbal übermittelt werden. Andererseits brauchen Menschen viel Energie, um einen negativen und bedingten *Stroke* zu verkraften. Beispiele dazu sind in ▶ Tabelle 5-1 zusammengefasst.

Die **verbale** Form eines *Strokes* beinhaltet neben den Worten auch Klang, Stimmlage und Melodie des gesprochenen Wortes. Am besten nimmt man die Unterschiede wahr, wenn man den Satz: »Dann sehen wir uns in zwei Wochen wieder« mal mit aufsteigender und mit absteigender Satzmelodie spricht: Eine völlig unterschiedliche Aussage entsteht.

Alles, was man wahrnehmen, aber nicht hören kann, fällt in den **nonverbalen** Bereich. Dazu gehören Gestik, Mimik, Körperhaltung und Kontakte wie Hand schütteln, einen Platz bereithalten etc.

Jeder Mensch möchte **positive** Wahrnehmungseinheiten bekommen, auch wenn viele Menschen sie im Reflex abwehren. Also ein »Wie schön, dass Sie

5.3 Strokes – Hunger nach Zuwendung

Tab. 5-1 Verbale und nonverbale Strokes mit positivem und negativem Inhalt sowie in einem bedingten und einem unbedingten Zusammenhang

	Verbal	Nonverbal
Positiv	»Schön, dass Sie gekommen sind!«	Arzt weist mit einem Lächeln auf den Sitzplatz.
Negativ	»Was wollen Sie denn jetzt noch?«	Der Arzt schüttelt den Kopf und wendet sich ab.
Bedingt	»Solange Sie Ihre Medikamente nehmen, haben Sie meine volle Unterstützung.«	Dem Patienten, der sich auf eigenen Wunsch gegen den Willen des Arztes entlassen lässt, werden die Papiere wortlos auf den Tisch gelegt.
bedingungslos	»Wie immer Sie sich entscheiden, ich werde Sie darin unterstützen!«	Im Moment der Begrüßung wendet sich der Arzt dem Patienten mit einem Lächeln und voller Konzentration zu.

Zeit hatten« ist allemal besser als »Na, da sind Sie ja endlich«. **Negativ** wird alles empfunden, was Kritik oder Mahnung anklingen lässt.

Oft wird eine positive Geste mit einer Bedingung verknüpft, dann spricht man vom **bedingten** *Stroke*. Das bezieht sich immer auf ein Verhalten des anderen Menschen. Der **bedingungslose** *Stroke* hingegen meint die Person direkt ohne jede Einschränkung. Mehr Empathie geht nicht.

> **Eigene Impulse**
> › Den ganzen Tag lang geben Sie *Strokes*. Wie bewusst sind Ihnen Ihre positiven *Strokes*?
> › Wie sieht bei Ihnen ein negativer *Stroke* aus?
> › Von wem bekommen Sie deutlich erkennbare *Strokes*?
> › Wissen Sie, wie sich ein Mangel an *Strokes* anfühlt?

Wenn Ihnen dieser Impuls Probleme bereitete, gibt es eine hoffnungsvolle Meldung. Ein »schlechter« *Stroke* ist immer noch besser als gar keiner. Der Mensch kann auf Dauer ohne diese Wahrnehmungseinheiten nicht leben. In Großstädten kann man sich tagelang zwischen tausenden von Menschen bewegen, ohne einmal wahrgenommen zu werden. Es ist anzunehmen, dass dadurch die soziale Verantwortung abnimmt. Zunächst wird der Mensch das Interesse an anderen Personen verlieren, sich langweilen und dann abwenden. In der klinischen Ausprägung kommt es zu einer Verwirrung, die in der Einsamkeit bis zu Halluzinationen führen kann. Als Beispiel sei Robinson Crusoe mit seinem Freitag auf der einsamen Insel angeführt.

Strokes und die Bedingungen, die Kultur und Erziehung hervorbringen – was Sie vermeiden sollten

Obwohl es sich bei dem Thema *Stroke* um ein vitales menschliches Grundbedürfnis handelt, haben sich in der westlichen Welt einige (seltsame) Regeln herausgebildet, die jeder Generation in der Erziehung vermittelt werden:

- **Sparsam mit der positiven Anerkennung umgehen.** Diese Forderung entstand vielleicht aus der Idee heraus, man könne etwas mit zu viel Lob verderben. Das ist Unsinn. Eine Variante davon lautet: Nicht geschimpft ist genug gelobt.
- **Man darf kein Lob annehmen, es aber andererseits auch nie ablehnen.** Aus dieser seltsamen Kombination stammen die Verrenkungen, die jemand macht, um ein Lob abzuwehren. Man könnte ja auf ein Kompliment antworten »Oh, danke, das freut mich aber, dass Sie das so sehen«. Der Regelfall sieht so aus, dass man den Inhalt des Lobes und seine eigenen Verdienste abwertet, indem man beteuert, dass etwas ganz leicht, ganz unwichtig oder ganz preiswert war. Sich über ein Lob uneingeschränkt zu freuen, ist vielen Menschen nicht möglich.
- **Man darf nie nach Lob fragen und sich selbst nicht loben.** Wenn sich zwei Schauspieler treffen und einer sagt, er habe den anderen in der Straßenbahn gesehen, dann gilt es als Witz, dass der erste fragt »Und, wie war ich?«. Leider zeigt uns dieser Witz, wie wichtig jedem von uns die Anerkennung durch andere ist.

Diese Maximen für *Strokes* fördern in ihrer Gesamtheit nur eins: den unstillbaren Hunger nach aufrichtiger, unbedingter Zuneigung.

Verantwortung des Arztes als Stroke-Geber

Der soziale Marasmus (Entkräftigung) gibt jedem einzelnen Menschen die Aufgabe, den Mangel bei sich und seinem Umfeld zu lindern. Als Vorbilder können all die Völker gelten, bei denen Umarmungen an der Tagesordnung sind. Um wie viel mehr sollen Ärzte, die ja antreten, um zu heilen, den Patienten viele, möglichst positive, bedingungslose *Strokes* geben! Goldbecker und Buchholz schreiben in ihrer Arbeit über *Strokes* in der Transaktionsanalyse: »Weiterhin ist nicht nur die Quantität und Art der Strokes wichtig, sondern auch die Qualität und Intensität eines Strokes. Die Qualität von Strokes hängt davon ab, was uns der Stroke-Geber bedeutet« (Goldbecker u. Buchholz 2009, S. 23).

Man kann ermessen, wie wichtig gerade die Zuwendung des Arztes für den Patienten ist: Es ist eine Entscheidung über Wohl und Wehe. Hier wird der Arzt in seiner Rolle als Retter erlebt, auch wenn es sich nur um eine einfache Harnwegsinfektion handelt.

5.3 Strokes – Hunger nach Zuwendung

Viele Patienten ringen lieber um einen negativen *Stroke*, als gar keinen zu bekommen und sie tun das mit ihren Mitteln. »Wenn wir nun kranke und krankmachende Verhalten/Denk- und Fühlweisen als ursprünglich bestmögliche oder sogar einzigmögliche (vermutete oder tatsächliche) Alternative des Kindes betrachten, seine lebensnotwendigen Strokes zu erhalten, können wir die oft so erstaunliche Zähigkeit, mit der Klienten an ihren Symptomen und Krankheiten (trotz Heilungswünschen) festhalten, besser verstehen« (Dimberger 2008, S. 9).

Die Thematik der *Strokes* verweist also auf das tiefer liegende Beziehungsgeflecht zwischen Arzt und Patient. Um den Austausch gelingen zu lassen, müssen diese Fragen gestellt werden:
- Welche *Strokes* kann der Arzt aufgrund seiner Geschichte geben?
- Welche kann der Gesprächspartner aufgrund seiner Geschichte annehmen?

Diese doppelte Vernetzung bietet leider die Ursache für viele Missverständnisse, aber gleichermaßen den Nährboden für viel Begegnung. Wenn Ärzte mit den besten Absichten und vielen Bemühungen an Patienten scheitern, bezeichnen sie diese als schwierig, weil sie selbst Schwierigkeiten mit ihnen haben. Kowarowsky zeigt in seinem Buch »Der schwierige Patient« (2011) präzise den Anteil, den der Arzt an diesem Dilemma hat. Wohl bemerkt: Niemand hat hier im klassischen Sinne »Schuld«. Allein es fehlt die Übereinstimmung, von der abhängt, dass auch diese Kommunikation gelingt.

Wenn das Instrument *Stroke* so mächtig ist, sollte man es nicht durch lässigen oder übermäßigen Gebrauch verderben. Wie ein *Running Gag* schleichen sich ins Alltagsgeschehen Gewohnheiten ein, die dann mehr schaden als nutzen:

> »Da ist ja mein Lieblingsteam!« Dr. A. hatte diesen Spruch oft benutzt, bis eine Mitarbeiterin fragte, ob er denn zwei Teams habe. Da wurde ihm klar, dass er bei seinen netten Begrüßungen mal ausmisten sollte.

■ **Dr. No:** Mich lobt ja auch den ganzen Tag keiner.

▶ **Dr. Will:** Es kostet wenig, aber der Effekt ist umwerfend.

5.4 VW-Regel – weiterkommen durch Wünsche

»Nur ein Hund freut sich, wenn ihm etwas vorgeworfen wird.«

(Unbekannt)

> Mit den Auszubildenden hat Dr. W. eigentlich nur am Rande zu tun. Umso mehr glaubt er mit seiner Autorität »den jungen Dingern« sagen zu müssen, wo es lang geht. Besonders das ordentliche Aussehen der Mitarbeiter ist ihm ein Anliegen. »Haben Sie heute schon mal in den Spiegel geguckt? 2500 vor Christus gab es bereits Kämme, nur Sie haben keinen bekommen? So wie Sie aussehen, laufen uns ja die Patienten weg!«
> Schon oft hat die Erstkraft diese Klatschen moniert, aber der Chef entwickelt kein Gespür dafür, was er bei seinen Mitarbeitern anrichtet. Erfolg hat er damit aber auch keinen.

Was für das Knie der Patellarsehnenreflex, ist in der Kommunikation ein Vorwurf: eine sichere Bank, denn es wird ein vorhersehbarer Reflex ausgelöst. Am besten man beginnt bei sich selbst und der eigenen Wahrnehmung. Wenn hinter jedem Vorwurf eigentlich ein Wunsch steckt, dann sollte man das berücksichtigen.

In den letzten Tagen oder Wochen sind Sie sicher einmal mit einem Vorwurf konfrontiert worden. Nun kann man wetten, wie Sie reagiert haben. Sie haben sich verteidigt, zumindest haben Sie im Kopf schnell das Rüstzeug dafür zusammengesucht. Je drastischer der Vorwurf, umso massiver war dieser Impuls. Selbst wenn der Inhalt des Vorwurfs alle Grenzen der Wahrscheinlichkeit überschritten hat, reichte es nur zu einem kurzen Lachen, aber so richtig fröhlich war das nicht.

Besonders Kinder können sich in wunderbarer Weise verteidigen. Ein kleines Mädchen steht neben einer zerbrochenen Flasche und sagt tief bewegt: »Ich war das nicht, das war das böse rechte Händchen.« Es gibt diesen Verteidigungsreflex, aber kann man nach dieser Erkenntnis etwas am Ablauf der folgenden Kommunikation ändern?

Es geht im Arztgespräch leider oft um Vorwürfe. Wenn den Patienten gesagt wird, dass sie wieder einmal die Diät, den Medikationsplan oder die vereinbarten Ratschläge nicht eingehalten haben, schwingt fast immer ein Vorwurf mit. Natürlich ist der Arzt im Recht, ohne Frage, aber es geht darum, wie er mit seiner Haltung auch Gehör findet.

Menschen reagieren auf Vorwürfe mit Verteidigung, lange bevor sie sich mit dem Inhalt des Vorwurfs auseinandersetzen. Sie entscheiden sich also eher dafür, selbst gut dazustehen, als das eigene Verhalten zu korrigieren. Doch genau dies ist das Ziel des ärztlichen Gesprächs.

> Mit einer kleinen Änderung in der Darreichungsform wird Erstaunliches möglich. Formulieren Sie den Vorwurf (V) als Wunsch (W).

5.4 VW-Regel – weiterkommen durch Wünsche

Tab. 5-2 Beispiele für Umformulierungen vom Vorwurf zum Wunsch

Vorwurf	Wunsch
Immer kommen Sie zu spät!	Ich wünsche mir, dass Sie rechtzeitig kommen.
Sie sehen unmöglich aus!	Ich wünsche mir, dass Sie passend gekleidet sind!
Nie bist du da, wenn man dich braucht!	Ich wünsche mir, dass du auch mal da bist, wenn ich dich brauche.
Sie brauchen ewig für alles und dann ist es auch noch falsch!	Ich wünsche mir, dass Sie meine Aufträge rechtzeitig und erfolgreich erledigen!

Aus »Sie haben schon wieder Ihre Werte vergessen!« wird »Ich wünsche mir, dass Sie Ihre Werte notieren!«. Was hört der Patient? Es wertet Menschen auf, wenn man sich etwas von ihnen wünscht. Von einem, der nichts hat, kann man sich nichts wünschen. Außer dem Gefühl der Macht appelliert ein Wunsch an das Gute, das alle so gern für sich in Anspruch nehmen.

In ▶ Tabelle 5-2 werden solche Umformulierungen vorgestellt. Dass es funktioniert, wird man allerdings selbst ausprobieren müssen.

Übung

Formulieren Sie die folgenden Vorwürfe um. Beachten Sie den Unterschied.
»Die Einwegspritzen sind schon wieder aufgebraucht!«
»In der Teeküche sieht es ja gruselig aus!«
»Sie haben viel zu unhöflich mit Frau M. am Telefon gesprochen.«

Die Umformulierung ersetzt die negativen Urteile durch positive Impulse. Da wird aus »aufgebraucht« etwa »rechtzeitig nachbestellt« und aus einer »gruseligen« eine »gepflegte Teeküche«. Und wer will, dass seine Mitarbeiter am Telefon höflich sind, warum spricht der überhaupt von Unhöflichkeit?

Beginnen Sie ein persönliches Experiment zum Umformulieren bei Ihren Mitarbeitern. Versuchen Sie diese Technik erst nach positiven Resultaten im Patientengespräch. Bis dahin wird sich die Sensibilität für bzw. gegen Vorwürfe schon gut entwickelt haben.

Oft hört man den Satz: »Ich weiß ja, dass die Vorwürfe nichts bringen, aber ...«. Und dann verhält man sich genauso wie der Patient, dem die Verteidigung der eigenen Position auch wichtiger ist als das Verhalten zu ändern. Genau das aber können sich Ärzte nicht leisten. Nicht nur in medizinischer Sicht sind sie diejenigen, die die Fäden gut in der Hand halten sollten, sondern auch was die Regie im Gespräch betrifft.

> »Mein voriger Chef fand das auch krass, aber die Ohrringe nehme ich nicht ab!«
> Die junge Auszubildende ist erst eine Woche an Bord, da kracht es schon zwischen ihr und der Ausbilderin. Dr. K. kommt dazu und kann die Wogen glätten: »Eigentlich finde ich das ganz cool, aber besonders in den Behandlungsräumen könnte das gefährlich werden. Deshalb wünsche ich, dass Sie alles aus Metall erst wieder nach der Arbeit tragen.« Das junge Mädchen nickt und so wird es dann auch gemacht.

■ **Dr. No:** Ohne den ganzen Kram sind Generationen von Ärzten ausgekommen.

▶ **Dr. Will:** Ich will so fortschrittlich sein wie meine Instrumente.

5.5 Komplimente – Gebrauchsanweisung zum Wohlwollen

»Der Unterschied zwischen dem richtigen Wort und dem beinahe richtigen ist derselbe Unterschied wie zwischen dem Blitz und einem Glühwürmchen.«

(Mark Twain)

> Fast fünf Stunden hat die Patientin jetzt an der Hämodialyse hinter sich. Entsprechend ist ihr Zustand. Nach dem Schichtwechsel kommt ein neuer Arzt, um eventuelle Fragen zu beantworten. Als sie etwas schelmisch fragt, ob sie denn nicht sehr brav gewesen sei, antwortet er knapp, das seien 80 000 Menschen in der Bundesrepublik jede Woche. Als er aus dem Raum marschiert, denkt sie: »Das möchte ich jetzt auch können.«

Bei Rainer Maria Rilke heißt es: »Es gibt Augenblicke, da ist eine Rose wichtiger als ein Stück Brot.« Aber in Workshops zur Ärztlichen Kommunikation bricht manchmal Empörung aus, wenn von Sinn und Einsatz von Komplimenten die Rede ist. Man ist schließlich Mediziner, da sind Komplimente wohl eher kein Thema. Wenn der Trainer auf diesen Tumult mit einem Kompliment an die Gruppe reagiert, ändert sich die Stimmung oft schlagartig. Allerdings sollte es passen.

Im geschäftlichen wie im privaten Alltag ist ein Kompliment zunächst nur ein höflicher Sprechakt. Es signalisiert Interesse und Aufmerksamkeit und kann bei richtiger Anwendung deutlich positive Wirkung erzielen. Dazu muss eine entsprechende Übereinstimmung zwischen Sprecher, Zuhörer und Situation hergestellt werden. Allein der situative Kontext trennt eine gelungene Verbindung von peinlichen Fettnäpfchen.

Nicht jeder Satz passt in jeder **Situation**. Bei der Visite im Krankenhaus ist der Satz: »Das ist sehr freundlich, dass Sie auf mich gewartet haben« allen-

5.5 Komplimente – Gebrauchsanweisung zum Wohlwollen

falls ironisch. In der Arztpraxis kann der gleiche Satz nach langer Wartezeit für den Patienten ein gutes Signal setzen. Außerdem verhindert er die Eröffnung: »Ich warte seit über eine Stunde …!«

In der Klinik sind Bemerkungen über das **Aussehen** oft problematisch, weil viele Patienten sich dort nicht so präsentieren können, wie sie das möchten, nämlich angezogen. Aber die Begrüßung »In Zimmer 207 ist immer eine gute Stimmung« gibt der Visite ein anderes Vorzeichen. Es kostet viel weniger als es später nutzt. Wenn ein Arzt mit einem Kompliment eröffnet, gibt er den Stil des folgenden Gesprächs vor.

Ein mürrischer **Auftakt** kann nur wirklich positive Menschen nicht demoralisieren, wie diese ganz besondere Patientin, die bei der Visite nach einer Woche Klinikaufenthalt den Chefarzt fragte: »Darf ich Ihnen mal einen Witz erzählen? Sie schauen immer so ernst drein.«

Oberstes Prinzip eines Komplimentes ist **Ehrlichkeit**. Wer zu hoch pokert, kann schneller verlieren als er denkt. Ein schief sitzender Verband macht mehr Last als er nutzt, genauso verhält es sich bei Komplimenten. Es geht um kostbare Momente. Setzen Sie also lieber wenige liebenswürdige Worte ein statt einer standardisierten »Flugbegleiter-Freundlichkeit«. Denn eine Inflation vernichtet Werte.

Aber wer nach dem Prinzip »Nicht geschimpft ist genug gelobt« auch ehrlich Empfundenes zurückhält, vergibt viel Autorität. Spontan darf und soll man sagen, was gefällt und gelingt, Sparen bringt da keine Zinsen.

> Unaufdringlich und angemessen sollte ein gutes Kompliment sein.

Leider sind viele Menschen, besonders Frauen, oft nicht in der Lage, ein wohl gemeintes Kompliment anzunehmen. Für den Arzt stellt es eine positive Form der Wachheit dar: Kann er zu Beginn des Gesprächs etwas Freundliches über den Menschen sagen, der sich ihm anvertraut? Man möchte vermuten, dass damit eine kommunikative Ebene bereits gefunden ist. Und was, wenn nicht? Ein geheucheltes Kompliment ist wie Falschgeld. Man bekommt dafür nichts, im Gegenteil, man muss sich verantworten.

Aber auch die Haltung »Ehe man etwas falsch macht, macht man lieber gar nichts« empfiehlt sich nicht. Man stelle sich solch zögerliche Haltung im medizinischen Behandlungsplan vor, ein Fiasko. Wenn es keinen Masterplan, kein sicheres Manual gibt, hilft nur empathisches Üben. Wer in kleinen Schritten Erfolge verbuchen kann, wird sich immer lässiger diesem Konzept widmen.

Ist die Hemmschwelle »Ich bin Gastroenterologe, was soll ich mit Komplimenten?« einmal überwunden, werden sehr erfreuliche Entwicklungen möglich.

Eigene Impulse
› Wie oft verlangen Ärzte von ihren Patienten, dass sie sich überwinden sollen?

Eigentlich hat das Kompliment seinen fragwürdigen Ruf zu Unrecht. Es geht doch zuallererst um das freundliche Wort, das dem anderen Menschen zeigt, dass man sich ihm jetzt zuwendet. Es ist manchmal erschreckend, wie Menschen, die für niemanden ein nettes Wort haben, sich dann mit großer Empathie ihren Tieren zuwenden.

Ambrose Bierce hat gesagt, Komplimente seien zinsbringende Darlehen. Aber abgesehen von dem positiv verstärkenden Aspekt sind Komplimente, wenn sie gelingen, eine Mischung aus Wahrheit und Hoffnung. Steve de Shazer hat bereits in den 90er-Jahren auf die positive Wirkung von Komplimenten hingewiesen (2008). Aus der »Problemtrance« wird die Schwere genommen. Dadurch ist ein Mensch häufiger bereit, mit eigenen Lösungen zu experimentieren und bei Rückschlägen nicht gleich zu verzagen.

> Kurz vor den Sommerferien hat sich Dr. G. die Personalgespräche eingeplant. Die Mitarbeiterin, die jetzt vor ihm sitzt, ist seit über acht Jahren in der Praxis. Sie hatte vor fünf Jahren eine schwere Krise. Erst trennte sich ihr Mann von ihr, dann wurde bei ihrem Sohn ADHS festgestellt. Nur mit Mühe konnte sie damals ihren Aufgaben gerecht werden. Das ganze Team hat sie reihum unterstützt. Heute ist sie der Kraftmittelpunkt für alle Mitarbeiter, als Erstkraft ist sie der ruhende Pol. Sie bespricht mit ihrem Chef die Personalsituation und macht Vorschläge, wie man die Auszubildenden unterstützen kann. »Was mir vor Jahren am meisten geholfen hat, Herr Doktor, das war, als Sie damals sagten: Passen Sie gut auf ihr Edelsteinkind auf! Immer, wenn ich nicht weiter wusste, habe ich mir gesagt, der Doktor findet ihn kostbar. Und dann ging es irgendwie immer weiter.«

Wem jetzt die Nähe von Komplimenten zu *Strokes* auffällt, dem sei gratuliert: Beide Instrumente der Kommunikation liegen nahe beieinander, nur sind Komplimente immer an Worte gebunden. *Strokes* gibt es auch in nonverbaler Form.

Das Lob als spezielles Kompliment

Wir befinden uns im Bereich der Sozialen Intelligenz. Deswegen wird jetzt die erwachsene Schwester des Kompliments besprochen: das Lob.
Heute wird gern ein Begriff benutzt, bei dem manch einer (die Autorin auch) die Augen verdreht: *Soft Skills*. Eigentlich sind damit viele Dinge gemeint, die wirksam, aber nur schwer messbar in der Kommunikation sind. Früher bezeichnete man die Gruppe der Einsichten und Fähigkeiten als »Soziale Kompetenz«, aber dann wurde aus dem englischen Begriff *Social Skills* die Verkleinerungsform *Soft Skills*. Heute geht niemand mehr in ein Bewerbungsgespräch, ohne dass sein Coach ihn eindringlich auf dieses Thema

5.5 Komplimente – Gebrauchsanweisung zum Wohlwollen

hingewiesen hat. Aber es sind eben nicht nur vordergründige Manipulationstechniken, um gut da zu stehen, denn jedes Sprechen ist Manipulation. Es geht um den optimierten und gewinnbringenden Ausgleich zwischen den eigenen Interessen und denen anderer Menschen. Personalchefs großer Firmen listen folgende Fähigkeiten auf, an denen sie Teamfähigkeit und Erfolg eines Menschen ablesen können:
- Einsatzbereitschaft,
- Verantwortungsbewusstsein,
- Kommunikationsfähigkeit,
- Leistungswille und
- Belastbarkeit.

Eigentlich müsste man von beiden Teilnehmern der Ärztlichen Kommunikation, vom Arzt und vom Patienten, diese Kernkompetenzen erwarten. Weil aber viele Patienten dies nicht mitbringen, ist der Arzt doppelt gefordert.

> **Eigene Impulse**
> › Wann sind Sie zuletzt gelobt worden?
> › Wofür wurden Sie gelobt und welche Reaktion ergab sich?
> › Und das Gegenstück: Wann sind Sie kritisiert oder abgemahnt worden und was haben Sie gemacht?

In einem Seminar oder Workshop bekommt man auf die letzte Impuls-Frage nie die Antwort: »Ich habe mich gefreut über die konstruktive Kritik, mich beim Kritiker bedankt und dann mein Verhalten sofort revidiert.« – Menschen reagieren nun mal anders auf Lob als auf Kritik, zumal die wenigsten gelernt haben, wertschätzend zu kritisieren.

Lob und Kompliment effektiv einsetzen

Auffallend oft geht es in diesem Buch um die positive Verstärkung, denn dabei handelt es sich um die wirksamste bekannte Verhaltensbeeinflussung. Die Kunst des effektiven Lobens verschafft einem ein außergewöhnliches Instrument in zwischenmenschlichen Beziehungen. Der Begriff Instrument deutet auf eine komplexe, handlungsorientierte Struktur hin. Kein Arzt sollte auf Wirkungsweise und Effizienz des Lobens verzichten.
Im ▶ Kapitel 2.4 konnte man sehen, dass zunächst nur der visuelle Impuls die ersten Sekunden eines Gesprächs bestimmt. Wer dort ansetzt, bestimmt den folgenden Verlauf maßgeblich. Machen Sie es sich zur Angewohnheit, ein Detail an der anderen Person wahrzunehmen. Prüfen Sie, ob es für ein Kompliment taugt und sagen Sie es, wenn es passt.

»Ist der Pulli neu?« »Nein, mit Wollseife gewaschen!«
Das ging daneben, dieser Werbespruch zeigt ein misslungenes Beispiel. Aber selbst wenn in der Übungsphase keine Treffer erzielt werden – allein das Bemühen um ein Kompliment wird die Atmosphäre ändern.

Machen Sie sich übrigens darauf gefasst, dass **Frauen** tendenziell Komplimente abwehren oder abschwächen. Der schöne Armreif, den die Patientin für die Blutdruckmessung erst ablegen muss, war entweder ganz preiswert oder sie hat ihn schon ewige Zeiten. Lassen Sie sich dadurch nicht entmutigen! Insgeheim freut sich die Patientin über die Aufmerksamkeit. Erziehung und Gewohnheit lassen ihr vielleicht keine andere Möglichkeit, als das Kompliment klein zu reden.

Männer tragen kaum Schmuck und wollen auch keine Fachsimpelei über Uhren entfachen. Wie wäre es also mit der Frage »Hatten Sie Urlaub?« Die sollte aber passen. Wenn ein Patient völlig ermattet ins Sprechzimmer kommt, wäre diese Frage ein Hohn.

Wem ein Kompliment als Strategie noch zu leichtfertig erscheint, der bekommt beim Loben etwas festeren Boden unter die Füße.

> **Eigene Impulse**
> › Denken Sie an einen schwierigen Patienten! Was können Sie an ihm Lobenswertes finden? Wenn Sie gar nichts finden, werden Sie den Patienten nicht optimal behandeln können.

> Gegen Nachmittag ist die Luft eigentlich raus: Dr. T. muss sich dann zwingen, auch den letzten Patienten gerecht zu werden. Er hat es sich angewöhnt, »eine nette Sache« zu Beginn des Gesprächs zu sagen, so nennt er das. Mal ist es ein kleines Kompliment, mal ein Lob für Pünktlichkeit oder Therapietreue. Diese Patientin ist von ihrer Schwester geschickt worden. Dr. T. untersucht sie, stellt ein Rezept aus und fragt bei der Verabschiedung, ob sie noch Fragen hat. »Nein, Fragen eigentlich nicht. Aber, was mir fehlt, das gilt wohl nur für Stammpatienten.« Dr. T. versteht nicht, was die Patientin ansprechen möchte und fragt deswegen nach. »Meine Schwester hat gesagt, wenn's einem ganz schlecht geht, bekommt man bei Ihnen immer eine Portion Freundlichkeit.« Obwohl Dr. T. sich über seinen guten Ruf freut, merkt er, wie wichtig es ist, konstant an den eigenen Idealen zu arbeiten.

■ **Dr. No:** Liebe, Lob und Komplimente? Bei mir gibt's Zäpfchen, Pillen und Ergebnisse.

▶ **Dr. Will:** Ich vergebe mir nichts mit einem netten Wort, im Gegenteil: Ich übernehme die Steuerung des kommenden Dialogs.

5.6 Erklären – Wissen als Geschenk

»Wie die Arbeit den Körper stärkt, stärken Schwierigkeiten den Verstand.«
(Seneca)

Die Mitarbeiterin macht sich Sorgen um die Zusammenarbeit mit einer großen Radiologiepraxis in der Stadt. »Wir haben da gar keinen direkten Ansprechpartner und wenn etwas schief geht, wird immer uns die Schuld gegeben.« Noch ehe sie weiter spricht, unterbricht Dr. O. sie. »Zerbrechen Sie sich mal nicht meinen Kopf, Frau R. Das habe ich schon im Griff.« Er hätte ihr jetzt das hochkomplexe Zuweiser-System erklären können, aber dazu war keine Zeit.

Nicht nur im Team sollen jeden Tag Dinge erklärt werden. Der Beruf Arzt ist nicht nur ein sprechender, er ist auch ein erklärender.

»Aufklärung bringt nichts
Die Aufklärung der Patienten im Krankenhaus könnten sich die Ärzte sparen: 80 Prozent von dem, was Klinikmediziner erklären, vergessen die Patienten sofort wieder. Was im Gedächtnis bleibe, sei zur Hälfte falsch, berichtet die ›Apotheken Rundschau‹ unter Berufung auf den Forscher Roy Kessels von der Uni Utrecht. Die Krankenhaussituation schränke die Wahrnehmungsfähigkeit ein, die Ärzte redeten zu theoretisch (ap).«
(Hamburger Abendblatt 9/2005)

Diese Aussage könnte einen verzweifeln lassen, aber es sind bereits verschiedene Wege beschritten worden, um diesem Dilemma zu entgehen.
Kliniken benutzen aus diesen Gründen **Merkblätter**, die dem Patienten mitgegeben werden. Eigentlich sollte dann ein **Folgegespräch** angeboten werden, in dem alle Fragen des Patienten geklärt werden.

> Der Vorgang des Erklärens ist ein Perspektivenwechsel.

Jedes Mal, wenn ein Patient hereinkommt, sollte der Arzt vom Berg des Wissens hinabsteigen ins Tal der medizinisch Halbgebildeten. Oben war die Luft glasklar und eisig. Unten sieht das ganz anders aus: Im Land des Patienten muss er manche Angst überwinden, sich mit Mauern des Misstrauens und einem ganzen Wald aus Vermutungen zurechtfinden. Es ist eine Art Hürdenlauf. Niemand kennt Höhe und Standort der Hürden. Genau so ist der Alltag im Arztgespräch.

Einem Diabetiker, der aufgeregt von einer Bekannten berichtet, die mithilfe von Zimteinlegesohlen ihren Diabetes geheilt habe, kann man natürlich antworten, das sei Quatsch. Nur – was passiert dann? Bestimmt wird der Patient, der eben noch sein Heil in Einlegesohlen sah, dem Arzt nicht lächelnd danken, dass er ihn

> vor solchem Mumpitz bewahrt hat. Eher wird er sich enttäuscht abwenden in der Überzeugung, dieser Arzt könne ihm nicht helfen. Aber kein ernsthafter Mediziner kann solchen Irrglauben stehen lassen oder gar bestätigen, nur um des lieben Friedens willen.
> Wie wäre es mit folgender Intervention: »Ich finde toll, wie Sie die Augen offen halten, was Ihren Diabetes betrifft. Leider halten nicht alle neuen Ideen, was sie versprechen. Das haben Sie sicher schon oft im Leben erfahren. Wir Diabetologen können die Wirkung von Zimt leider nicht bestätigen. Beobachten Sie doch mal, wie es sich bei Ihrer Bekannten weiterentwickelt!«

In normalem Sprechtempo sind das etwa acht Sekunden. Wie viel Zeit verbringen Ärzte und Diabetes-Assistenten mit wiederholter Aufklärung und den Folgen nicht adhärenten Verhaltens? Stunden und Tage sind es sicher, die in der Nephrologie damit vergehen und dabei sind Frustration und Gefährdung des Behandlungserfolgs noch nicht eingerechnet.

Eigene Impulse
› Wie eröffnen Sie Erklärungen?
› Woran merkt Ihr Gesprächspartner, dass es jetzt wichtig wird?
› Wie holen Sie den anderen in seinem Wissensstand ab?

Eine Erklärung braucht sich niemand spontan aus dem Hut zu zaubern. Ein Arzt kennt seine Patienten und seine Mitarbeiter und viele Fragestellungen wiederholen sich. Warnen Sie, schimpfen Sie oder verwünschen Sie innerlich die Bereitschaft, verantwortlich zu sein, aber entdecken Sie einen Weg, wie Ihr Patient Ihnen folgt! Das ist Ihre Aufgabe als Arzt.

Eigene Impulse
› Wie gut können Sie erklären?

Schrittweise Erklären lernen

Die Kunst des Erklärens ist neben dem Aktiven Zuhören (das jeder kennt, aber kaum jemand praktiziert!) die wichtigste kommunikative Disziplin. Niemand kann Dinge erklären, die er nicht gut kennt, obwohl manche Talkshows da keine Schmerzgrenze kennen. Interessanterweise kann man genauso schlecht Dinge erklären, die man sehr genau kennt. Die eigene Westentasche, die uns ganz nah und selbstverständlich ist, erklärt sich schwer. Was fehlt, ist dabei die notwendige Distanz. Man hält für selbstverständlich, was keineswegs alle Menschen wissen.
Ein weiteres Hindernis für gute Erklärungen sind die ständigen Wiederholungen. Vielleicht beschleicht einen Arzt die Idee »Der kapiert das schon wieder nicht«, wenn er zum 80. Mal eine Anwendung erklären soll. Doch da sitzt gerade ein neuer Patient, für den alles neu ist. Auch er hat – wie seine

5.6 Erklären – Wissen als Geschenk

79 Vorgänger – eine professionelle Erklärung verdient und die könnte so aussehen:

Im ersten Schritt fragt der Arzt, was der Patient schon weiß. Keine Sorge, diese Eröffnung mindert weder die Kompetenz des Arztes, noch führt sie dazu, dass der Patient im Alleingang das Gespräch übernimmt.
Der eine Patient wird jetzt ein »Nichts, fangen Sie bitte bei Null an!« erwidern, ein anderer kann schon einiges aus anderen Quellen berichten. Schon wieder Zeit gespart. Wenn der Arzt dies lobt, wird der Patient sich weiterhin bemühen. Ein dritter Patient glaubt, alles zu wissen, macht sich aber etwas vor. Was nur halb richtig ist, kann gefährlich werden. Hier sollte nun Zeit investiert werden, denn die neuen Informationen müssen richtiggestellt werden. Dann erst können Fragen beantwortet werden.

Im zweiten Schritt gelingt die Erklärung nach dem Motto: »So viel wie nötig, so wenig wie möglich.« Exkurse über spezielle Besonderheiten sind in vielen Fällen unnötig. Wer ein Auto fahren will, braucht vielleicht gar nicht zu wissen, wie ein Motor funktioniert.
Der Arzt beobachtet beim Sprechen den Patienten und nimmt die nonverbalen Signale auf. Wenn der wie beiläufig auf die Uhr schaut, kann es sein, dass die Erklärung zu langatmig wird. Die volle Konzentration können die meisten Menschen nur für etwa sieben Minuten halten. Also macht der Arzt nach wenigen Minuten eine Pause, das Gesagte muss jetzt sacken.
Die berühmte Frage »Haben Sie es bis hierhin verstanden?« kann entfallen, denn jeder gut erzogene Mensch ist an dieser Stelle zu einem freundlichen »Ja« geneigt. Das hat aber leider nichts mit seinem tatsächlichen Erkenntnisstand zu tun (▶ Kap. 5.1). Effektiver wäre die Bitte, mit eigenen Worten zu sagen, was dem Patienten am wichtigsten erscheint. Mit dieser sogenannten Prioritätenfrage vermeidet man den Eindruck der Examination und evoziert gleichzeitig tatsächliche Fragen.

Im letzten Schritt soll die Ausgangssituation mit dem neuen Wissen abgeglichen werden: »Wir wollten uns ja nach einer Methode mit weniger Nebenwirkungen umsehen. Wenn Sie jetzt die Informationen anschauen, wie geht es Ihnen damit?« Nun kann der Patient den neuen Wissensstand zu seiner eigenen Position machen. Wenn er hier adhärent reagiert, ist er tatsächlich an Bord.

Viele Krankheiten verringern die Aufnahmefähigkeit. Deshalb ist das Angebot, später auftauchende Fragen erneut zu beantworten, in jedem Fall eine gute Option. »Haben Sie keine Sorge, wenn Sie jetzt noch nicht alles wissen. Das waren sehr viele Details!« Ein wunderbarer Arzt sagt an dieser Stelle gern: »Ich habe das jahrelang studiert. Wenn Sie das jetzt in zehn Minuten verstehen, komme ich mir blöd vor.« Seine Patienten lieben ihn dafür.

Eigene Impulse

> Wenn Sie beim Erklären selbst Freude haben, ist das ein gutes Zeichen. Wenn dann noch der Erfolg stimmt, ist alles gut. Anderenfalls kopieren Sie Menschen in Ihrem Umfeld, die mit Freude erklären.

Es geht beim Erklären auch darum, dem Patienten Erfahrungen zu suggerieren. Der Unterschied zwischen Suggestion und Manipulation ist klein, aber entscheidend. Suggestion lenkt die Aufmerksamkeit auf etwas bereits Vorhandenes, während Manipulation die Denkweise allein im Sinne des Manipulators bewegt.

> An manchen Tagen hat Dr. T. wirklich keine Lust, alles zu erklären. Aber er macht sich eine Notiz und wartet eine günstige Gelegenheit ab. Vor dem neuen Gerät erinnert er sich an die verschiedenen Lerntypen seiner Mitarbeiterinnen: Eine lernt visuell, die andere lernt besser auditiv, während eine dritte kinästhetisch lernt, d. h. am effektivsten etwas durch Anfassen begreift. Als er sein Team an dem neuen Gerät versammelt, startet er auf drei Wegen seine Erklärungen: »Wer möchte mal die Bedienungsanleitung nehmen?«, und die erste liest sich ein. Eine andere hört lieber zu, was er erklärt. Sie wird es später auch der Auszubildenden gut weitergeben können, die heute in der Schule ist. Die dritte Mitarbeiterin fühlt sich am besten, wenn sie das neue Gerät »begreift«, sie fasst alle Schalter und Knöpfe an. Nach einer Weile hat Dr. T. den Eindruck, überflüssig zu sein. Es hat funktioniert. Er hat auf verschiedenen Lernwegen so gut erklärt, dass die Mitarbeiter jetzt allein zurechtkommen.

Dr. No: Beim Erklären werde ich oft ungeduldig, aber ich bin noch jung. Das wird mit dem Alter bestimmt besser.

▶ **Dr. Will:** Leider bringt das Alter oft Routine und Abstumpfung. Kompetenz muss erarbeitet werden.

5.7 Impact – der Joker aus der Schublade

»Ein Bild sagt mehr als tausend Worte.«

(Redensart)

> Dr. A. merkt deutlich, dass ihm der Patient nicht glaubt, wie es um ihn steht. Immer wieder beharrt er darauf, Pfeife sei etwas anderes als Zigaretten. Das könne ja nicht so schädlich sein. Als Dr. A. einwendet, Nikotin bleibe nun mal Nikotin und das sei für die neue Herzklappe Gift, erwidert der Patient, er rauche ja nicht auf Lunge. So käme ja gar kein Gift in seinen Körper. »Aber natürlich

5.7 Impact – der Joker aus der Schublade

> nehmen Sie auch Nikotin über die Mundschleimhaut auf!«, langsam verliert der Arzt die Geduld. »Und was soll das dann mit meiner Herzklappe zu tun haben? Da kommt ja auch nicht alles hin, was ich esse.« Resigniert schickt der Arzt seinen Patienten in eine Reha-Maßnahme. Er hegt die stille Hoffnung, dass man ihm dort die Konsequenzen seines Tuns klarmacht.

Wenn Spieler gewinnen wollen, setzen sie dazu oft einen Joker ein. Solche Joker gibt es auch im Gespräch: Wenn es nicht so gut läuft, kann ein *Impact* die Kommunikation retten. Wenn es gut läuft, krönt der *Impact* das Ergebnis. Mit der *Impact*-Technik ist hier der kreative Einsatz von Hilfsmitteln gemeint, der es erlaubt, einem Patienten eindrucksvoll und nachhaltig eine Information zu geben.

Oft beliefern Hersteller medizinischer Produkte die Ärzte mit Modellen, mit denen sich gut medizinische Zusammenhänge erklären lassen. Dabei kann es auch zu unfreiwilligen Pannen kommen:

> Der Zahnmediziner ist sichtbar stolz auf sein Equipment. Bevor er der Patientin das Implantat in den Unterkiefer einsetzt, erklärt er ihr ein Modell, um auf die besondere Struktur des Gewindes hinzuweisen. Er zeigt froh auf die gegenläufige Drehung, die besonders guten Halt bietet. Seine Finger fahren über das etwa vier Zentimeter große Metallteil. Er gibt es auch der Patientin in die Hand. Die liegt bereits seit einiger Zeit im Behandlungsstuhl, sonst würde sie in diesem Moment umkippen. Denn im Gegensatz zum stolzen Implantologen ist sie entsetzt: Ein solches Teil würde aus ihrem Unterkiefer herausragen … Erst jetzt bemerkt der Arzt ihre Stimmung und reagiert sofort auf ihre klamme Frage. »Das Original ist winzig klein, so klein, dass niemand das Wunderwerk an Technik erkennen könnte.« Beim Anblick des millimetergroßen Originalimplantats kann die Patientin aufatmen. Der Arzt hätte mit dem Original beginnen sollen und dann am Riesenmodell erklären können.

Für einen Diabetiker kann eine leere Cola-Flasche, mit etwa 60 Stück Würfelzucker gefüllt, schon beeindruckend sein. Und ein altes Stromkabel, dessen Stoffummantelung schon ausfranst, zeigt mehr als hundert Worte, wie ein Muskelfaserriss aussehen kann. Alles, was sichtbar gemacht werden kann, ist eindrücklich und nachhaltiger wirksam als viele Worte.

> Die Patientin hört sich schon zum wiederholten Mal die dringlichen Appelle von Dr. F. an, aber er ahnt: Es wird auch diesmal wieder nichts mit der aktiven Umsetzung. Sie möchte das alles ja tun, sie ist durchaus gutwillig. Aber sie versteht nicht, dass sie die Anweisungen dazu befolgen muss. Heute ist Dr. F. vorbereitet. Aus seiner Schublade holt er zwei Plastikbecher, wie sie draußen im Wartezimmer am Wasserautomaten stehen. Den einen hat er präpariert. Zunächst geht er mit der Patientin zum Waschbecken und erzählt von den anderen Patienten, die seine Ratschläge annehmen und einhalten. Dabei gießt er Wasser aus einer Ka-

> raffe in den unversehrten Becher. Er reicht ihn der Patientin und die kann einen Schluck trinken. »So«, sagt Dr. F., »können sich die Patienten dann immer bedienen, wenn sie etwas brauchen und es geht ihnen gut damit. Bei Ihnen ist das aber so …«. Er nimmt den Becher mit dem Loch im Boden und gießt Wasser hinein, das ungehindert unten herausfließt. Das macht er so lange, bis die Patientin reagiert. Als sie den Becher in die Hand nimmt, ist natürlich nichts drin. Sie gehen beide zum Tisch zurück. Den durchlöcherten Becher bekommt sie mit nach Hause. Die Praxismitarbeiterin gibt ihr dann noch einen Merkzettel mit allen Informationen dazu. Zum nächsten Gespräch nach zwei Wochen erscheint eine deutlich veränderte Patientin.

Ist das zu spielerisch? Vielleicht, aber es ist erfolgreich! Man hätte der Patientin auch einfach so den Infozettel geben können? Ja sicher, der wird vielen Patienten ausgehändigt – der Erfolg ist bescheiden.

Kinderärzte berichten von der Begeisterung, die sie mit kleinen *Impacts* auslösen. Die Rede ist auch von der Begeisterung der Eltern. Lerntheoretiker können gut begründen, warum das so erfolgreich funktioniert. Ein multisensorischer Ansatz macht aus einem abstrakten einen konkreten Begriff. Indem der *Impact* an Bekanntes anknüpft, weckt er Interesse und setzt Emotionen frei. Wenn man selbst als Arzt am kreativen Einsatz Spaß hat, wird man beinahe jede Mauer an Gleichgültigkeit und Vergesslichkeit erstürmen können.

Der Chef einer großen Bank hatte noch nach Jahren eine Kugel Stanniolpapier in seiner Schublade: Sie sollte die heiße Kartoffel darstellen und war das Überbleibsel eines Workshops zum Thema »Heiße Kartoffel anfassen«. Immer, wenn es wieder soweit war, konnte er mit dem Klumpen Alufolie reaktivieren, was er damals begriffen hatte.

Wenn man, aus welchen Gründen auch immer, über einen nicht anwesenden Menschen sprechen muss, empfiehlt sich das Hinstellen eines dritten Stuhles. Sogar eine Krankheit kann so als »Dritter Mann« am Gespräch teilnehmen und seine Rolle spielen.

Wer Patienten mit Diabetes Typ 1 oder Typ 2 hat, braucht nur seine Diabetes-Assistenten zu fragen. Sie benutzen einen ganzen Pool von *Impacts* und sind sicher bereit, kreative Ideen zu teilen.

> **Cave:** Nur demjenigen, der sich insgeheim fürchtet, lächerlich zu wirken, ist davon abzuraten, sich in kreative Abenteuer mit Impacts zu stürzen.

Wie bei allen verbalen so ist es auch bei diesen nonverbalen Elementen: Sie werden getragen von der **Überzeugung** des Senders.

Immer wieder verbrauchen Ärzte unsinnig viel Kraft mit abweisend und desinteressiert wirkenden Patienten. Wie wäre es, wenn in diesem Moment der Arzt einen Plastikschwamm aus seiner Schublade nimmt und den Patienten fragt, ob er wisse, was der mit seiner Krankheit zu tun habe. Schlag-

5.7 Impact – der Joker aus der Schublade

Tab. 5-3 Was sich mit Impacts zeigen lässt

Anschauungsobjekt	Inhalt der Information
Schwamm	Aufsaugen von Informationen
Plastikflasche	leer versus voll – Lungendruck
Kugel Stanniolpapier	heiße Kartoffel
Gummiband	Dehnung und Ausleiern der Gelenkbändern
Tütchen Blumensamen	Heilungsprozesse brauchen Zeit

artig erwacht der Patient aus der Starre und ist ganz Ohr. Der Überraschungseffekt zusammen mit dem Rätselangebot ist für viele Menschen verlockend. Und auch für den Arzt ist es leichter, einem aufmerksamen Patienten etwas zu erklären als einem, der nur körperlich anwesend ist (▶ Tab. 5-3).

Obwohl *Impacts* Sternstunden produzieren können, bietet sich in manchen Fällen kein geeigneter Gegenstand an. Oder einem Arzt liegt diese Methode nicht. Dann kann eine **Metapher** als die »Trockenform« des Bildes viel bewirken (▶ Kap. 6.6). Aber mit Fantasie und Mut lassen sich mit *Impacts* unglaubliche Wirkungen erzielen:

> Der Patient hat nach einem Prostatakarzinom einen tiefen persönlichen Einbruch erlitten. Er traut sogar seiner langjährigen glücklichen Ehe nicht mehr. Jede Schwierigkeit, sei sie beruflicher oder zwischenmenschlicher Natur, führt er auf die Orchiektomie zurück. Dem Arzt, der ihm zu dem Schritt geraten hat, ist er zutiefst böse. Sein neuer Urologe geht einen anderen Weg, als er merkt, dass sein Patient alles Selbstwertgefühl verloren hat. Er nimmt einen 20-Euro-Schein aus der Tasche und fragt den Patienten: »Welchen Wert hat dieser Schein?« Der verblüffte Mann antwortet »20 Euro«. Da knüllt der Arzt den Schein zusammen, wirft ihn auf den Boden und tritt drauf. Dann hebt er ihn wieder auf, faltet ihn sorgfältig auseinander und fragt seinen ungläubig staunenden Patienten, welchen Wert dieser Schein nun habe. Die richtige Antwort: »Immer noch 20 Euro« lässt den Mann erkennen, dass auch sein eigener Wert im Kern unwandelbar ist.

Zum Weiterlesen

Beaulieu D. Impact-Techniken für die Psychotherapie. Heidelberg: Carl Auer Verlag 2011.
Haller N. Die erfolgreiche Diabetesschulung. München: Urban & Fischer Verlag 2008.

■ **Dr. No:** Na toll, am besten bestelle ich eine Spielekiste. Dann haben wir nicht Sprech-, sondern Spaßstunde.

▶ **Dr. Will:** Ich nehme die Nöte meiner Patienten so ernst, dass mir ein heiterer Weg gerade richtig erscheint.

5.8 Gesprächskiller – aus dem Giftschrank

»Donner ist gut und eindrucksvoll, aber die Arbeit leistet der Blitz.«
(Mark Twain)

> Einige Tage hat sich die junge Frau mit den Krämpfen im Oberbauch herumgeschlagen. Warme Wickel, Schonkost, nichts half. Sie hat lange überlegt, was sie anders gemacht hat. Hat sie etwas Falsches gegessen? Oder brütet sie eine Entzündung aus? Nur eine Sache ist neu, die Ovulationshemmer, die sie von ihrer Ärztin bekommen hat. Sie findet nach langem Suchen den Beipackzettel und tatsächlich: Spasmen im Magen-Darm-Bereich sind möglich. Sie macht einen Termin, um das zu besprechen. Aber da ist eine Vertretung, ein junger Arzt. Als sie ihm die Erlebnisse der letzten Tage schildert und von ihrer Entdeckung erzählt, blafft er sie an: »Einen Waschzettel liest man ja auch nicht!«

Immer kann man einen sogenannten Gesprächskiller gegen einen besseren, gelungenen Satz austauschen. In der folgenden ▶ Tabelle 5-4 wird gezeigt, warum die *No-Gos* im Gespräch so toxisch wirken.

Bereits im ▶ Kapitel 2 wurden die sogenannten Killerphrasen erwähnt, die Gordon untersucht. Ob jeder den falschen Unterton heraushören kann? Die folgenden Sätze enthalten Elemente des
- Befehlens,
- Moralisierens,
- Rationalisierens,
- Drohens,
- Urteilens und
- Tröstens.

Tab. 5-4 Beispiele für Gesprächskiller, warum sie so wirken und wie der Inhalt problemlos ausgedrückt werden kann

Gesprächskiller	Warum?	Gelungen
Im Krankenhaus: Sie müssen noch hier bleiben, sonst wird es gefährlich.	Patient hört »gefährlich« und bekommt Angst.	Wir wollen Sie zu Ihrer Sicherheit noch eine Nacht beobachten.
Mit ein bisschen Glück haben wir es geschafft.	Patient hört »Glück« und fühlt sich abhängig.	Bislang läuft alles prima. Wir wollen weiter diesen Weg gehen.
Krebs können wir ausschließen.	Patient hört: Krebs.	Wir haben jetzt Sicherheit durch alle Untersuchungen.

5.8 Gesprächskiller – aus dem Giftschrank

> Dr. U. sagt zu der aufgeregten Mutter: »Morgen sieht alles schon ganz anders aus. Jetzt bringen Sie ihr Kind mal nach Hause und beobachten das Fieber.«

Das pauschale **Trösten** schiebt die Patientin nur ab. Sie kann zwar hoffen, dass der Arzt das Richtige sagt, aber wirkliche Sicherheit gibt ihr das nicht. Vielleicht fühlt sie sich nicht ernst genommen in ihrer Sorge. Es kann sogar sein, dass sie denkt »Der hat gut reden« und in die Abwehr geht. Viele Patienten, die einen Arzt verlassen haben, berichten, er habe sie (immer) nur getröstet.

> Dr. U. ist aufgebracht: »Das war wirklich dumm von Ihnen, das Penicillin nicht bis zum Ende durchzunehmen. Sie spielen mit Ihrer Gesundheit.«

Kritische **Urteile** liegen zwar oft auf der Hand, erreichen aber selten das gewünschte Ziel. Warum hatte niemand dem älteren Herrn erklärt, dass er auch nach der Symptomfreiheit sein Antibiotikum weiter nehmen muss? Jetzt fühlt er sich abgewertet. Aus Angst vor weiterer Kritik wird er sich innerlich zurückziehen. Besser wäre ein ernstes Wort: »Jetzt sind wir in einer sehr ernsten Situation. Offenbar haben wir nicht genügend erklärt, wie wichtig die vollständige Einnahme aller Tabletten für Sie ist.«
Im privaten Umfeld hört man ganz oft, dass ein Patient ein Medikament selbsttätig abgesetzt hat. Wenn man nachfragt, ob er das dem Arzt beim nächsten Besuch mitgeteilt hat, erntet man ein erstauntes »Nein«.

> Dr. U. möchte, dass sich der Patient endlich zu dem Eingriff entscheidet: »Die Erfahrung lehrt, dass von den 650 000 Katarakt-Operationen jedes Jahr nur vier Prozent eine Nacheintrübung haben.«

Was nach sicherer Datenübermittlung klingt, ist nur auf den ersten Blick beruhigend. Alles, was durch **Rationalisieren** von der Logik getragen werden soll, wertet die Emotion ab. Es kann passieren, dass der Patient sich zu einer Verteidigungshaltung provoziert fühlt. Das Argument würde besser funktionieren, wenn Dr. U. sagen würde: »96 Prozent aller Staroperationen verlaufen völlig ohne Komplikationen.« Der Patient möchte nämlich zu der überwältigenden Mehrheit gehören, als sich auf die geringe Zahl der Komplikationen zu konzentrieren.

> Dr. U. redet der völlig überforderten Frau ins Gewissen: »Sie sind sozusagen verpflichtet, Ihre Mutter unter Betreuung stellen zu lassen. Denken Sie doch mal daran, was noch alles passieren kann.«

Auch wenn der Arzt für diese **Moral**predigt faktische Gründe hat, sie wird ihre Wirkung verfehlen. Die wahrscheinliche Reaktion ist ein Gefühl des Versagens oder sogar ein Aufbäumen im Sinne eines »Das werden wir ja mal sehen«. Weiter wäre der Arzt gekommen, wenn er die überforderte Frau für ihr Verantwortungsbewusstsein gelobt hätte. »Sicher stehen Sie jetzt vor einer schweren Entscheidung. Wie kann ich Ihnen dabei helfen?«

> Für ein Fest will die Patientin den Gips früher als vereinbart entfernen lassen. Dr. U. hält das für falsch: »Wenn Sie den Gips jetzt schon abnehmen, können sich Komplikationen ergeben.«

Aus der **Warnung** erwächst entweder Angst oder Abwehr, aber nur selten Kohärenz. Würde Dr. U. jetzt ein bisschen Zeit für eine Technik – wie z. B. *Wave* (▶ Kap. 5.9) – aufbringen, könnte es gelingen. Aber er sieht keine Veranlassung, seine medizinisch korrekte Haltung auf die Vorstellungen der Patientin anzupassen.

> »Der Gips bleibt dran und damit Ende der Diskussion.«

Die junge Frau brachte dann mit einer dünnen Ausrede ihren Hausarzt dazu, den Gips zu entfernen. Bis heute ist das Handgelenk etwas schief geblieben. Von Dr. U. aber erzählt sie allen ihren Bekannten, er sei ein schlechter Arzt. Eine mögliche **Alternative** wäre gewesen, anders zu argumentieren. Um der jungen Frau die schlimmen Folgen ihrer Eitelkeit zu ersparen, hätte der Arzt ihr einen Änderungsanlass geben können. Der Arzt hätte ihr vom Wiener Bürgermeister erzählen können, der seine zerbombte Hand in eine zur Krawatte passende Stofftasche hüllte und so die größten Empfänge absolvierte. Mit so viel Mut ist man der Mittelpunkt jeder Party. Der Arzt hätte auch auf die vielen jungen Mädchen hinweisen können, die eine Zahnspange tragen, um ein Leben lang schöne Zähne zu haben.

Menschen wollen einen Sinn darin sehen, ihr Verhalten zu ändern.

Für den Arzt bedeutet das, kurz die Perspektive zu wechseln. Der Kant'sche Imperativ lässt sich auf eine kleine, feine Alltagsversion herunterbrechen, die immer funktioniert: Stell dir vor, der andere bist du.

Wer mit einem Gesprächskiller die Kommunikation abbricht, lässt oft zwei Geschädigte zurück.

Das ist das Gegenteil einer Win-win-Situation. Es entstehen Nachteile für beide Seiten. Wie leicht wäre es gewesen, die Wunschvorstellung des Patienten mit einer medizinischen Notwendigkeit in Verbindung zu bringen.

Dr. E. will endlich die papierlose Praxis installieren. Als erstes will er mit seiner Erstkraft besprechen, wie man sinnvoll vorgehen kann. Aber die fast 60-Jährige ist gar nicht begeistert. Ihre Standardantwort: Das hätte man bisher auch nicht gebraucht und es liefe doch alles rund.
Eines Tages will sich Dr. E. mit diesem Killerargument nicht mehr zufriedengeben. Er hat von zu Hause zwei DM-Scheine mitgebracht und legt sie auf den Tisch. Ein Strahlen geht über das Gesicht seiner Mitarbeiterin. Dr. E. bietet ihr die alten Scheine im Tausch gegen Euros an. »Warum machen Sie das?« »Nun, wenn ich Ihnen dieses ›Altpapier‹ gebe, will ich im Gegenzug in unsere Praxis die neue Währung einführen.« »Das ist ja Erpressung.« Dr. E. lacht: »Und Bestechung noch dazu, aber ich bin ganz zuversichtlich, dass es klappt.«

Dr. No: Wo gehobelt wird, da fallen Späne! Wer mich kennt, muss auch mal Spaß verstehen können!

Dr. Will: Wer Gesprächskiller benutzt, verbringt viel Zeit mit den Folgen. Fehler kosten die gleiche Kraft wie Erfolge!

5.9 Wave – Welle der Überzeugung

»Nicht weil die Dinge schwierig sind, wagen wir sie nicht, sondern weil wir sie nicht wagen, sind sie schwierig.«

(Seneca)

Eigentlich sollte sich Frau Müller längst einer Desensibilisierungsbehandlung unterziehen, aber jedes Mal, wenn er das ansprechen will, weicht sie aus. Dr. N. kommt nicht weiter …

Wer Überzeugungsarbeit leisten möchte, beginnt das Gespräch oft mit seinen guten Argumenten. Werden diese abgewehrt, hat man sein Pulver verschossen und noch nicht gewonnen. Das geht deutlich besser: Jede Minute, die in die Vorbereitung eines Überzeugungsgesprächs investiert wird, zahlt sich doppelt aus, was Effektivität und Effizienz betrifft. *Wave* zieht das Gespräch sozusagen von hinten auf.
Wer als Kind die Rätsellabyrinthe nicht mochte, wo eine Maus am Ende ein Stück Käse findet, dem hätte folgender Trick geholfen: Wenn man vom Käse aus beginnt, ist es viel leichter.
Wave heißt ein Verfahren, das sich für die Überzeugungsarbeit in Einzel- und Gruppengesprächen gleichermaßen eignet. Das Akronym umfasst die Stufen:

W wie Widerstände ermitteln
A wie Argumente aufstellen
V wie verlockende Formulierungen finden
E wie Erfolgserwartung wecken.

Ja, das klingt nach Verkaufsstrategie. Und ja, warum sollen Menschen mit guten Zielen wie Ärzte so etwas nicht auch nutzen?

Überzeugungsgespräche schrittweise lernen

Der erste Schritt befasst sich mit den zu erwartenden Widerständen. Genau an dieser Stelle beginnt später das Überzeugungsgespräch. Je mehr mögliche Widerstände zu ermitteln waren, umso besser ist man vorbereitet.
Für Frau Müller könnte das heißen:

> »Bestimmt haben Sie Sorge, wie Sie das mit Familie und Beruf alles in Einklang bringen!«

Wenn die Vorbereitung gut war und das Argument passt, wird Frau Müller jetzt zustimmen. Das wäre ein guter Start für ein wertschätzendes Gespräch. Vielleicht gibt es noch einen weiteren möglichen Widerstand:

> »Vielleicht haben Sie schon von Menschen gehört, wo die Behandlung gar nicht so viel gebracht hat.«

Frau Müller wird wieder direkt angesprochen. Sie nimmt wahr, dass sich der Arzt Gedanken um sie macht. Vielleicht erzählt sie nun von jemandem, dem genau das passiert ist. Das ist der richtige Moment für die nächste *Wave*-Stufe:

Der zweite Schritt Jetzt kann der Arzt seine Argumente für die Behandlung vorbringen.

> »Bei über 75 Prozent aller Patienten funktioniert das sehr gut. Die meisten wünschen sich bloß, sie hätten die Desensibilisierung schon viel früher gemacht.«

Aus der Reaktion von Frau Müller, die jetzt sehr wach und beteiligt wirkt, ergeben sich thematisch weitere Argumente. Wenn sie jedoch weitere Bedenken hat, sollte der Arzt auch die wertschätzend bestätigen. Würde er ihre Bedenken jetzt abwerten, weil er es einfach besser weiß, fiele Frau Müller sofort in ihr altes Schema zurück. Nichts wäre gewonnen.

Der dritte Schritt Nun geht es um eine verlockende Formulierung. Die Werbung überschüttet uns täglich mit Slogans, an denen viele Spezialisten für viel Geld lange geschraubt haben. Aber der Arzt ist Spezialist für seine Arbeit und hat unzähligen Patienten mit genau diesem Wissen schon geholfen. Es ist ein absoluter Motivationsschub für die eigene Positionierung, einen Sachverhalt auf »einen Nenner« zu bringen. Und es ist ebenso klar, dass sich Menschen aus der Komfortzone nur dann heraus bewegen, wenn es etwas gibt, was da draußen verlockend scheint. Wie wäre es damit?

▌ »Sie könnten wieder Urlaub machen, wo immer Sie möchten.«

Vielleicht erkennt man jetzt an der Reaktion von Frau Müller, dass sie bereits überzeugt ist. Wenn sie zu den Menschen gehört, die ein wenig Zeit mehr für eine Entscheidung brauchen, wäre die nächste Stufe in der Überzeugungsarbeit wichtig.

Der vierte Schritt Es soll zum Abschluss eine Erfolgserwartung aufgebaut werden. Eine Entscheidung ist ja erst die Grundlage. Etwas für längere Zeit durchzuhalten, eine ganz andere Sache. Hat ein Patient für seine Disziplin einen sogenannten Leuchtturm zur Verfügung, eine konkrete erreichbare Zielvorstellung, ist er deutlich resilienter.

▌ »Stellen Sie sich mal vor, Sie können Ihre Kinder in Frankreich wieder besuchen.«

Widerstände durch Empathie auflösen

Ärzte, die mit *Wave* gearbeitet haben, berichteten, dass die Patienten nicht nur ihren Impulsen gefolgt sind, sondern sich darüber hinaus noch für das Gespräch bedankt hätten. Für die Ausgangssituation »Überzeugungsgespräch mit vermutetem Widerstand« ist das ein befriedigendes Ergebnis.
Und noch ein wichtiger Punkt: Besonders kritische Patienten genießen die Beschäftigung mit ihren Widerständen regelrecht. Sie registrieren, dass endlich mal jemand merkt, was sie eigentlich meinen.
Oft hat ein Arzt nur wenige Minuten Zeit, sich auf ein Gespräch vorzubereiten, dann ist *Wave* gut investierte Zeit.

> **Eigene Impulse**
> Lesen Sie leise den Namen des Patienten! Das assoziierte Bild verweist Sie auf die Widerstände des Menschen. Welches dominante Detail seiner Physiognomie erscheint?

Wem es als Arzt gelingt, sich sozusagen auf den Stuhl des Patienten zu setzen, der kann einen optimalen Transfer vollziehen. Wie die Indianer sagen: Erst muss ich eine Stunde in den Mokassins meines Feindes gegangen sein, ehe ich ihn verstehen kann. Mit der *Wave*-Technik kann eine ideale Kombination von medizinischem Fachwissen und menschlicher Heilung erreicht werden.

Natürlich klingen die einzelnen Schritte der *Wave*-Methode am Anfang aufwendig. Bald sind sie so eine schnelle Routine wie das Anschnallen im Auto. Da stellt sich ja auch nicht täglich die Grundsatzfrage. Und das ist der Lohn: Vertrauen. Unabhängig von Inhalt oder Verlauf eines Gesprächs ist es getragen von Wertschätzung und Zuwendung.

> Dr. N. hat mit *Wave* einen Weg gefunden, wie er sich auf die Emotionen der Patientin vorbereitet, ohne vom Kurs abzukommen. Er hat sich in der Planung des Gesprächs einige Widerstände notiert, die er sicher bei ihr vermutet. Damit beginnt er: »Wahrscheinlich haben Sie die Sorge, wie Sie die Bestrahlung vertragen?« Die Patientin nickt. »Und vielleicht haben Sie auch schon überlegt, einfach alles beim Alten zu belassen?« Wieder zeigt die Patientin Zustimmung. In diese Situation hinein platziert Dr. N. sein erstes Argument: »Aber es gibt in Ihrem Fall gute Heilungschancen, wenn wir eine Entscheidung treffen.« Immer noch sind die Augen der Frau ganz konzentriert. »Viele Frauen vor Ihnen haben das geschafft. Ich denke da an zwei Patientinnen, die in einer nicht so guten Ausgangssituation waren wie Sie.« Er setzt zur verlockenden Formulierung an: »Stellen Sie sich mal vor, wie gut es Ihnen täte, wenn Sie wieder an Ihren Arbeitsplatz zurückkönnen.« Die Patientin ist jetzt auf ihrem Stuhl weit nach vorn gerückt. Und die Erfolgserwartung beeindruckt sie noch mehr. »Dann könnten Sie auch weiterhin die Fortbildungen machen, die Sie früher so gerne gemacht haben.«

- **Dr. No:** Vier Schritte in der Vorbereitung sind mir zu viel. Das muss schneller gehen.

▶ **Dr. Will:** Vier Schritte in der Vorbereitung sind nicht zu viel. Das sollte funktionieren.

6 »Alle zusammen« – Kommunikation für Fortgeschrittene

»Ich kenne nur wenige Heilmittel, mächtiger sind als ein sorgsam gewähltes Wort.«
(Bernard Lown 2004, S. 78)

In den bisherigen Kapiteln dieses Buches wurde die Ärztliche Kommunikation aus den Blickwinkeln der beiden beteiligten Seiten betrachtet: Der Patient als Gesprächspartner und der Arzt als Mensch, der sich im Gespräch offenbart und wirksam wird. Dabei kommt es idealerweise zur Teambildung, sei es in der therapeutischen Allianz mit dem Patienten oder in der Zusammenarbeit mit den Mitarbeitern.
Kommunikation kann über diese operativen Fertigkeiten hinaus noch viel mehr. Im Gespräch ergeben sich synergetische Verbindungen für Menschen. Dann ist nicht mehr der Patient allein der Bedürftige und der Arzt der Gebende, sondern zwei Menschen begegnen sich zu einem bestimmten Zeitpunkt ihres Lebens und wirken aufeinander ein. Im besten Fall zum Nutzen beider, also nicht nur im klassischen Sinne, dass der Arzt den Patienten im Heilungsprozess unterstützt. Auch der Arzt kann im gelingenden Dialog von seinen Patienten profitieren.
Manchmal werden die Rollen in die andere Richtung getauscht, wenn der Arzt einmal Patient wird. Ärzte gelten nicht gerade als pflegeleichte Patienten. Wer den Backstage-Bereich gut kennt, ist eben mit dem Geschehen auf besondere Weise kritisch. Wer Arzt geworden ist, spürt das tiefe Bedürfnis, Menschen in schwierigen Situationen einen Weg zurück ins Gesundsein aufzuzeigen. Natürlich liegt deswegen ein besonderer Konflikt vor, wenn eine Person heilen möchte und selbst krank ist. Aus diesem Blickwinkel ist ein chronischer Krankheitsverlauf auch für den Arzt ein Leidensweg. Bei jeder chronischen Erkrankung muss die Anforderung des Patienten nach Heilung beim Arzt eine besondere Haltung auslösen. Die permanente Geduld, die ein chronischer Verlauf darstellt, muss von beiden Partnern, Arzt wie Patient, erst ausgehalten werden. Die Frage »Gibt es noch Heilung?« läuft wie ein roter Faden durch den Dialog. Nur aus diesem Blickwinkel scheint auch der Tod die schlimmste Fehlentwicklung darzustellen.
Genau an dieser Stelle kann ein Patient das Wissen und das Bestreben des Arztes mehren. Wenn der Patient über die Rolle des »Erleidenden« (lat.: *patieri*) hinaus in einen aktiven Dialog mit Krankheit und Arzt gelangt, kommt es zu mehr Autarkie und selbstbestimmtem Leben. Das kann man als »Kommunikation für Fortgeschrittene« bezeichnen, denn es übertrifft jede rhetorische Technik um Lichtjahre.

Der beste Spezialist für eine Krankheit trifft im Gespräch auf den besten Fachmann für einen individuellen Körper. Der Patient kann dem Arzt dann mitteilen, wie es *ist*, was der Arzt nur *weiß*. Dazu braucht es eine wertschätzende Annäherung mit besonderen Richtlinien.

- Die gemeinsame Entscheidungsfindung wird das erste Thema sein. Dabei geht es um die Chancen, aber auch die Grenzen der **partizipativen Entscheidungsfindung**.
- Wie kann ein Arzt schlechte Nachrichten überbringen? Das **Spikes-Modell** hat sich bewährt.
- Wenn es zu Auseinandersetzungen kommt, können **mediative Verfahren** eine Lösung herbeiführen.
- Das Phänomen des **Einklangs** zeigt, wie die Kohärenz zwischen einem Menschen und seiner Welt in die Ärztliche Kommunikation hineinwirkt.
- Immer wieder kommt es dabei auf den Einsatz der **Sozialen Intelligenz** an, die die Spielregeln für das Miteinander vorgibt.
- Auf diesem Niveau der Souveränität ist auch die Meisterklasse der Kommunikation beheimatet: der **Humor**. Gerade bei ernsten Themen kann Heiterkeit oft die wichtige therapeutische Distanz vermitteln.
- Was ist erzählbar und was entzieht sich beim Berichten? Vieles überfordert die Alltagssprache, aber **Metaphern** können eine Art innere Übersetzerfunktion übernehmen.
- Dies ist der Türöffner zur *narrative based medicine*. Patienten sind nicht Symptome, sondern Menschen mit Geschichten. Deshalb nutzt das Prinzip des **Storytellings**. Wohl dem Arzt, der diese Goldmine zur Anamnese verwendet.
- Insgesamt soll auf eine **Salutogene Kommunikation** hingearbeitet werden. ▶ Kapitel 6.8 zeigt, was das bedeutet.

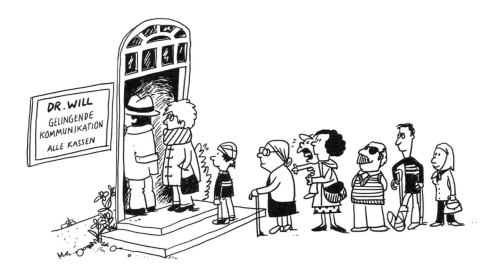

- Gibt es denn ein Prinzip, einen roten Faden, der Fehler im Schach hält und größtmögliche Sicherheit verspricht? Ja, Vertrauen ist diese Leitschnur – das **Vertrauen** in den Patienten, Vertrauen in den Vorgang der Heilung und nicht zuletzt Vertrauen in die eigene Fähigkeiten.

Erst auf diesem Niveau machen all die Techniken wieder Sinn, damit es nicht wie bei Kurt Tucholsky heißt: »Ich habe Erfolg, aber keinerlei Wirkung.«

6.1 PEF – miteinander entscheiden

Der Heilungsprozess bezieht sich ja nie ausschließlich auf den Körper, wie bei Peter Schellenbaum zu lesen ist:

> »Es gibt keine bloß seelische oder bloß körperliche Heilung. Heilung ist ein ganzheitliches Geschehen. Manch körperliches Gesundwerden ist in diesem Sinne keine Heilung, und manche Heilung geschieht auch ohne Gesundung des Körpers.«
>
> *(Schellenbaum 1999, S. 45)*

> Die junge Mutter ist sich nicht sicher. Sie hat gehört, dass nicht alle Eltern ihre Kinder impfen lassen. »Papperlapapp, das sind diese typischen Spielplatzgespräche. Nur durch die Impfungen kann man in Deutschland seit Jahrzehnten vernünftig leben.« Dr. O. ist es leid, immer wieder mit den gleichen Schauergeschichten konfrontiert zu werden. Und da kommt es: »Aber eine Frau kennt ein Baby, das hat Hirnhautentzündung bekommen nach der Impfung.« »Ja, und ich kenne einen Mann, der ist vom Bus überfahren worden. Wollen wir deshalb jetzt alle Busse verbieten?« Aber die junge Frau lässt nicht locker: »Wie kann ich denn sicher sein, dass mein Kind keine Schäden davonträgt? Das würde ich mir doch nie verzeihen!« Dr. O. reißt sich zusammen und schlägt vor: »Wissen Sie was, wir haben ja noch ein bisschen Zeit. Am Ende des Monats ist hier in der Praxis ein Vortrag zum Thema Kinderimpfungen. Den hören Sie sich mal an und dann entscheiden Sie selbst.« Gerade noch mal gut gegangen? Nicht ganz.

Wenn in der Medizin von PEF die Rede ist, geht es um die **partizipative Entscheidungsfindung** (PEF), die Übertragung des Akronyms SDM (*shared decision-making*) aus dem Englischen. Für viele gute Ärzte ist PEF ein alter Hut, aber für alle Ärzte bedeutet es einen wichtigen Schritt in die patientenorientierte Haltung. Weil sich aus dieser Thematik konkrete Forderungen für die Ärztliche Kommunikation ergeben, ist PEF Teil dieses Kapitels.

In 42 Bereichen der Medizin kann man sich in Deutschland zum Facharzt ausbilden lassen. Der hohe Wissensstand der Spezialisten ist für die Patienten ein wichtiges Gut. In Zeiten eines paternalistischen Arztbildes hatte dieser die alleinige Entscheidung über Wohl und Wehe des Patienten: Was angeordnet war, wurde gemacht. Dabei brauchte der Patient nur so viel zu wissen wie nötig war, um die Heilung zu erreichen. Viele Informationen wurden dem Patienten gar nicht erst mitgeteilt, um Irritationen zu vermeiden. Manch ein Arzt und mancher Patient trauern diesem Verhältnis hinterher, aber die Zeiten haben sich geändert. Heute ist mehr möglich.

Die moderne Sicht auf das Verhältnis von Arzt und Patient hat sich von einer elterlich beschützend anmutenden in eine aufgeklärte, erwachsene Haltung gewandelt. Jede Hintergrundinformation, aber auch die verschiedenen Therapiemöglichkeiten werden mit dem Patienten diskutiert. Oft informiert sich der Patient schon vor dem Gespräch mit dem Arzt über die Alternativen. Man kann es ein Konsumentenmodell nennen, bei dem der Arzt als Berater den Patienten über seine Möglichkeiten aufklärt. Gefühle wie Ängste und Hoffnungen weichen so dem rationalen Austausch über Hypothesen und Indikationen.

Die partizipative Entscheidungsfindung bezieht die **emotionale Ebene** mit ein. Die präzise Nachfrage als Grundhaltung steht dabei für beide Seiten offen. Arzt und Patient agieren als Partner. In exakt zu benennenden Schritten wird unter der Prämisse des **Selbstbestimmungsrechts** des Patienten ein partnerschaftliches Arbeitsbündnis geschlossen. Welche Patienten sind es, die besonders den Wunsch nach der partizipativen Entscheidungsfindung äußern?

Die Universität Bremen hat 2005 im Auftrag der Bertelsmann-Stiftung herausgefunden, dass der Wunsch nach Beteiligung an der Entscheidungsfindung von den Faktoren Alter, Bildung und Schichtzugehörigkeit abhängt. Es ist sicher davon auszugehen, dass gut informierte Patienten realistischere Vorstellungen über Therapieerfolge haben und demzufolge zufriedener sind. Auch eine höhere Compliance lässt sich dort beobachten, wo der Patient an der Entscheidung beteiligt war. Der Wunsch des paternalistischen Arztes, für seinen Patienten das Beste zu wollen, wird also nun von zwei Schultern getragen. Dabei verliert der Arzt auf keinen Fall an Autorität (Klemperer u. Rosenwirth 2005).

Wenn es in vielen Fällen den »Königsweg« für die Heilbehandlung nicht gibt, wie die evidenzbasierte Medizin gezeigt hat, ist die Einbeziehung des Patientenwillen in die Entscheidungsfindung umso wichtiger. Seit Jahrzehnten wird die Beteiligung des Patienten von vielen Seiten gefordert, aber im Alltag scheitert es häufig an den kommunikativen Möglichkeiten des Arztes (WadMed 2005). Dabei liegen die positiven Aspekte der aktiven Patientenbeteiligung auf der Hand:

- Höhere Patientenzufriedenheit,
- verbesserte Lebensqualität,
- Verbesserung von funktionellen Kapazitäten,

6.1 PEF – miteinander entscheiden

das sind nur einige der Vorteile, die genannt werden (Scheibler et al. 2005, S. 23). Aber wie sich die Literatur noch nicht einmal zwischen den Bezeichnungen (englisch *SDM*, deutsch PEF) entscheiden kann, so haben sich auch 65 % der Ärzte noch nicht zu diesem Konzept durchringen können. So benennen es zumindest Patienten, wenn sie befragt werden. Es ist zu vermuten, dass die Ärzte Mehraufwand und Autoritätsverlust befürchten.

Wie kann nun eine gemeinschaftliche Entscheidung in der Ärztlichen Kommunikation organisiert werden? Die einzelnen Schritte haben wir aus einem Patientenfragebogen abgeleitet (Klemperer 2011, S. 28 ff).

> Als Beispiel wird die Verlegung eines älteren Patienten nach einer Hüftoperation ins Pflegeheim angenommen:
> 1. Der Arzt teilt ausdrücklich mit, dass eine Entscheidung getroffen werden muss.
>   »Herr F., wir wollen heute an die Frage Ihrer Unterbringung und Versorgung denken. Denn es muss eine Entscheidung getroffen werden.«
> 2. Der Arzt ermittelt genau, wie weit der Patient an der Entscheidung beteiligt werden möchte.
>   »Ich möchte gern wissen, ob Sie sich in der Lage fühlen, diese wichtige Frage mit mir zu besprechen oder wollen Sie eher alles uns überlassen?«
> 3. Der Arzt erklärt, dass es bei diesen körperlichen Beschwerden unterschiedliche Behandlungsmöglichkeiten gibt.
>   »Sie haben die Möglichkeit, einen Pflegedienst zu beantragen oder sich in einem Heim für Betreutes Wohnen anzumelden.«
> 4. Der Arzt erläutert Vor- und Nachteile der Behandlungsmöglichkeiten.
>   »Mit dem Pflegedienst könnten Sie in Ihrer Wohnung bleiben, aber Ihre Situation darf sich nicht verschlechtern. Mit dem Wohnheim wären Sie diese Sorge los, müssten aber den Umzug organisieren.«
> 5. Der Arzt hilft beim Verstehen aller Informationen.
>   »Ich habe Ihnen hier eine Liste aller in Frage kommenden Adressen ausgedruckt. Lesen Sie sich das in Ruhe durch, dann besprechen wir uns.«
> 6. Der Arzt fragt, welche Behandlungsmöglichkeit der Patient bevorzugt.
>   »Welche Möglichkeit scheint Ihnen denn von heute aus die bessere?«
> 7. Der Arzt wägt gemeinsam mit dem Patienten die unterschiedlichen Behandlungsmöglichkeiten gründlich ab.
>   »Am besten, wir machen eine Plus- und eine Minus-Liste. Dann können Sie sich besser orientieren.«
> 8. Der Arzt wählt gemeinsam mit dem Patienten eine Behandlungsmöglichkeit aus.
>   Am nächsten Tag bespricht er mit dem Patienten: »So, Herr F., ich habe gehört, Sie haben zwei Heime in die engere Wahl genommen.«
> 9. Der Arzt trifft eine Vereinbarung für das weitere Vorgehen mit dem Patienten.
>   »Wenn das Haus am Wald Ihre erste Wahl ist, dann rufe ich jetzt mit Ihrem Einverständnis dort an.«

Die Punkte 5 und 7 sind die schwierigsten Momente in der Kommunikation. Hier vollzieht der Arzt den Perspektivenwechsel: Er hat den Patienten in seinem »Noch-nicht-Wissen« abzuholen und sollte sich bei unterschiedlichen Meinungen zurückhalten.

Eigene Impulse
› Wie viel Patientenbeteiligung finden Sie selbst gut?
› An welcher Stelle übernehmen Sie?

Zugegeben, mit der Partizipation des Patienten kommt mehr Bewegung in den Dialog zwischen Arzt und Patient als in paternalistischen Beziehungen. Während Klemperer die Frage »Lohnt sich die partizipative Entscheidungsfindung?« ganz klar mit einem Ja für die Patienten beantwortet, soll hier die Sicht des Arztes im Vordergrund stehen. Was im ersten Moment nach (noch) mehr Arbeit für den Arzt aussieht und im Zweifelsfall auf eine Konfliktsituation hinauslaufen könnte, hat in der Realität noch andere Auswirkungen: Allein die Bereitschaft des Arztes, den Patienten auf Augenhöhe in die Entscheidung einzubeziehen, wird alles ändern. Vielleicht wird mancher Patient diese Möglichkeit gar nicht mehr einfordern, sobald sie sich ihm öffnet. Der Stil verlangt vom Arzt Flexibilität, die der Patient als Souveränität wahrnimmt, was zu seiner **Beruhigung** beiträgt. Die Größe, eine andere Meinung auszuhalten, wird belohnt durch das **Vertrauen**, das der Patient diesem Arzt entgegenbringt. Die Freiwilligkeit, von der dieses System auf Patientenseite getragen wird, entlastet den Menschen und macht seinen Blick frei für die Haltung des Arztes. Patienten berichten sinngemäß »Wenn der Arzt es sich leisten kann, mich zu fragen und auch auf mich zu hören, dann kann ich ihm vertrauen.«

Ripke fasst das Pro und Kontra beim Konzept der Patientenbeteiligung so zusammen:

> »Gegenüber beiden Konzepten stellt der partnerschaftlich eingestellte Arzt im Verlauf der Verhandlung mit zweierlei Maß immer wieder von neuem zwei zentrale Fragen: Sind unwichtige Teile des Patientenkonzepts doch wichtig? Sind wichtige Teile des Arztkonzepts doch unwichtig? Zweierlei Maß in der partnerschaftlichen Verhandlung heißt für den Arzt also, das Patientenkonzept wohlwollend und das Arztkonzept selbstkritisch zu prüfen.«
>
> (Ripke 1994, S. 106)

Es ist das erste Mal, dass Dr. T. einer Patientin wegen eines Tumors eine Totalextirpation der Gebärmutter nahelegen muss. Er hat sich gut auf das Gespräch vorbereitet. Zunächst fragt er die Frau, wie weit sie schon über ihre Situation informiert ist. Etwas weiß sie schon durch ihre Gynäkologin, aber jetzt steht eine Entscheidung an. »Wichtig ist für mich, dass Sie alle Fragen stellen, auch wenn Sie denken, etwas sei nicht so wichtig. Alles, was Sie an Information brauchen, will ich Ihnen zur Verfügung stellen.« Die Patientin nimmt sein Angebot an, sie hat sich sogar einige Fragen vorab notiert. Besonders beschäftigt sie der Fall einer Bekannten, die zwei Jahre nach der OP Brustkrebs bekam. Ob es da einen Zusammenhang gäbe? Dr. T. antwortet wahrheitsgemäß, dass er das nicht sagen kann, ohne den Fall zu kennen. Aber grundsätzlich schütze die Operation ja nicht vor allen anderen Erkrankungen. »Wir könnten auch eine kombinierte Strahlen- und Chemotherapie versuchen, aber dann haben wir mit den Nebenwirkungen zu kämpfen.« Die Patientin lächelt: »Das ist aber nett, dass Sie ›wir‹ sagen. Ich glaube, ich muss die Informationen jetzt erst mal verdauen. Sie hatten doch von Infomaterial gesprochen. Verstehe ich das denn zu Hause?« Dr. T. schmunzelt »Ja, man hat sich bemüht, ohne Medizinerlatein auszukommen. Und dann steht ja auch noch mein Angebot für ein nächstes Gespräch.« Die beiden trennen sich fürs erste, beide mit einem guten Gefühl.

Dr. No: Da kann ich ja gleich für jeden Patienten eine medizinische Vorlesung vorbereiten ...

Dr. Will: Gut informierte Patienten sind gut behandelbare Patienten. Ich möchte als Arzt herausfinden, wie viele Informationen der Patient für seine Mitarbeit braucht.

6.2 Spikes – Halt nicht nur an guten Tagen

»Was du als richtig empfunden, das sage und zeige. Oder schweige!«
(Joachim Ringelnatz)

Wie immer ist das Wartezimmer voll und die Sprechzeit bemessen. Trotzdem will Prof. G. der Patientin die wichtigsten Punkte nennen. Da er sie als Ärztin der Thematik fachlich gewachsen glaubt, clustert er nur die Eckdaten: »Vaskuläre Demenz, was bedeutet das? Das bedeutet ein Drittel Komplikationen wie Ersticken, ein Drittel Schlaganfall, zehn Prozent Arteriosklerose, aber das wissen Sie ja alles bereits.« Die Patientin wird dieses Gespräch ihr Leben lang nicht vergessen.

Der englische Begriff *Spikes* hat einige deutsche Entsprechungen. Am meisten bekannt sind *Spikes* als Halt gebende Elemente: für Autoreifen im Winter auf verschneiten Straßen, bei Sportlern in den Sohlen ihrer Laufschuhe. Bei Arztgesprächen ist *Spikes* die Abkürzung für eine Technik beim Überbringen schlechter Nachrichten, bei der es von zentraler Bedeutung ist, beiden Gesprächspartnern Halt zu geben. Als Akronym aus sechs englischen Begriffen ergibt sich ein Manual für die schwersten aller Gespräche: Wenn ein Arzt einem Patienten eine maligne Diagnose mitteilt (▶ Tab. 6-1).

Tab. 6-1 Vorschläge, wie der Arzt auf nonverbaler und verbaler Ebene im Gespräch Halt geben kann

Englisch	Gesprächsrealität	Kommunikative Impulse
Setting up the interview	Alle finden ihren Platz, jede Störung des Gesprächs wird vermieden.	nonverbal: • vorbereitete Plätze anbieten • Handy, Pieper aus verbal: • »Wir wollen in Ruhe sprechen können«
Assessing the patient's **P**erception	Der Wissenstand des Patienten bildet die Basis	nonverbal: • empathische Zuwendung verbal: • »Was wissen Sie bereits über Ihre medizinische Situation?«
Obtaining the patient's **I**nvitation	Die Bereitschaft des Patienten eine schlechte Botschaft aufzunehmen bestimmt das weitere Vorgehen.	nonverbal: • evtl. leichte Berührung • Öffnen der Sitzhaltung • Freiraum lassen verbal: • »Sollen wir jetzt alle Testergebnisse besprechen oder nur einen Teil?« • »Wir können auch zu einem späteren Zeitpunkt weiter sprechen.«
Giving **K**nowledge and information to the patient	Die Kernbotschaft wird mit einer Vorwarnung und in wertschätzender Form gebracht.	nonverbal: • völlige Körperzuwendung mit behutsamen Augenkontakt • langsames leises Sprechen verbal: • einfache, klare Sätze ohne Fachvokabular • bei jeder Teilinformation Reaktion abwarten • weiteres Vorgehen anpassen • Der Patient bestimmt das Tempo. • »Ich muss Ihnen heute leider etwas Schlechtes sagen …« • »Wir müssen uns auf Folgendes einstellen …«

6.2 Spikes – Halt nicht nur an guten Tagen

Tab. 6-1 (Fortsetzung)

Englisch	Gesprächsrealität	Kommunikative Impulse
Addressing the patient's **E**motion and empathic responses	Jede emotionale Reaktion wird empathisch aufgenommen und darf Raum finden.	nonverbal: • bei Zustimmung: nicken • Spiegeln der Körpersprache • hohe Wachsamkeit signalisieren verbal: • »Sie haben recht, wenn Sie jetzt traurig/wütend … sind.« **Cave!** Stille und keine Reaktion sind bedenklicher als Tränen und Gefühlsausbrüche.
Strategy and Summary	Sobald der Patient soweit ist, wird das weitere Vorgehen besprochen.	nonverbal: • veränderte Körperhaltung signalisiert neuen Blickwinkel (zurechtsetzen, aufrichten etc.) verbal: • »Vielleicht können wir jetzt schon weiter schauen.« • »Welches Vorgehen kann Ihnen jetzt am meisten nützen?« • »Es ist möglich, in einem nächsten Gespräch weiterzuarbeiten.«

Tabelle 6-1 bietet dem Arzt Formulierungen oder Reaktionen an, die mit größter Behutsamkeit und hohem Respekt ausgesucht wurden. Es ändert nichts an der Tatsache, dass diese Gesprächssituation an Schwere kaum zu überbieten ist. Die Spalte »Kommunikative Impulse« enthält Vorschläge, die jeder Arzt individuell umsetzen sollte. Die beiden wichtigsten Vorgaben dafür heißen »patientenorientiert« und »empathisch«.

> Selbst wenn es schwierig scheint: Die professionelle Distanz stellt eigene Gefühle zum Nutzen des Patienten zurück, denn Mitleid bremst Wertschätzung.

Im Folgenden soll ein fiktiver optimaler Verlauf skizziert werden:

> Dr. A. hat für dieses Gespräch die doppelte Pufferzeit eingeplant. Die Praxismanagerin ist informiert und wird alle anfallenden Probleme für den kommenden Termin abfangen. Der Arzt vergewissert sich, dass Telefon und Handy im Ruhemodus sind und holt den Patienten selbst im Wartezimmer ab. Als er sieht, dass

die Ehefrau mitgekommen ist, fragt er den Patienten, ob er sie nicht während des Gesprächs dabeihaben möchte. Der ist von dem Angebot angetan und sagt, vier Ohren könnten mehr hören als zwei. Im Sprechzimmer eröffnet Dr. A. mit der Frage: »Was wissen Sie über Ihre medizinische Situation?« oder »Was vermuten Sie, warum wir diese Untersuchung machen wollten?« Als der Patient seine Ideen darstellt, kann Dr. A. negative wie positive Missverständnisse klären. Wichtig ist es jetzt, nicht in einen Beschwichtigungsmonolog zu verfallen. Vorrangig ist es, die Bereitschaft des Patienten zur Aufnahme der schlechten Nachricht auszuloten. Sollte sich zeigen, dass heute nur Teile vermittelt werden, kann Dr. A. auf eine weitere Gesprächsmöglichkeit hinweisen. Dann warnt er den Patienten, dass er gleich eine schlechte Prognose geben wird. Dabei beobachtet er genau die Reaktion des Patienten. Seine Frau hat ihre Hand auf seinen Arm gelegt. So unterstützt sie ihn und gibt ihm Halt. Dr. A. benutzt keine medizinischen Fachausdrücke, nur Worte, von denen er glaubt, dass der Patient sie kennt und gut verstehen kann. Er teilt die Nachricht in mehrere kleine Einheiten und achtet darauf, keine Phrasen zu benutzen.

Der Patient ist wie betäubt. Dr. A. wartet geduldig, bis der Mann wieder sprechen kann. Als er eine Frage zum zweiten Mal stellt, antwortet Dr. A. mit gleichbleibender Ruhe und behutsamer Zugewandtheit. Er ermuntert den Patienten, seine Gefühle ruhig zuzulassen, da gäbe es jetzt viel zu verarbeiten. Die Ehefrau hat zu weinen begonnen. Auch ihr signalisiert der Arzt, dass das erlaubt und angemessen ist. Er spricht von der Trauer und der Wut des Unverständnisses. Seine Aufmerksamkeit ist permanent beim Patienten. Wenn er merkt, dass seine Worte abprallen, hört er auf zu sprechen; drückt der Patient seine Verzweiflung aus, gibt der Arzt mit kleinsten Äußerungen Bestätigung. Niemand kann wissen, wie viel Zeit dieser Prozess braucht. Wie verletzend wäre es, wenn es gerade in diesem Moment eine Störung gäbe! Jetzt muss ein Mensch seinen Lebensplan völlig neu ordnen und hat das Recht auf einen geschützten Raum.

Für viele Ärzte mag dies die größte Belastung sein: nichts tun zu können, eine Art Offenbarungseid ihres Berufs zu ertragen. Gerade das ist jetzt die geforderte Leistung. Dr. A. gäbe etwas darum, es zu ändern. Aber seine Pflicht ist es, diese Situation auszuhalten und so dem Patienten würdig beizustehen. Die Zeit im Sprechzimmer scheint stillzustehen. Von draußen dringen die üblichen Geräusche nur wie aus weiter Ferne herein. Hier hat sich gerade ein Schicksal gewendet. Da hebt der Patient den Kopf und fragt mit flacher Stimme: »Was machen wir denn jetzt?« Erleichtert bespricht Dr. A. mit ihm, was er vorbereitet hat: Es gibt ein Merkblatt für die erste Zeit. Er fragt seinen Patienten nach dessen speziellen Wünschen und kann dabei gleich ein oder zwei Missverständnisse ausräumen. Er erneuert sein Versprechen vom Anfang der Sitzung, dass er auch in der Folgezeit für Gespräche und Fragen zur Verfügung steht. Besonders am kommenden Wochenende soll sich das Ehepaar nicht alleingelassen fühlen. Zu diesem Zweck gibt Dr. A. eine Handynummer heraus, die speziell für solche Situationen eingerichtet ist und mit der er auch privat erreicht werden kann.

6.2 Spikes – Halt nicht nur an guten Tagen

> Wie unter einer Last gebeugt steht der Patient jetzt auf, aber dann reckt er sich und schüttelt dem Arzt die Hand. Seine Frau findet die passenden Worte für beide und bedankt sich, ehe sie die Praxis verlassen. Dr. A. gönnt sich ein paar Minuten, ehe er die nächste Aufgabe angeht.

Die Liste der Möglichkeiten, an welcher Stelle dieses Gespräch kippen kann, ist lang. Getragen von Empathie ist ein Gelingen möglich, gerade wenn man weiß, dass man hilfreich sein kann, wo man nicht mehr helfen kann.

Wenn der **Wissenstand des Patienten** erfragt werden soll, lassen sich mehrere Stadien beobachten. Stürzt da jemand aus einem scheinbar heilen Leben in eine unfassbare Diagnose oder gab es Anzeichen, die der Patient selbst deuten konnte? Neigt der Patient gar zu einer Form der Hypochondrie, sieht in jedem Symptom gleich das Schlimmste und nun werden diese Befürchtungen wahr? Trägt der Patient eine Heiterkeit wie einen Autopiloten vor sich her und wird nun lernen müssen, eine dunkle Seite seines Schicksals zu bewältigen?

Das Netz der Selbsthilfeorganisationen und weiter betreuender Kräfte ist groß, aber im Augenblick der Diagnose ist nur der Arzt anwesend. Früher wurden die Überbringer schlechter Nachrichten kurzerhand gehenkt, heute sind viele Patienten für diesen schwersten aller ärztlichen Momente achtungsvoll. Leider nimmt die Kompetenz für diese Situation nicht automatisch mit dem Alter zu. Deshalb werden in Kliniken oft gerade die jungen Kräfte ins Gespräch mit den Angehörigen geschickt. Wem auf Patientenseite an dieser bedeutsamen Wegkreuzung ein empathischer Helfer zur Seite stand, der kann bezeugen, dass Asklepios recht hatte, als er sagte: »Zuerst heile mit dem Wort.«

Bernard Lown beschreibt, dass sein Lehrer Samuel A. Levine die »Wichtigkeit der konstruktiven Sorge um den Patienten« betonte: »Wenn ein Arzt eine sehr ernste Prognose stellt, oder, schlimmer noch, andeutet, dass der Patient bald sterben werde und sich dabei gründlich täuscht, wird dem gesamten ärztlichen Berufsstand schwerer Schaden zugefügt. Im Allgemeinen ist es das Beste, die Tür immer ein wenig offen zu halten, auch in den schwärzesten Situationen« (Lown 2004, S. 80). Alle Patienten fragen, ob es nicht doch noch eine Chance gibt. Darauf kann ein verantwortungsbewusster Arzt antworten, dass dies aus jetziger Sicht unwahrscheinlich ist, aber nie wird man alles wissen.

- **Dr. No:** Ich hasse diese Situationen. Da ist eine Hilflosigkeit, die sich kaum aushalten lässt.

- **Dr. Will:** In diesen Momenten habe ich über meine persönliche Betroffenheit hinaus professionelle Distanz zu wahren. Es geht nicht um mich. Ich möchte den Patienten unterstützen.

Zum Weiterlesen
Bucka-Lassen E. Das schwere Gespräch. Köln: Deutscher Ärzte-Verlag 2011.

6.3 Mediation – ein Fall für drei

> »Für gewöhnliche Menschen ist alles entweder Fluch oder Segen. Für den weisen Menschen dagegen ist alles eine Herausforderung und eine Gelegenheit.«
>
> *(Die Lehren des Don Juan)*

Die beiden Ärzte kennen sich aus dem Studium und haben eine Gemeinschaftspraxis gegründet. Im ersten Jahr läuft alles gut, aber dann kommt es häufig zu Auseinandersetzungen über Art und Vorgehen bei der weiteren Entwicklung. Beide werfen einander vor, zu wenig für die eigentlichen Ziele zu tun. Alles scheint auf einen Gerichtsprozess hinauszulaufen. Aber dies wäre das Ende für die junge Praxis: Der Verlust an Zeit und Geld, der mögliche Reputationsverlust, alles liefe letztlich auf die Schließung der Praxis hinaus. Weil den beiden Ärzten das klar ist, entschließen sie sich, einen Mediator zu engagieren. Mit dieser Alternative gelingt es in einigen Sitzungen, die Positionen, die Wünsche und Vorstellungen der Ärzte herauszuarbeiten. Auf diesem Fundament ist es auch möglich, eine kommende Linie für Expansion und Wertschöpfungsprozess festzulegen. Was ein Prozess vielleicht zerschlagen hätte, kann jetzt auf einer neuen Grundlage einvernehmlich weiter bestehen.

Jeder Rechtsstreit im medizinischen Bereich fordert Kraft und Nerven. Nichts ist hinderlicher für den Heilungsprozess als Streit zwischen Arzt und Patient. In den Fällen, in denen es zu einem Prozess kommt, wird oft mithilfe von Gutachtern versucht, nachträglich das Geschehen neu zu bewerten. Das ist ein teurer, umständlicher und manchmal auch erfolgloser Weg.
Mit der Technik der Mediation wird seit einigen Jahren in vielen Bereichen von Wirtschaft und öffentlichem Leben, aber auch im privaten Bereich erfolgreich gearbeitet. Das hat eine lange Geschichte. Bereits vor 2000 Jahren gab es in Japan und China mediative Verfahren zur Konfliktbearbeitung. In Afrika gibt es die Tradition der »Palaverbäume«, aus deren Schatten man erst herausging, wenn eine gütliche Einigung erzielt war. Das Ende des dreißigjährigen Krieges in Deutschland soll durch eine Mediation erzielt worden sein. Und in den USA etablierte sich seit den 90er-Jahren dieses Verfahren als Alternative zur gerichtlichen Prozessordnung.
Die Mediation schließt von vornherein Situationen, in denen es um Hass, Rache oder Kapitalverbrechen geht, aus. Unabhängig davon, ob es sich bei

6.3 Mediation – ein Fall für drei

den Parteien um Ärzte, Kollegen, Mitarbeiter oder Patienten handelt: Die Mediation braucht die folgenden Voraussetzungen:
- Freiwilligkeit – alle Seiten müssen mit der Mediation einverstanden sein,
- Eigenverantwortlichkeit – jede Seite steht für sich selbst ein,
- Vertraulichkeit – ein Prinzip, das in vielen medizinischen Bereichen selbstverständlich ist und
- Ergebnisoffenheit – es gibt keine vorher festgesteckten Ziele.

Die Möglichkeit einer gütlichen Einigung ergibt sich, wie so oft in der Kommunikation, erst durch einen Perspektivenwechsel. Aus den verschiedenen Positionen der Parteien werden die Interessen herausgefiltert. Die vorliegenden Beurteilungen werden zu Problembeschreibungen. Hinter den Schuldzuweisungen versucht die Mediation die Bedürfnisse der Parteien zu eruieren. Der Blick soll sich aus der Vergangenheit lösen und in die Zukunft richten. So können aus den individuellen die gemeinsamen Probleme erkannt und bewältigt werden. Was hier in ein paar Sätzen beschrieben ist, dauert in der Realität einige Sitzungen. Ein Mediationsverfahren dauert in der Regel einige Wochen bis zu ein paar Monaten. **Vorteile** gegenüber einem Gerichtsverfahren gibt es einige: Die Mediation
- ist in der Regel kostengünstiger,
- kann Streitigkeiten zeitnah behandeln und
- ist vertraulich.

Dadurch, dass beide Parteien aktiv mitarbeiten, wird die gemeinsame Lösung besser mitgetragen. Niemand musste seine Interessen an eine übergeordnete Instanz abgeben.
Viele öffentliche Einrichtungen nehmen mittlerweile die Arbeit von Mediatoren in Anspruch. Im medizinischen Bereich bahnt sich erst zaghaft eine Wende an. Die Literatur kennt bereits Fälle von Mediation für diese Situationen:
- der Arzt in der Auseinandersetzung mit Kollegen,
- der Arzt in der Auseinandersetzung mit Mitarbeitern,
- der Arzt in der Auseinandersetzung mit Patienten.

Ähnlich ist es in der Klinik. Auch hier gibt es externe Konflikte mit Patienten und Zuweisern und interne mit Kollegen, Verwaltung und Mitarbeitern. Im Gegensatz zu einem Gerichtsverfahren kann während der Klärung mithilfe einer Mediation in allen Fällen der normale Betrieb weitergeführt werden, ohne dass Informationen nach außen dringen. Das kann für eine gerade eingeführte oder auch gut laufende Praxis überlebensnotwendig sein.

> Die Grundgedanken der Mediation sind schon vor dem Eintreten der Krise einsetzbar.

Tab. 6-2 Beispiel einer Mediation zum Thema: Erstkraft fordert bessere Arbeitsbedingungen

Standpunkte der Erstkraft	Erwiderungen des Arztes
Aus Positionen werden Interessen.	
Ich weigere mich, weiter hier zu arbeiten, wenn die Arbeitszeiten nicht regelmäßig sind.	Sie brauchen regelmäßige Zeiten, um gut arbeiten zu können.
Aus Beurteilungen werden Problembeschreibungen.	
Sie sind so selten vor Ort, wir können nie unsere Fragen klären.	Sie wünschen sich öfter einen Ansprechpartner vor Ort.
Hinter Schuldzuweisungen stecken Bedürfnisse.	
Sie sind so oft außer Haus, da geht es drunter und drüber hier in der Praxis.	Ich höre Ihren Ärger. Sie wollen ruhigere Verhältnisse für das Arbeitsteam.
Aus Problemen der Vergangenheit für die Zukunft lernen.	
Ich kann mich nicht erinnern, wann wir das letzte Mal eine Teamsitzung hatten.	Sie sind verärgert über die langen Pausen zwischen den Treffen mit dem Team. Wollen wir einen nächsten Termin gleich festlegen?
Von individuellen Problemen erkennen, wo gemeinsame Probleme liegen.	
Ich bin wohl die Einzige, die sieht, dass hier alles den Bach runtergeht.	Ihnen als Erstkraft fallen Missstände zuerst auf. Aber das Thema stellt sich für das gesamte Team, mich als Arzt eingeschlossen.

Wer sein Team und seine Patientenkontakte bei aufkommenden Problemen nach den Prinzipien der mediativen Klärung behandelt, erspart sich nicht nur manches Verfahren, sondern schafft auch eine einzigartige Unternehmenskultur. Tabelle 6-2 stellt einen Überblick zu den wichtigsten Gedanken am Beispiel eines Konflikts dar. Von zentraler Bedeutung ist der Perspektivenwechsel in der Mediation:
Erst durch die neutrale Haltung des Mediators haben die Parteien die Möglichkeit, den anderen Standpunkt soweit zu erkennen. Nun können sie gemeinsam nach einer kreativen Lösung suchen. Wird die Lösung von beiden einvernehmlich gefunden, tragen auch beide Parteien das Ergebnis mit.

> Frau R. arbeitet seit 14 Jahren in der internistischen Praxis als Medizinische Fachangestellte. Als die Stelle der Erstkraft neu besetzt werden soll, ist sie sicher, dass der Arzt sie auswählt. Zu ihrem Entsetzen schaltet er eine Anzeige und sucht eine externe Kraft für die Position. Als die Neue anfängt, verweigert nicht nur Frau R. die Zusammenarbeit. Das ganze Team reagiert negativ auf die Situation. Binnen

Kurzem herrscht ein unerträgliches Klima. Aus dem Bekanntenkreis engagiert der Arzt eine Mediatorin, die in vier Sitzungen die Entstehung und die Hintergründe der Lage klären kann. Es wird deutlich, dass der Arzt Frau R. als Mitarbeiterin sehr schätzt und sie sowieso als Teamleitung empfindet. Aber er wollte für den Abrechnungsbereich eine Ansprechpartnerin haben, die interne und externe Fragen selbstverantwortlich löst. In diesem Bereich hatte es bislang häufig Schwierigkeiten gegeben. Da für zwei Erstkräfte der finanzielle Rahmen fehlt, Frau R. aber sicher und mit ruhiger Hand das Team leitet, wird sie mit einer maßvollen Gehaltserhöhung den Bereich Team und Personal selbstständig führen, damit sich die neue Erstkraft auf die Zahlen konzentrieren kann. Die neue »Doppelspitze« wird dem Team vorgestellt und es kehrt wieder Ruhe ein.

Dr. No: Wer was zu klagen hat, soll das gern tun. Ich gehe jede Gangart mit.

Dr. Will: Für mich steht an erster Stelle ein gut funktionierender Praxisalltag. Wenn sich Konflikte aufbauen, müssen diese zeitnah und einvernehmlich gelöst werden. Keiner ist für das Problem, aber alle sind für die Lösung verantwortlich.

6.4 Einklang – mehr Zusammen geht nicht

Die südafrikanische Begrüßung »Sowabona« bedeutet »Ich sehe dich«.
Die Antwort »Nigikona« bedeutet »Ich bin hier«.

Eigentlich mag Dr. P. die Patientin gern. Sie erinnert ihn an eine Tante, bei der er sich als Kind immer besonders wohl gefühlt hat. Aber heute geschieht wieder das, was schon so oft passiert ist: Bei jedem Appell, bei jeder Forderung, die er stellt, entzieht sie sich seinen Argumenten. Dann erzählt sie, dass seit dem Tod ihres Mannes ihr Leben grundsätzlich eine andere Wertigkeit bekommen hat. Zu den einfachsten Dingen muss sie sich zwingen, an Freude oder Entdeckungen ist gar nicht zu denken. Sie schaut ihn aufmerksam an, als sie das sagt. Dr. P. aber kämpft in diesem Moment gerade mit seinem schlechten Gewissen: Wieder hat er sie nicht zu einer Lebensstiländerung bewegen können, dabei ist sie so sympathisch …

Wenn man trotz gegenseitiger Sympathie ständig aneinander vorbeiredet, fehlt er: der Einklang. Wenn die Umstände geeignet sind, geht es dem Menschen gut. Gerät eine der erforderlichen Determinanten aus der vorgesehenen Position, gerät das Gleichgewicht aus den Fugen und der Mensch verliert die Verankerung und damit sein ideales Wohlbefinden. Ein Therapeut versucht nun, die Art der Störung zu erkennen und mit unterschiedlichen

Ansätzen den Einklang wieder herzustellen. Ist er dabei erfolgreich, hat sein Patient die Chance, auf den Weg der Gesundung zu gelangen.

Das Ziel ist also, dass der Patient selbst wieder in den Einklang gerät. Bis hinab in die Zellebene gilt: Wer den Einklang zu seiner Umgebung verliert, wird krank.

Der Arzt erreicht mit seinem Patienten einen Einklang, wenn er in Resonanz mit ihm tritt. Dabei werden seine Spiegelneuronen aktiviert, die »sozialen Schaltkreise« seines Gehirns. Die Resonanz stellt die Grundlage für Verständnis auf der physischen Ebene dar und ermöglicht erst eine positive Bindung. Die empathische, nicht wertende Achtsamkeit öffnet den Weg zu einer gelingenden Kommunikation.

Eine Möglichkeit, die **Selbstheilungstendenzen** des Menschen zu aktivieren, ist das sogenannte *Reframing*. Dabei ermöglicht der Arzt dem Patienten, seine Situation aus einem neuen Blickwinkel zu betrachten. Vordergründig positives Denken ist hier nicht gemeint, sondern ein Perspektivenwechsel mit heilenden Folgen. Weder Symptom noch Krankheit können geändert werden, aber die veränderte Sicht auf die Dinge macht aus einem Menschen in Opferhaltung den Regisseur seiner Krankheit und seines Lebens.

Wie geht das? Hier sind einige Ansätze:

- Das kleine Wort »noch« macht aus einem unerträglichen Zustand eine Übergangsphase:
  »Ich habe starke Wundschmerzen nach dem Eingriff«, sagt ein Patient mit schmerzverzerrtem Gesicht. »Ich habe *noch* Schmerzen nach dem Eingriff«, sagt ein Mensch, der weiß, dass sich das ändern wird.
- Die Frage »Wer weiß, wozu das gut ist?« passt sowohl in den akuten, als auch in den chronischen Verlauf von Krankheiten.
  Der Manager, den ein gebrochenes Bein für einige Zeit aus dem Alltag zieht, findet in der erzwungenen Ruhe neue Koordinaten für die kommenden Anforderungen.
  Die Frau, die zeitlebens nur für ihre Familie gesorgt hat, lernt erst durch den Altersdiabetes regelmäßig für sich selbst zu sorgen.
- Das Leben ändert sich durch die Krankheit vollständig. Damit geht vielleicht einher, dass die Aufmerksamkeit auf die eigene Befindlichkeit so hoch wie nie zuvor ist.
- »Worin besteht hier eine Chance?« Diese Frage kann bei Zweifeln vor einer medizinischen Intervention hilfreich sein. Wenn der Patient seinen Anteil trägt und sich einem erfahrenen Arzt anvertraut, steigen die Chancen auf eine erfolgreiche Heilung.
- »Was ist hier gerade sinnvoll?« Auch diese Frage zielt auf eine Entscheidung ab, die getroffen werden sollte. Sie verweist in den Bereich der partizipativen Entscheidungsfindung (▶ Kap. 6.1).
- »Was bedeutet diese Entwicklung für mich?« Das Potenzial, das jede Erkrankung für die Entwicklung mit sich bringt, lässt sich bei Kindern ext-

6.4 Einklang – mehr Zusammen geht nicht

rem gut beobachten. Ob Erwachsene diese Möglichkeit genauso, aber bewusst erfahren wollen, steht ihnen frei.
- »Wie könnte man das noch sehen?« Der Perspektivenwechsel, quasi das Rückgrat dieses Buches, soll nicht nur anderen Menschen zugutekommen. Jeder kann zu jeder Zeit seine eingefahrenen Gleise verlassen.
- »Was macht eine andere Sicht aus?« Der Blickwinkel bestimmt den Grad der Freiheit. Wer sich nur eine Sicht auf die Dinge gönnt, wird in der Regel auch nur eine Option haben zu reagieren. Aber das Wort »alternativlos« gilt im Leben wie in der Medizin glücklicherweise nicht.

Man kann beobachten, dass es Persönlichkeitsstrukturen gibt, die diese Reaktion auf Krankheit nahezu selbstverständlich leisten können. Das macht es dem Arzt leicht, geeignete Maßnahmen zu empfehlen und anzupassen. Andere Menschen tun sich schwerer. Sie hadern mit ihrem Schicksal und stecken viel Kraft in die Frage »Warum gerade ich?«. Ihnen muss der Arzt ganz besonders viel Aufmerksamkeit widmen, denn die Idee vom Sinn einer Heilung braucht erst Verankerung in ihrem Denken.

Die gute Nachricht für alle Ärzte: Wer mit seinen Patienten zusammen eine heilende Verbindung eingeht und beim Wiedererlangen eines gesundeten Zustandes gestaltend Anteil hat, der profitiert auch für sich selbst.

Eigene Impulse
> Wann haben Sie zuletzt in Gesprächen diesen Effekt beobachten können, dass Sie mit einem Patienten eine gelungene Übereinstimmung erreichen konnten?
> Mit welchen Patienten gelingt Ihnen das scheinbar wie von selbst?
> Was fehlt Gesprächen, wo dies nicht gelingt?

Obwohl Einklang ein zentrales Geschehen ist, kommt sie oft mit zarten Gesten und wenigen Worten daher. Es bedarf keiner großen Attitüde, um in der Kommunikation mit einem anderen Menschen eine heilende und sinnreiche Beziehung im Einklang zu gestalten.

> Wie kostbar muten die Notizen einer Ehefrau an, die ihren krebskranken Mann zum Arzt begleitet:
> »Patientenbegleitung zum Onkologen
> Urängste im Gepäck.
> Das Zusammentreffen mit dem Arzt befreite.
> Herzliche Begegnung.
> Alle 3 Monate wieder.
> Nach Einsicht in die Laborergebnisse Bericht über Befindlichkeiten des Patienten. Dann etwas Zeit zu einem kurzen Gespräch über den gemeinsam verehrten Dichter Gottfried Benn.
> Anlass das erst kürzlich wieder gehörte, von Benn auf einer Schallplatte selbst gesprochene Gedicht »Ebereschen«.

> Austausch von Gefühlen zwischen Patient und Arzt.
> Ungewöhnliche Seelenverwandtschaft.
> Anschließend »Herzzeit« vom Onkologen erwähnt und empfohlen der Briefwechsel von Paul Celan und Ingeborg Bachmann.
> Vom Patient interessiert aufgenommen.
> Nach dem Arztbesuch, angstfrei, der nächste Stopp ein Buchhandel, nicht der Gang in eine Apotheke.
> Ablenkung und Nahrung für den Geist waren erwünscht und erfolgreich.«
> (Quelle privat)

An dieser Stelle wollte sich **Dr. No** nicht äußern.

Dr. Will lächelte.

Zum Weiterlesen

Uexküll Th v, Geigges W, Plassmann R. Integrierte Medizin. Stuttgart: Schattauer 2002.

6.5 Humor – »Kommt ein Mann zum Arzt …«

> »Humor ist der Knopf, der verhindert, dass einem der Kragen platzt.«
> *(Joachim Ringelnatz)*

> »So geht das nun wirklich nicht!« Schon zum zweiten Mal kommt Dr. R. aus seinem Sprechzimmer. Die Fachkräfte am Empfang sehen sofort, jetzt geht es zur Sache. Der Chef wirkt erschöpft, aber zum lauten Sprechen reicht es noch: »Wenn ich da drin« und er zeigt auf sein Sprechzimmer, »gerade einer Patientin mitteilen muss, dass sie ein inoperables Mammakarzinom hat und hier draußen wird gelacht, dann geht das gar nicht!« Betroffen schauen sich die Mitarbeiterinnen an. Das haben sie nicht gewollt! Ihnen ist ein freundlicher Umgangston wichtig. Dass in einer onkologischen Praxis auch mal heiter gesprochen wird, ist auch den meisten Patientinnen ganz recht. Und so gesehen, müsste man ja auch die Jalousien herunterlassen, denn zu einem positiven Befund passt ja auch kein strahlender Sonnenschein, oder? Aber man kann sich das leicht vorstellen, drinnen die schlimme Botschaft und draußen ein herzliches Lachen – wie kann das zusammenpassen? Dr. R. hat unter dem Druck der täglichen Anforderungen jetzt die klare Maxime ausgegeben: Humor ist Privatsache und hat in der Onkologie keinen Platz, weil es eben nicht immer passt. Die Mitarbeiterinnen verstehen seinen Ansatz, aber so wohl fühlen sie sich bei der ganzen Sache nicht …
> P.S.: In einem späteren Workshop wurde diese Frage so geklärt: Die Entweder-oder-Haltung ist nicht zielführend. Genau wie die Patientin im Sprechzim-

> mer ein Recht auf eine ungestörte Atmosphäre hat, so haben die Patientinnen draußen einen Anspruch auf einen heiteren Ton. Eine Sowohl-als-auch-Lösung könnte durch eine schallgeschützte Tür erreicht werden oder durch ein entsprechendes Zeichen an der Sprechzimmertür. Das wird immer dann angebracht, wenn alle auf eine besondere Situation Rücksicht nehmen wollen.

Wer jetzt wie Dr. R. glaubt, Humor und schwere Diagnosen seien nicht zu vereinen, findet am Ende des Kapitels ein wunderbares Beispiel aus der Palliativmedizin (s. S. 198).

Medizinische Wirkung von Humor

Man sagt, die Deutschen haben es gern ein bisschen ernster. »Spaß« gilt in Trainerkreisen z. B. eher als ein Anzeichen unsolider Oberflächlichkeit. Eher schon akzeptiert man den Begriff »Freude« im Land der Dichter und Denker. Menschen, die über und mit Humor arbeiten, haben es schon im Ernst schwer. Die roten Nasen der Clowns werden in Krankenhäusern von Patienten geliebt, vom Pflegepersonal als produktive Unterstützung dankbar akzeptiert, aber – doch bis heute – von manchem Arzt eher belächelt. Jeder findet seine eigene Haltung zum Thema. Drei Beispiele seien angeführt, um die evaluierte Wirkung von Humor zu zeigen:
- Zwei Studentengruppen wird neues Wissen präsentiert. Die eine Gruppe bekommt Informationen zu einem Thema in einer neutralen Form. Den anderen Studenten werden die gleichen Inhalte in humorvoller Aufbereitung präsentiert. Nach vier Wochen hat Gruppe eins etwa 50 % vergessen, Gruppe zwei hat nur 25 % vergessen. Die humorvolle Darstellung hat die Gedächtnisleistung entscheidend verbessert (Wild 2011).
- Behinderte Menschen berichten, dass sie in der Öffentlichkeit oft mit »Trauerflor-Stimme« behandelt werden. Da sie mit den alltäglichen Folgen des Handicaps genug zu bewältigen haben, wehren sie sich und plädieren für ihr Anrecht auf heitere Gelassenheit.
- In zahlreichen Versuchen, wie z. B. an der Universität Zürich, ist die schmerzlindernde Wirkung von Humor nachgewiesen worden. Die Ausschüttung körpereigener Endorphine führt zu diesem Effekt (Ruch u. Proyer 2011, S. 97–118).

Welcher Arzt wünscht sich nicht folgende physischen Verbesserungen für seine Patienten, die mit dem Lachen einhergehen?
- Stimulation von 17 Muskeln im Gesicht und 80 Muskeln des restlichen Körpers,
- Erhöhung des Sauerstoffgehalts im Blut,
- Absenkung und Stabilisierung von Puls und Blutdruck auf einem niedrigen Niveau nach Tachykardie und Hypertonie,

- vermehrte Ausschüttung von natürlichen Killerzellen und Zytokinen und
- schmerzlindernde Ausschüttung körpereigener Endorphine.

Dazu werden keine Untersuchungen nötig, die den Laboretat einer Praxis belasten. Es reicht, mit dem Patienten herzhaft zu lachen. Sicher gibt es auch bei Ihnen mal komische Situationen. In vielen Fällen bietet der Alltag seine ganz eigene Komik, man braucht nur noch zuzugreifen. Besonders Störungen im gewohnten Ablauf sind klassische Impulse für Komik. Allerdings gehört der Mut dazu, denn komisch werden Situationen oft erst durch Übertreibung. Wer dann noch so empathisch ist, den anderen auf seine Art beim Lachen zu integrieren, dem gelingt das, was gewünscht ist: Der Körper reagiert positiv auf das Lachen und mit ihm Geist und Seele.

Eigene Impulse
› Wie oft haben Sie gestern gelacht? Und heute?
› Worüber können Sie von Herzen lachen? Nennen Sie drei Beispiele.
› Bezeichnen Sie sich als humorvoll? Bezeichnen Ihre Patienten und Mitarbeiter Sie als humorvoll?

Humor als Zeichen von Toleranz und Flexibilität

Humor ist kein Allheilmittel. Aus dem Spruch »Lachen ist gesund« die These »Wer viel lacht, wird weniger krank« abzuleiten, ist gewagt und medizinisch nicht haltbar. Aber in einer wissenschaftlich geprägten Welt, in der Fehler nicht vorkommen dürfen, ist ein Lachen immer der bessere Weg beim Umgang mit Pannen. Es gibt sehr ernsthafte Menschen mit Sinn für Humor. Fehlertoleranz ist ein **effektiver Erfolgsfaktor**, vielleicht der wirksamste überhaupt. Komplexe Systeme wie eine Praxis oder eine Klinik sind »lernende Systeme« und auf einen kreativen Umgang mit Fehlern angewiesen. Wer mit Fehlern rechnet und bereit ist, sich darauf einzulassen, macht weniger Fehler. Ganz nebenbei hat er auch ein angenehmeres (Arbeits-)Leben.

> Humor wirkt in kritischen Situationen entwaffnend und deeskalierend.

Die Patientin ist völlig schockiert über die Anzahl und Größe der Blutergüsse nach einer Transfusion. Als sie fragt, wie das passieren konnte, sagt der Pfleger »Sie sind angemeldet zum monatlichen Wettbewerb ›Blau machen‹«. Einen Moment lang schaut sie ihn ungläubig an, dann prustet sie los. Jetzt kann er ihr erklären, dass es die Medikamente sind, die das bewirken.

Ein Bewohner eines Pflegeheims hat in einem Streit einen Pfleger gebissen. Eigentlich ist der alte Herr sehr zugänglich. Doch wenn er sich aufregt, spricht er nur noch spanisch. Niemand kann dann verstehen, was er genau will. So ist die

> Situation eskaliert. Beim morgendlichen Schichtwechsel sind alle bedrückt. Glücklicherweise ist der Pfleger körperlich nicht schwer verletzt. Seine Laune bessert sich schlagartig, als ein Kollege trocken bemerkt: »Ah, Biss im Morgengrauen«.

> Monatelang hatte sich die Patientin nicht blicken lassen, auf einen Rückruf wartete man vergeblich. Plötzlich schwebte sie wieder ein, als sei sie gestern erst untersucht worden, und fragt nach ihren Blutfettwerten. Statt sich zu ärgern, antwortet der Arzt: »Seit vier Monaten sitze ich jetzt hier und warte, dass Sie mir genau diese Frage stellen.«

Humor als Element zum Erfolg

Humor kennzeichnet auch den Status, den Menschen in der Kommunikation haben. Dabei nimmt der Arzt per se den höheren Status ein. Gelingt es ihm kurz mithilfe von Humor den oberen Status zu verlassen, profitiert er dadurch: Seine Flexibilität zeigt seine wirkliche Autorität. Nur ein Arzt mit problematischem Selbstbild kann sich das nicht leisten.
»Besser ich lache mit denen, als sie über mich« – das gilt besonders für Teams, in denen ja die Hierarchie eine Rolle spielt, allen demokratischen Idealen zum Trotz. Ein Arzt, der seine Führungsrolle mit Humor wahrnehmen kann, wird eher respektiert als ein Chef, bei dem es nichts zu lachen gibt.
Wenn in Ihrer Sprechstunde oft gelacht wird und Patienten manchmal schmunzelnd aus dem Sprechzimmer kommen, wenn auch bei schweren Themen die Grundstimmung heiter und gelassen sein darf, dann brauchen Sie jetzt nicht weiterlesen. Es sei denn, es interessiert Sie zusätzlich, warum der Humor so ein effizienter Erfolgshelfer ist.
Therapeutisch betrachtet ist Humor unspezifisch. Er eröffnet die Möglichkeit, die Welt und die Geschehnisse aus einer Distanz zu sehen, die entlastet. Doch Spaß beiseite: Der Beruf Arzt ist ein ernster Job und eine ernsthafte Berufung. Den meisten Patienten ist auch nicht zum Lachen zumute. Außerdem sind die wenigsten zum Humoristen geboren, haben allenfalls noch ein, zwei Witze im Repertoire, die im vertrauten Kreis meist schon abgenutzt sind. Und im palliativen Bereich, etwa in einem Hospiz, hat Humor ja nun wohl gar nicht zu suchen. Oder? Konzeptionelle Überlegungen zum Thema finden sich in zahlreichen Untersuchungen, aber noch ist eine klare Evaluation nicht erbracht. Wer sagt, dass Humor nur etwas für unversehrte Menschen ist? Der Gedanke, dass aus Lachen für den Kranken ein Nutzen entstehen kann, trägt den Arzt deutlich weiter.
Menschen mit Handicaps berichten einhellig, dass ihnen Mitleid nicht gut tut, Humor aber eine momentane Souveränität einbringt.
Ein weiterer, wichtiger Aspekt für Humor in der Ärztlichen Kommunikation ist: Gerade die Patienten, die als »schwierig« gelten, weil sie unangemessen in Ton oder Forderungen sind, lassen sich mit Humor besser behandeln.
Seien Sie heiter und das meine ich ernst!

> Nicht, weil der Arzt einen ernsten Beruf ausübt, verbietet sich Humor, sondern gerade weil es um ernste Themen geht, ermöglicht der Humor an manchen Stellen eine gute Handhabe. Er kann abschwächen und schützen, wenn z. B. unmäßige Kritik kommt, und er kann lösen und entlasten, wenn Angst und Unsicherheit Compliance verhindern.

Humor hat also zwei Richtungen, ist Schwert und Schild gleichzeitig. Er ermöglicht, relativ stringent Themen anzusprechen und auch zu vertreten, schützt aber zur gleichen Zeit den Sprecher vor unsachlichen Angriffen.

Humor erkennen und erlernen

Kann man Humor lernen?
Die Leiterin des Instituts für Humor in Leipzig, Eva Ullmann, sagt »Ja!«. Wer jetzt vorschnell glaubt, das müsse sie ja sagen, kann sich eines Besseren belehren lassen. Seit 2011 gibt es ein Projekt »Arzt mit Humor« für junge Ärzte von morgen. Medizinstudenten ab dem dritten Semester, viele davon im Praktischen Jahr, trainieren systematisch, wie sich der eigene Humor kultivieren lässt. Thematisch geht es um die moderne Hochleistungsmedizin, Patientenautonomie und humorvolle Krankenhauskommunikation. Während viele zu Anfang skeptisch sind, was die eigene Humorkompetenz betrifft, sind sich alle einig, wie wichtig ein effektiver **Selbstschutz** im medizinischen Alltag ist. Dabei ist gerade in konfliktreichen Situationen Humor nützlich. Und nach wenigen Stunden wird klar: mit einer Handvoll Spielregeln lässt sich sehr viel erreichen.

»Humor ist im ersten Schritt eine Geisteshaltung bzw. Lebenseinstellung«, schreibt Eva Ullmann im Script zum Workshop (2013). Sie stellt die provokante Frage: »Kann Humor Ihrem Problem schaden?« Die Neurowissenschaften belegen mit Leichtigkeit, dass sich eine negative Einstellung zum Umfeld und Lachen als eine natürliche Konkurrenz darstellen. Und das Beste: Lachen ist stärker.

Die Leiterin der Arbeitsgruppe »Kognitive Neuropsychiatrie« an der Universitätsklinik Tübingen, Professorin Barbara Wild, hat bereits 2011 in dem Band »Humor in Psychiatrie und Psychotherapie« aus verschiedenen Richtungen die Effektivität von Humor beleuchtet. Das Manual »Humorfähigkeiten trainieren«, enthält viele praktische Impulse und hilfreiche Tipps für die Ärztliche Kommunikation (Falkenberg et al. 2013).

Wie sieht nun eine Kommunikation aus, die sich an diesen Impulsen orientiert?

Am Anfang stehen das Angebot an Situationskomik und die Bereitschaft, das Angebot anzunehmen. Was an einer Situation komisch ist, können wir nur entscheiden, wenn wir für die Idee grundsätzlich aufgeschlossen sind.

6.5 Humor – »Kommt ein Mann zum Arzt ...«

Sonst passiert es, dass wir von Heiterem umgeben sind und es nicht merken. Viele Patientenaussagen sind per se komisch. Verwendet der Arzt diese Komik für sein Ziel, *à la bonheur*! Es verbietet sich jedoch immer, sich über den Patienten lustig zu machen. Wenn es die drei Bereiche Arzt, Sachlage und Patient gibt, ist Komik für die ersten beiden Felder erlaubt. Humor mit dem Patienten kann man sich nur individuell erarbeiten. Ein Scherz mit einem langjährigen Patienten funktioniert nach den Regeln des Vertrauens, ein Scherz in einer Erstanamnese ist nicht erlaubt.

Zum Zweiten braucht es Mut. Stellt der Arzt mit monotoner Stimme die Informationen eines Laborberichts dar, ist er zwar auf der sicheren, leider aber auch auf der uneffektiven Seite. Die Aufmerksamkeit des Patienten erlischt sehr bald, oft nach wenigen Sekunden. Er findet sich nicht wieder in dem, was der Arzt ihm erzählt. Bestenfalls vertraut er ab dann blind, schlimmstenfalls schaltet er einfach ab. Was wäre, wenn in diesem Moment der Arzt einen Gartenzwerg aus seiner Schublade nimmt und den Patienten fragt, ob er wisse, was dieser Zwerg mit seiner Krankheit zu tun habe (▶ Kap. 5.7). Schlagartig erwacht der Patient aus seiner Starre und ist ganz Ohr. Überraschungseffekt zusammen mit dem Rätselangebot sind kaum abzulehnen. Auch für den Arzt ist es leichter, einem aufmerksamen Patienten etwas zu erklären als einem, der nur noch körperlich anwesend ist. Ob der Gartenzwerg dann als freundlicher Wächter über alles, was wächst, gilt oder als kitschige Verirrung im Kleinformat: Lassen Sie sich auf die Assoziationsmöglichkeiten ein, überraschende Sichtweisen können entstehen.

Mit Humor verlässt man die vorgegebenen Gleise und kombiniert zwei Dinge, die ursprünglich nicht zusammen gehören. Indem verbunden wird, was überraschend zusammenpasst, ergibt sich ein Drittes wie Erkenntnis, Entlastung oder ein neuer Blickwinkel.
Es braucht Mut, solch neue Wege im Arztgespräch zu beschreiten. Die, die es gewagt haben, haben viel gewonnen. Alles, was von Empathie getragen ist, wird helfen. Selbst im schlimmsten Fall, wenn der Patient das Angebot nicht annimmt, gibt es keine negativen Nebenwirkungen.
Manche Mediziner befürchten zum Clown zu werden und ihr wichtigstes Pfund, ihre Reputation zu verlieren. Solche Ängste hat nur ein schwacher Arzt, eine starke Persönlichkeit ist gut beraten mit dem Einsatz von Humor. Er ist immer ein Indikator für Souveränität.

Eigene Impulse
> Zählen Sie drei Dinge auf, die man bei Ihnen als Schwäche bezeichnen kann und finden Sie dafür lachhafte Umschreibungen!
> Beispiel: Wenn Sie zum Perfektionismus neigen – »Ich bin so perfektionistisch, dass ich mindestens eine Woche für eine Antwort benötige.« Wenn Ungeduld

Ihr Problem ist – »Ich bin so ungeduldig, dass ich noch nicht mal abwarten mag, bis ich das zugeben kann.«
> Finden Sie ein Bild für dieses Verhalten! Geben Sie sich einen Spitznamen! Sind Sie Dr. Ungeduld oder eher Dr. Frag mich nicht?

Humor kann planvoll und konkret besonders erfolgreich angewandt werden, wenn die Dinge festgefahren sind.

Flip-Flop-Technik

> Als er mit seinem Latein am Ende ist, fällt Dr. S. ein, wie seine Trainer im Workshop solche Blockaden lösten. Mit einem Schmunzeln beginnt er eine Liste zur Frage: Wie kann man die Patientenzufriedenheit deutlich senken? Nach dem Ärger der letzten Wochen fallen ihm ganz viele Details ein. Daraus ergibt sich im Umkehrverfahren ein vernünftiges Vorgehen. Jetzt zeichnen sich auch die Schritte ab, die mittel- und langfristig unternommen werden sollten, um zufriedene Patienten zu bekommen.

Was für den Tresor die Brechstange ist, das kann die Flip-Flop-Technik für ein verfahrenes Problem werden: Man knackt es einfach auf. Wer sich mit einem Problem allzu lange herumschlägt, ist oft gar nicht mehr in der Lage, per Logik eine Lösung zu finden. Erst wenn man den Spieß umdreht und sich fragt: »Was müsste man tun, um die Lage völlig zum Scheitern zu bringen?« findet man eine Lösung.

> Die Teamsitzungen sind wichtiger Bestandteil der Arbeit. Dennoch verhindert manchmal schon der Ablauf der Sitzung den erwünschten Erfolg. Die Redebeiträge gehen durcheinander, zwischendrin gibt es Störungen, einige Mitarbeiter kommen später, andere müssen früher gehen, niemand ist zufrieden. Selbst ein deswegen neu etablierter Imbiss während der Besprechung kann diese Schieflage nicht aufwiegen. Schon oft wurde diskutiert, wie man das verbessern kann. Nichts hat wirklich geholfen.
> Nun werden alle Mitarbeiter gebeten, auf einem Zettel drei Vorschläge abzugeben, wie man die Teamsitzung gänzlich ruinieren kann. Einer schreibt, ohne Stühle, ein anderer schlägt einen engen, ungelüfteten Raum vor. Vom wilden Durcheinander bis zum gemeinsamen Joggen ist Vieles dabei. Das Erstaunliche ist, dass in diesem Nonsens zahlreiche Teile der späteren Lösung verborgen sind. Wie im Schattenriss ergeben sich aus dem Flip-Flop die wirklichen Bedürfnisse: Ruhe, Regeln, Überschaubarkeit. Das kann gemanagt werden.

Dieses Beispiel zeigt, wie automatisch eine souveräne Distanz zum Verhalten entsteht. Darin liegt ein großer Vorteil des Humors.

Sich selbst »auf die Schippe« zu nehmen, bewahrt übrigens auch vor Selbstüberschätzung.

Die dunklen Geschwister des Humors

Gestatten wir uns ein Wortspiel. Weil in dem Wort Ironie das Wort »nie« versteckt ist, soll es als Faustregel gelten: Humor gern, Ironie nie. Zu viele Vorbedingungen müssten erfüllt sein, damit man ohne Gefahr für das Wohl des Gegenübers ironisch sein kann.
1. Man sollte den Menschen gut kennen, um Ironie anbringen zu können.
2. Die Ironie sollte situativ passen.
3. Dem anderen sollte es gerade gut gehen. Krankheit und/oder Schmerzen verbieten Ironie.

Warum? Weil die Distanz fehlt. Wer schon mal heftige Zahnschmerzen hatte, der fand den ironischen Spruch »Immer schön die Zähne zusammenbeißen« in diesem Moment sicher auch nicht so angebracht wie sonst.
Ironie, Sarkasmus und Zynismus sind gewissermaßen die dunklen Geschwister des Humors. Was in Literatur und Filmen ein wichtiges Gestaltungsmerkmal ist, verbietet sich für die Ärztliche Kommunikation. Auch wenn besonders Menschen mit hohem Intelligenzquotienten gern mit diesen Elementen jonglieren, ist die Grenze zur verbalen Verletzung zu nahe. Nur in einem ganz vertrauten Verhältnis ließe sich gefahrlos damit umgehen. Der medizinische Alltag bildet das kaum ab. »Lachen mit ...« ist eben etwas ganz anderes als »sich lustig machen über ...«. Deswegen sollten die dunklen Varianten des Humors Hausverbot bekommen.

> **Cave:** Viele Patienten berichten von ironischen oder zynischen Bemerkungen ihrer Ärzte und sie erinnern sich daran schmerzlicher als an die medizinische Behandlung.

Humor versus Stress

Wenn Stress ein großes Problem vieler Ärzte ist, wird Humor diesem Problem deutlich schaden!

Eigene Impulse
› Konzentrieren Sie sich auf einen traurigen Gedanken. Und dann ziehen Sie die Mundwinkel cranial dorsal, ohne Fachjargon: Lächeln Sie!
› Wenn Ihr Mund in der Transversalachse Zähne zeigt, halten Sie dabei den traurigen Gedanken schön präsent! Auch über diesen Vorschlag darf man lächeln, denn es geht nicht.

Am Abend eines anstrengenden Tages gehen Sie noch mal die einzelnen Stationen durch, bleiben bei den wirklich nervigen stehen und sehen nach, ob es nicht komische Elemente darin gab.

> Als alle Mitarbeiter fertig im OP standen und auf die Patientin warteten, ging draußen das Martinshorn – vielleicht war die Patientin umgekippt?

Erst die Distanz lässt die Menschen komische Aspekte erkennen. Die Bereitschaft, in jeder Situation nach einem komischen Aspekt Ausschau zu halten, ist übrigens viel nachhaltiger als das Erzählen von Witzen. Auf einer Party einen Lacher einzuholen, ist schmeichelhaft fürs Ego, aber die allgegenwärtige Komik ist ein treuer Begleiter. Trotzdem beobachtet man manchmal Menschen, die einen »Brüller« nach dem anderen zum Besten geben, obwohl sie selbst eigentlich humorlos sind.

Hier kommt das versprochene »goldene« Beispiel, das endgültig beweist: Humor ist auch und gerade in ernsten oder tragischen Situationen ein wertschätzendes Element.

> »Als die Tochter den krebskranken Vater nach Hause nimmt, um ihm ein würdiges Sterben zu ermöglichen, steht sie unter großem Druck: die Geräte für Sauerstoff im Wohnzimmer, den nahenden Tod vor Augen: keine leichte Situation. Eine Pflegekraft begleitet die Umstellung und versucht die Gefühlslage der Frau aufzunehmen. Es muss ein verordnetes Abführmittel zubereitet werden, brauner Feigensirup und obenauf weißes Agarol. Die Pflegekraft nimmt ihren Mut zusammen und wagt eine amüsante Assoziation, das sähe aus wie ein Guinness-Bier. Da schmunzelt die Tochter und hat eine Idee: ›Mein Vater ist Italiener und dieses Gemisch wird für ihn wohl eher wie ein Cappuccino aussehen. Deshalb streue ich noch ein wenig Schokoladenpulver oben drauf.‹ Das neckisch dekorierte Abführmittel bringt beide zum Lachen und diese Heiterkeit überträgt sich auf den schwerstkranken Vater.«
> (Aus: Rogall et al. 2005, S. 96)

> **Dr. No:** So witzig ist mein Beruf nun auch wieder nicht. Lachen kann ich in meiner Freizeit.

> **Dr. Will:** Seien Sie heiter, verehrter Herr Kollege, und das meine ich ernst!

Zum Weiterlesen

Falkenberg I, McGhee P, Wild B. Humorfähigkeiten trainieren: Manual für die psychiatrisch-psychotherapeutische Praxis. Stuttgart: Schattauer Verlag 2013.

6.6 Metapher – von Strohfeuern und Sternstunden

> »Man könnte die Menschen in zwei Klassen abteilen; in solche, die sich auf eine Metapher und zweitens in solche, die sich auf eine Formel verstehn. Deren, die sich auf beides verstehn, sind zu wenige, sie machen keine Klasse aus.«
>
> *(Heinrich von Kleist)*

> »Die beiden Hormone Triiodthyronin und Tetraiodthyronin werden dort gebildet.« Die Patientin ist sichtlich verwirrt. Gerade hat sie erfahren, dass sie eine Schilddrüsenunterfunktion hat. »Aber ich dachte, mir fehlt jetzt nur Jod!«, hält sie Dr. M. entgegen. Der ist gerade ein bisschen abgelenkt, eine Mitarbeiterin fragt, ob sie für einen anderen Patienten ein Rezept so ausstellen kann und ihm schwant, dass das Probleme mit der Kasse geben könnte. »Ja, natürlich, Jod fehlt der Schilddrüse jetzt auch, deswegen bildet sie ja nicht genügend T3 und T4.« Die Patientin hat jetzt einen unangenehmeren Ton in der Stimme: »Dann verschreiben Sie mir doch einfach Jod und die Sache geht klar.« Dr. M. setzt erneut an, so einfach sei das nicht, es ginge ja um die Balance des Hormonhaushalts. Aber seine Patientin erreicht er damit nicht mehr. Sie hält jetzt ihre Handtasche auf dem Schoß und wartet nur noch auf das Rezept.

Wenn Metaphern Hitze erzeugten, wäre dieses Buch gefährdet, sich selbst zu entflammen, denn es enthält zahllose Metaphern. Mehr noch als zur Unterhaltung dienen diese dazu, das Gesagte zu veranschaulichen. Wie oft denken wir an den Worten, die wir lesen, eigentlich vorbei? Worte sind in bestimmten Situationen einfach zu abstrakt, das Gehirn ist dann nicht in Lage, sie entsprechend zu verarbeiten. An einem Bild kann man nicht vorbeidenken. Vor Gericht ist ein Vergleich eine Art Kompromiss, aber im ärztlichen Gespräch haben Vergleiche eine nahezu katalytische Wirkung. Deshalb ist es angebracht, Aufbau, Wirkungsweise und Einsatzmöglichkeiten von Metaphern (auch Vergleichen oder Analogien) beispielhaft darzustellen, damit deren praktische Anwendung erfolgreich gelingt.

Analogien mit »wie«

Wann immer das Wort »wie« in einem Satz auftaucht, bemüht sich ein Mensch um einen anderen. Denn der Vergleich von einem Phänomen mit einem anderen ist der Versuch, im Verständnisfeld des Gesprächspartners anzukommen. Dazu kann es nötig sein, den eigenen Sprachgebrauch zu verlassen und sich dem Wortschatz des Patienten zu nähern. Der häufig angesprochene Einsatz von medizinischen Fachbegriffen ist damit nicht gemeint. Zum einen ist medizinische Fachterminologie heute in vielen Medien angekommen, zum zweiten sind Patienten oft geradezu stolz, wenn die Krankheit einen Namen hat. Aber es ist weder schwierig noch sinnvoll, einen Menschen mit Fachvokabular zu überschütten. Was zählt, ist wie viel der Patient in der kurzen Zeit des Arztgesprächs versteht. Hier kommen die Vergleiche ins Spiel.

> **Eigene Impulse**
> - Wenn Ihre Praxis ein Auto wäre, was für ein Auto wäre das (ein Rennwagen, ein Oldtimer …)?
> - Wenn Ihr Team eine Musik wäre, was für eine Musik wäre das (eine Rockballade, eine Operette …)?

Solche Gedankenspiele klingen unterhaltsam und haben dennoch einen ernsten Kern. In Teamtrainings zeigen sie deutlich die unterschiedlichen Einschätzungen aller Beteiligten am Geschehen. Wenn man diese abgleicht, lösen sich manche internen Missverständnisse auf.

Metaphern sollen immer eine optimistische Orientierung hervorrufen. Die Medizin benutzt oft eine Art Kriegsvokabular. Nicht nur gegen Krebs und Epidemien führen wir Krieg, sondern wir bekämpfen auch Bakterien und Viren, wir verteidigen den Immunhaushalt usw. Wenn der Vergleich dem Verständnis dienen soll, bezweckt man damit eine konstruktive Einstellung zur Heilung. Deshalb ist eine positive Konnotation wichtig.

Also geht es den Zellen wie bei einem Fest, wenn sie endlich das dringend benötigte Medikament bekommen. Oder der fiebernde Körper reagiert wie ein Heizsystem, das auf Hochtouren die Krankheitskeime wegschmilzt. Wenn ein Medikament als Nebenwirkung leichte Übelkeit verursacht, kann die Vorstellung helfen, dass es wie bei den Viren zugeht, denen schlecht wird, weil sie merken, es geht ihnen an den Kragen.

Das Wort »wie« ist das *missing link* zwischen dem Fachwissen des Arztes und dem persönlichen Erleben des Patienten. Es schlägt eine Brücke und kann Abstraktes und Unerklärliches in einen Kontext einbinden. Grundsätzlich ist es ausreichend, wenn der Patient den Teil versteht, den er zur Adhärenz benötigt. Nicht gestellte Fragen und Halbwissen sind für alle Beteiligten eine latente Gefahr. Trotzdem hilft selbst medizinisch unkorrektes Wissen weiter, solange es in die richtige therapeutische Richtung führt. Der Arzt ist Theoretiker und der Patient Praktiker, denn der Arzt kennt die Krankheit aus seiner Ausbildung, während sie im Körper des Patienten wütet.

Metaphern für die Erstanamnese

Der Begriff Metapher bietet über den üblichen Sprachgebrauch hinaus noch viel mehr: In ihrer Arbeit konnte Christina Schachtner bereits in den 90er-Jahren nachweisen, in welcher Form sich Ärzte bei Anamnese, Diagnostik und Therapie im metaphorischen Bereich bewegen. Es ist zu vermuten, dass es im Sinne der Selbsterkenntnis außergewöhnlich wichtig werden

6.6 Metapher – von Strohfeuern und Sternstunden

kann, sich der eigenen Metaphorik bewusst zu werden. Schachtner wollte wissen, wie Ärzte eine Behandlung beginnen. Besonders in Fällen diffuser Diagnosen war es aufschlussreich, nach Strukturen zu suchen. 30 Ärzte waren an Schachtners Untersuchungen beteiligt: einige im biomedizinischen Bereich, andere im soziopsychosomatischen Feld und zwei von ihnen arbeiteten nach salutogenetischem Ansatz. Die Fragestellung bezog sich auf »den ersten Blick«, die Diagnose, das Selbstverständnis der Ärzte und ihr Beziehungsmanagement. »Das Ergebnis der Studie, auf einen kurzen Nenner gebracht, lautet: Ärztliches Handeln generiert sich auf der Basis von Metaphern« (Schachtner 2001, S. 63).

Im Folgenden werden drei Metaphern als Ansätze für Erstanamnesen mit ihren Auswirkungen auf die Ärztliche Kommunikation vorgestellt. In Schachtners Untersuchungen belegen diese Metaphern, wie unterschiedlich das Selbstverständnis des Arztes sein kann und welche Auswirkungen das auf die gemeinsame heilende Beziehung zu seinem Patienten hat.

»Schienen und Bahnen« Diese Metapher steht für einen linearen Prozess, der eine Krankheit als Bahnabweichung und den Arzt als die Kraft, die so gegensteuert, dass der Patient wieder in die richtige, die gesunde Bahn kommt, versteht. Die medizinische Intervention unterbricht gewissermaßen die Bahn der Krankheit. Mit einem sogenannten »Hirtenbrief« macht der Arzt Vorgaben, die der Patient ausführen soll. Das Muster in der Kommunikation weist dem Arzt klar die aktive Rolle zu. Er unternimmt die Aktionen, der Patient ist in der passiven Rolle. Wie an einem roten Faden orientiert sich das Vorgehen. Diesem stringenten, eher traditionellen System steht die zweite Metapher entgegen:

»Lebenswunde« Krankheit wird als eine »Lebenswunde« erlebt. Der Begriff bezieht die sozialen Erfahrungen des Patienten ein. Hier ist Kommunikation »als zentrales Mittel der Diagnosesuche« gefragt. Auch konfrontative Fragen können den Patienten zur Mitarbeit bewegen. Das Gespräch leitet die Therapie ein. »Zur-Sprache-Bringen belastender Lebensumstände wird als Bestandteil der Therapie betrachtet« (Schachtner 2001, S. 68). Kommunikativ findet sich hier ein Führungs-Kooperations-Modell, wobei der Arzt die Gewichtung individuell legt. Genauso wie im ersten Modell ist die Krankheit Bezugspunkt der ärztlichen Wahrnehmung und Aktion. Der Fokus liegt auf dem psychosozialen Aspekt.

»Glut unter der Asche« Nach dem Modell der Salutogenese (▶ Kap. 2.9) wurde diese vorwiegend gesundheitsorientierte Metaphorik gefunden. Der erste Blick sucht bereits nach den Ressourcen. Ob da noch »etwas Strahlendes« zu finden ist, die »Glut unter der Asche«, auf der sich erneut Kraft entzünden kann? Der Blick auf die Entfaltungschancen ist an eine Bewegungsmetaphorik gekoppelt, es geht um Mobilisierung. Die Haltung des Arztes ist in enger Bindung, emplizit emotional. »Wo eine Beziehung möglich ist«, bemerkt eine mitwirkende Ärztin, »ist immer so meine Hoffnung, dass man dann auch noch was rausziehen kann von dem, was da ist« (Schachtner 2001, S. 71). Hier wird ein partnerschaftliches, kooperatives Verhältnis kommuniziert, die Ärzte »stimulieren eine Praxis, die weniger auf das Beseitigen abzielt als vielmehr auf das Fördern und Unterstützen« (Schachtner 2001, S. 71).

> Metaphern sind erweiterte Vergleiche, die besseres Verstehen ermöglichen. Sie prägen alle, auch die Ärzte, in tieferen Schichten.

Wer auf diesem Weg eine »gute Antenne« zum Patienten hat, sollte sich trotzdem der impliziten Gefahr bewusst sein. Jedes Bild ist insoweit beschränkt, als dass es andere ausschließt. Wenn der Fokus zu sehr in die eine Richtung rutscht, könnten andere Bereiche vernachlässigt werden. Außerdem entstammt die Metapher dem Lebenskreis des Arztes. Der Patient hat mit seinem anderen Lebenskreis nicht notwendig die gleichen Bilder zur Verfügung. Es ist definitiv wichtig, dass sich der Arzt deutlich über die eigene Metaphorik bewusst ist. Erst dann kann er angemessen reagieren. Diese Abstimmung »(...) erfordert einmal mehr selbstreflexive Distanz sowie kommunikative Kompetenz für notwendige Aushandlungsprozesse« (Schachtner 2001, S. 73).
Hilfreich wäre es, wenn der Arzt auf ein ganzes Portfolio an Metaphern zurückgreifen kann, damit er die unterschiedlichen Patienten erreicht. Metaphorische Konzepte sind offen. Werden sie flexibel angepasst, sind sie ein erfolgreiches Instrument. In Qualitätszirkeln wird dieser Prozess unterstützt (▶ Kap. 7.4).
Betrachtet man den Menschen als Summe seiner Erlebnisse und eine Krankheit nicht als Fehlfunktion, sondern Teil der persönlichen Entwicklung, dann spielen Vergleiche und Geschichten eine große Rolle.
Setzt man sich mit der Metapher »Sprechstunde« auseinander, erkennt man die zwei Fallen dieses Begriffs: In vielen Fällen sollte es Untersuchungsstunde oder Erklärungsstunde heißen. Und von einer Stunde kann doch wohl auch keine Rede sein, nur Minuten stehen im modernen Praxisalltag zur Verfügung – machen wir das Beste daraus!

> Der junge Mann gilt als Sorgenkind in der Praxis. Immer wieder hält er sich nicht an den strengen Therapieplan und trägt die massiven Folgen mit Gleichgültigkeit. So oft schon hat Dr. W. ihm eindringlich klargemacht, dass er sorgfältiger mit sich umgehen muss, wenn er mit der Grunderkrankung leben will. Aber jede Ermahnung hält nur bis zum nächsten Aussetzer, der letzte hat den Patienten in die Notaufnahme gebracht. Eigentlich möchte der Arzt den jungen Mann, der sein Sohn sein könnte, schütteln, bis bei ihm der Groschen fällt. In diesem Mo-

ment erinnert er sich, dass der Patient immer beklagt, dass er nur noch ganz selten mal ein Glas Wein trinken kann. »Wenn Sie einen guten Wein kaufen, einen richtig edlen Tropfen, dann können Sie den doch nicht in der Hosentasche nach Hause tragen oder in den bloßen Händen. Sie brauchen ein Gefäß.« Jetzt ist der junge Mann aufmerksam, aber noch versteht er nicht, worauf der Arzt hinaus will. »Und wie der Wein ein Gefäß braucht, so brauchen Sie Ihren Körper.« Der Patient lacht »Sonst laufe ich aus, na, das passt ja.« Als er nach längerer Zeit wieder zur Kontrolluntersuchung in der Praxis ist, fragt er Dr. W., ob er sich noch an die Sache mit dem Wein erinnere? Der Arzt muss passen, aber der junge Patient ist jetzt ganz eifrig. Er habe einen Spruch entdeckt, den er richtig krass fände: Wenn du dich in deinem Körper nicht wohl fühlst, wo willst du dann wohnen?

- **Dr. No:** Wenn ich alles mit dem Patienten diskutiere, sitze ich noch in der Nacht im Sprechzimmer.

- **Dr. Will:** Wer nur das Nötigste sagt, verbringt viel Zeit mit den Folgen. Schlechte Kommunikation dauert meist genauso lang wie gute!

6.7 Storytelling – Mensch als Geschichte

»Der Stein der Weisen sieht dem Stein der Narren zum Verwechseln ähnlich.«

(Joachim Ringelnatz)

Gerade acht Monate arbeitete Dr. S. jetzt in der Gemeinschaftspraxis. Es war ein großer Sprung für ihn in den Praxisalltag. Seine Arbeit an der Universitätsklinik hatte zu 80 % aus Forschung bestanden. Aber sein Wunsch nach Patientenkontakt schien den Traum vom Heilenkönnen erst zu vervollständigen. Die Fälle, mit denen er nun konfrontiert war, forderten sein Fachwissen aber nur zu einem Bruchteil. Und so kam es, dass er den Patienten Herrn K. mit freudiger Erregung erwartete. Endlich mal was Komplexes. Er wollte sein Bestes geben: Herr K. hatte kaum Platz genommen, da sagte Dr. S.: »Wissen Sie, dass nur 5 % aller Männer über 60 Jahren diese Krebsart haben?« Er bemerkte nicht das Entsetzen im Gesicht des Patienten und fuhr fort: »Erst seit 2005 hat man an der Universität Houston den Erweis erbracht, dass es eine 17 %ige Heilungschance gibt.« Die Worte des Arztes rauschten am Ohr des Patienten vorbei, sein Verstand war bei dem Wort »Krebs« stecken geblieben.

Selbst wenn man beide Seiten verstehen kann, darf solch eine Überforderung im Befundgespräch nicht passieren. Es gibt eine Menge Gesprächsanlässe, die besondere Mittel brauchen. Dazu gehören das Überbringen schlechter Nachrichten und alles, was mit sich verändernden Lebensumständen zu tun hat.

> Wann immer ein Gespräch die Lebenssituation des anderen deutlich beeinflusst, sind besondere Behutsamkeit und Wirksamkeit angesagt.

Das scheint zunächst widersprüchlich. Wie kann man wirksam werden, ohne die Regeln der Achtsamkeit zu verletzen? Es gibt einen Weg, den wir im Hinblick auf seine Anwendbarkeit für die Ärztliche Kommunikation analysieren wollen: das *Storytelling*.
Die *narrative based medicine* wurde in den 80er-Jahren entwickelt. Sie bietet heute eine grundlegende Ergänzung zur evidenzbasierten Medizin. So ergibt sich die Chance einer bemerkenswerten Ergänzung.

Eigene Impulse
> Können Sie in 30 Sekunden eine besondere Begebenheit aus Ihrem Arbeitsalltag schildern?

Was immer erzählt wird, es hat mit Emotionen zu tun. Selbst wenn Sie an die Trostlosigkeit beim Führen von Papierkriegen denken, handelt es sich um ein Gefühl. Daran erinnert man sich ausdrücklich und vor allem viel länger als an das reibungslose Funktionieren einer Alltagshandlung.
So werden auch Geschichten, die wir von anderen hören, besser adaptiert, wenn sie **emotional aufgeladen** sind. Wir merken uns gut, was wir lieben und was wir hassen. Was uns gleichgültig ist, vergessen wir schnell. Die Eigenwirksamkeit von Gesprächen lässt sich also potenzieren, wenn sie mit Gefühlen assoziiert sind. Genau davor scheuen aber viele Ärzte zurück. Sie stellen sich vor, dass ein Arzt wie ein Schauspieler lacht und weint und Applaus bekommt. Was wäre denn so schlimm an Beifall? Ist ein zufriedener Patient nicht auch wie ein Zuschauer, der mit vielen neuen Impulsen nach Hause geht?
Besondere Gespräche erfordern besondere Maßnahmen. Sie stammen aus einem Bereich, der eher untypisch für das alltägliche Arztgespräch ist. Denn Ärzte lieben Fakten. Wenn sie mit einem Kollegen sprechen, geht es viel um Daten und Zahlen. Ganz automatisch werden Sie mit einem Patienten anders sprechen. Gibt es etwas, das für alle Menschen als Gesprächspartner gleichermaßen verlockend ist?

»I have a dream«

Sofort kommt die Erinnerung an die mitreißende Rede von Martin Luther King. Am 28. Juli 1963 sprach er vor Millionen Menschen von seinem Traum. Wie hätte das wohl in einer Powerpoint-Präsentation gewirkt? Diese

6.7 Storytelling – Mensch als Geschichte

Trainerfrage ist amüsant, verweist aber auf ein tatsächliches Problem: Niemand würde sich heute noch an seine Worte erinnern, hätte King von der Statistik der rassistischen Übergriffe in Amerika gesprochen.

Ungefähr um die Jahrtausendwende entstand in Firmen und Entscheidungsgremien ein neuer Weg: Man benutzte **Geschichten** als Medium zur Informationsübermittlung. Bis dahin schien die Grenze zwischen Informationen, den sogenannten harten Fakten, und Geschichten klar getrennt. Nun hatte man erkannt, dass Menschen Informationen in Geschichten verpackt viel besser annehmen. Deshalb übernahmen sofort alle diejenigen die Technik des *Storytelling*, die professionell mit dem Überbringen von Botschaften beschäftigt sind.

> Wenn eine wichtige Botschaft verstanden werden soll, bietet eine Geschichte den Weg zur Erkenntnis.

Einen der ersten positiven Beweise brachten die *leaving experts*, die pensionierten Mitarbeiter großer Firmen. Statt dass mit den Ehemaligen jahrzehntelanges Knowhow verlorenging, übergaben die *Seniors* in Geschichten ihr Wissen den Nachfolgern. So konnten sich die jungen Mitarbeiter ein Bild machen, um den Erfolg weiterzutragen. Sie hätten sich bei einer anderen Form der Wissensvermittlung vielleicht innerlich dagegen gewehrt, so weiterzumachen wie die Alten, denn wozu sind sie die Neuen?

Eigene Impulse
> An welche Werbung erinnern Sie sich spontan?
> Was für eine Geschichte wird darin erzählt?
> Und mit welchem Teil Ihrer eigenen Geschichte hat das zu tun?

Unser Gehirn liebt Geschichten

Die Freude an Geschichten ist kein Rückfall in Kindertage, sondern hängt mit dem Aufbau unseres Gehirns zusammen. Während Fakten in der linken Gehirnhälfte gespeichert werden, werden Bilder und Gefühle rechts verarbeitet. Dort kommt es dann zu Einsichten und Erkenntnissen. Wer also wichtige Informationen emotional bewegend verpackt, kann mit sicherem Erfolg rechnen. Geschichten bringen Bilder in den Kopf und Bilder wiederum verstärken Emotionen, die Lernen und Erinnern erleichtern.

Das Wissen, das der Arzt in das Patientengespräch einbringt, ist so wichtig, dass es die effektivste Rezeption verdient hat. Die Sorge sich lächerlich zu machen, ist weit verbreitet, aber unnötig. Wie vermeidbar uneffektiv hingegen ist es, einem Patienten zum dritten Mal zu erklären, dass er für die regelmäßige Einnahme der Tabletten selbst verantwortlich ist.

Es geht im Kern um …

Viele medizinische Informationen sind so komplex, dass sich beide Gesprächspartner überfordert fühlen. Dem Patienten fehlen Vorwissen und Fachterminologie und der Arzt hat weder Zeit noch Kapazitäten, dem Patienten jedes Krankheitsdetail zu erklären.

Aber muss man eine Zylinderkopfdichtung wechseln können, um ein Auto zu fahren? In der Informationstechnologie sind wir umgeben von Systemen, die wir alltäglich benutzen und doch nur fragmentarisch verstehen. An einem Punkt, an dem wir uns auf Errungenschaften verlassen, die wir ansonsten nicht verstehen, ist es heilsam, sich auf funktionierende Argumente zu verlassen.

Der Arzt präsentiert also seinem Patienten den Teil des Gesamtgeschehens, den dieser braucht, um an seiner eigenen Heilung mitzuwirken. Er stellt dem Patienten nur das Kernproblem dar. Da die Krankheit aber massiv in das Leben des Patienten eingreift, wird er Abwehrmechanismen entwickeln. Geht die Strategie des Arztes nicht auf, droht die Haltung: »Ich verstehe das sowieso alles nicht, soll der Doktor doch machen …«

Nur gesicherte Erfolge sind beständig

Zu Beginn des üblichen Aufnahme- und Lernprozesses im Arztgespräch werden Angst und Anspannung die Ergebnisse verschlechtern. Wir brauchen Entspannung. Allein die Ankündigung »Ich erzähle Ihnen jetzt eine Geschichte« lässt die Anspannung sinken. Die Schultern des Patienten lockern sich, vielleicht wagt er an dieser Stelle den ersten Augenkontakt. Für kurze Zeit scheint ihm nun eine Pause gegönnt, da kann er zuhören. Die Verständnisbereitschaft steigt. Alles, was jetzt als Geschichte angekündigt kommt, kann gut aufgenommen und später besser erinnert werden. Außerdem kann der Patient überprüfen, ob das, was der Arzt ihm als Geschichte erzählt, mit seinen bisherigen Lebenserfahrungen übereinstimmt, ob er sich das »vorstellen« kann. Später wird er einzelne Elemente der Geschichte genauer betrachten.

Es geht also nicht um eine Märchenstunde, sondern um konkrete Hilfestellung durch Bilder. Der Arzt tritt hinter die Bilder zurück. Indem er sich selbst als Autorität zurücknimmt, ermöglicht er dem Patienten die Botschaft mit seiner eigenen Lebenswirklichkeit abzugleichen. Nicht »Der Herr Doktor hat gemeint«, sondern »Das kenne ich, wenn …«.

Der Patient wird entlastet und kann in Assoziationen seinen eigenen Erkenntnisweg finden. Der Arzt kann unmittelbares Verständnis aufbringen, wenn er den Patienten in dieser Phase begleitet. Indem sich der Patient fragt »Wie hätte ich mich in dieser Geschichte verhalten?«, wählt er zwischen verschiedenen Möglichkeiten. Was er auf diese Weise entscheidet, trägt er selbstverantwortlich. Mit *Storytelling* kann der Arzt seine Botschaft mit den dazugehörigen Intentionen transportieren.

6.7 Storytelling – Mensch als Geschichte

Wissen und Unterhaltung schließen sich übrigens nicht zwingend aus. Wir sind in Deutschland zwar strebsam bemüht, beispielsweise zwischen ernster und unterhaltender Musik zu unterscheiden und auch unsere Wissenschaft misstraut sich selbst, wenn jeder sie versteht. In den angelsächsischen Ländern ist die Tradition anders: Ein Topwissenschaftler – wie z. B. Stephen Hawkings – soll seine Erkenntnisse so vermitteln, dass jeder sie versteht. Kein elitärer Zirkel von Fachleuten stellt die Prüfung dar, sondern der Transfer zu »ganz normalen Menschen«. Wer in der Lage ist, ganz große Dinge auf ein allgemeines Verständnisniveau herunterzubrechen, hat wirkliche große Leistung vollbracht.

Große Vorbilder bei Geschichten sind der bereits erwähnte Martin Luther King und John F. Kennedy, der der Weltöffentlichkeit erzählte, er sei ein Berliner. Auch wenn das »nur eine Geschichte« war, hat sie in den Herzen der Menschen und in der Realpolitik unendlich viel bewirkt. Barack Obama soll den Wahlkampf wegen seiner Fähigkeit gewonnen haben, Bilder in den Köpfen der Menschen zu erzeugen. Von Jesus, dessen Gleichnisse heute noch Fundament des christlichen Glaubens sind, bis zur klugen Sheherazade, die ihr eigenes Leben mit Geschichten rettete: Unsere Historie ist gefüllt mit Geschichten, die unsere Kultur prägen – das sind wir.

Vom Storytelling zur Adhärenz

Diese Technik erfüllt in grundsätzlicher Form das Hippokratische Gesetz:

Primum non nocere Eine Geschichte entlastet und nutzt auf diese Weise immer. Auch eine misslungene Metapher zieht höchstens eine Frage oder ein klärendes Gespräch nach sich. Die Nebenwirkungen sind also schlimmstenfalls mit Null anzusetzen. Seien Sie mutig, dies alles auszuprobieren. Sich albern vorzukommen ist ein Opfer, das wir zum Nutzen des Patienten wagen können.

Secundum cavere Unkenntnis und Unverständnis in Anamnese und Therapie haben oft verheerende Folgen für den Patienten. Wer nicht versteht, was mit ihm geschieht, gerät oftmals in bedenkliche Schieflage. Dies wiederum beeinflusst den Heilungsprozess negativ. Den Patienten nicht allein zu lassen, ist die erste Pflicht des Arztes, der wiederum von seinem Patienten Adhärenz verlangt.

Tertium sanare Heilung ist nur möglich, wenn der Patient die Krankheit in sein Leben integrieren kann. Das wird nie eine Frage der Fakten, der Zahlen und der Statistiken sein, sondern wird immer in Bildern ablaufen. Auch wenn ich mich wie der einzige Mensch auf der Welt mit dieser Diagnose fühle, die Vorstellung vom »wieder gesund werden« ist es, die mir weiterhilft.

Wer Heilung als ganzheitlichen Prozess verstehen kann, schickt den Patienten mit dem psychosomatischen Reizmagen nicht zum Psychotherapeuten, sondern ermittelt seine Ressourcen.

Was braucht eine gute Geschichte?

Die erste Regel lautet KISS – *keep it short and simple*. Wer schon mal einen Witz erklären musste, weiß, wie elend es sich anfühlt, wenn eine Pointe nicht selbsterklärend war. Entweder die Geschichte steht für sich selbst oder der Erzähler hat gepatzt, so einfach und brutal ist es. Was Ihnen einleuchtet, braucht einem anderen nicht gefallen, aber man entwickelt Erfahrung und Routine in dem Gefühl für die richtige Geschichte. Einen Venenkatheder zu legen gelingt auch nicht beim ersten Mal.

In der Kürze liegt die Würze. Viele Details und lange ausschweifende Sätze ermüden. Sie zerstören das, woran uns so viel liegt: die Konzentration. Trotzdem sollte der Erzähler, der die Geschichte ja kennt, so langsam sprechen, dass es ihm selbst einen Tick zu langsam erscheint. Dann ist es für den Zuhörer in der Regel gerade richtig. Kürze bedeutet auch, dass sich die Wirkung auch noch später entfalten kann. Viele Ärzte berichten von ihren Patienten, sie hätten eine Metapher erst viele Wochen später verstanden.

Eine Geschichte folgt einem einfachen Muster Eine gute Geschichte hat ein Vorher, einen Einfluss, der eine Veränderung bewirkt, und eine Reaktion, die zur weiteren Entwicklung führt. Dabei gibt es oft einen Held oder eine Heldin, die diesen Ruf annimmt. Der Zuhörer kann über die Identifikation aus dem Siegen wie aus dem Scheitern des Helden seinen Impuls ziehen.

Bilder und Geschichten sind wie ein günstiger Wind: Man sieht ihn nicht und doch treibt er die Segel. Stellen wir uns einen Patienten vor, dessen Krankheitsgeschichte immer wieder unerwartete Wendungen machte und der irritiert von den ständigen neuen Veränderungen ist. Vielleicht wäre ihm die folgende Geschichte eine Hilfe:

> Eine alte chinesische Geschichte erzählt von einem Bauern in einem armen Dorf. Er galt als reich, denn er besaß ein Pferd, mit dem er pflügte und Lasten beförderte. Eines Tages lief ihm sein Pferd davon. Seine Nachbarn riefen, wie schrecklich das sei, aber der Bauer meint nur: »Vielleicht.«
> Ein paar Tage später kehrte das Pferd zurück und brachte zwei Wildpferde mit. Die Nachbarn freuten sich alle über sein günstiges Geschick, aber der Bauer antwortete erneut: »Vielleicht.«
> Am nächsten Tag versuchte der Sohn des Bauern, eines der Wildpferde zu reiten. Das Pferd warf ihn ab und er brach sich beide Beine. Die Nachbarn übermittelten

6.7 Storytelling – Mensch als Geschichte

> ihm alle ihr Mitgefühl für dieses Missgeschick, aber vom Bauer hörten sie wieder nur ein: »Vielleicht.«
> In der nächsten Woche kamen Rekrutierungsoffiziere ins Dorf, um junge Männer zur Armee zu holen. Ein Krieg mit dem Nachbarkönigreich bahnte sich an. Den Sohn des Bauern wollten sie nicht, weil seine Beine gebrochen waren. Als die Nachbarn ihm sagten, was für ein Glück er hat, antwortete der Bauer: »Vielleicht.«

Wie ein **Katalysator** kann eine Geschichte aus einem Patienten, der überfordert, aber grundsätzlich bereit ist mitzuarbeiten, einen resilienten Menschen machen, der mit seiner Krankheit umgeht. So zeigt sich letztlich eine emanzipatorische Wirkung beim *Storytelling*. Die Bilder führen den Patienten aus einer ehemaligen, selbst gewählten Unmündigkeit in eine erwachsene Haltung, in der er die professionelle Hilfe des Arztes respektiert und gern annimmt. Wenn Geschichten »erinnertes Leben« sind, dann helfen sie nicht nur Kindern beim Erwachsenwerden, sondern auch Patienten im Heilungsprozess.

Natürlich kann man den Einsatz von Geschichten auch **überdosieren**. Nebenwirkungen sind, wie bereits erwähnt, zu vernachlässigen. Die sparsame Dosierung der Stories ist angesagt, denn viel hilft nicht viel.

> Nicht immer ist *Storytelling* möglich, aber in manchen Situationen sind Geschichten genau das fehlende Puzzleteil.

Es gibt Ärzte, die kleine Karteien mit Geschichten angelegt haben. Deren heilsame Wirkung haben sie selbst oder Kollegen ausprobiert. Später waren sie dann in der Lage, eine Geschichte sanft an die speziellen Lebensumstände des Patienten anzupassen. Die Fälle mögen ähnlich oder vergleichbar sein. Die Menschen sind einzigartig. So verdienen sie auch eine eigene Geschichte. Ein Klassiker ist die folgende Situation. Obwohl sich Arzt und Patient über die Notwendigkeit der Lebensstiländerung rational einig sind, arbeiten sie sich vergeblich aneinander ab. Das könnte so klingen:

> »Sie müssen endlich diese Angewohnheit sein lassen, wenigstens jeden Tag ein bisschen, sonst bringt Sie das um. Dann kann Ihnen niemand mehr helfen!« Die Drohung ist aus der Verzweiflung entstanden, denn der Arzt will dem Patienten ja helfen.
> »Ich will ja, aber irgendwie schaffe ich es nicht.« Auch der Patient ist orientierungslos. Rational erkennt er die Anforderung, hat aber nicht die Kraft für eine Änderung. Ein Nullsummenspiel, ein *Perpetuum mobile*.

Ein Arzt braucht nicht in dieser ausweglosen Lage verharren. Vielleicht kann die folgende Geschichte den »Befreiungsschlag« bringen.

> »Stell dir vor, du stehst im Regen am Ufer eines tosenden Flusses. Plötzlich rutscht die vom Wasser aufgeweichte Böschung unter dir ab. Du fällst ins Wasser und wirst von den Stromschnellen mitgerissen. All deine Bemühungen, dich über Wasser zu halten, sind vergeblich und du wirst wohl ertrinken. Doch zufällig schwimmt ein großer Balken vorbei, an den du dich klammern kannst. Dieser Balken hält deinen Kopf über Wasser und rettet dir das Leben. An den Balken geklammert, schwimmst du stromabwärts und gelangst schließlich wieder in ruhigeres Wasser. In der Ferne erblickst du das Ufer und du versuchst, dorthin zu schwimmen. Doch das gelingt dir nicht, weil du dich immer noch mit einem Arm an den dicken Balken klammerst und mit dem anderen Schwimmzüge machst. Wie ironisch, dass das, was dir das Leben rettete, dir jetzt im Wege steht. Am Ufer stehen Menschen, die deinen Kampf mit ansehen und brüllen: ›Lass den Balken los!‹ Aber das kannst du nicht, denn du hast kein Vertrauen in deine Fähigkeit, es bis zum Ufer zu schaffen. (…) Und sehr, sehr langsam und vorsichtig lässt du den Balken fahren und übst ein paar Schwimmzüge. Wenn du drohst unterzugehen, klammerst du dich rasch wieder an. Dann lässt du den Balken wieder los und übst Wassertreten und wenn du müde wirst, hältst du dich wieder fest. Nach einer Weile versuchst du, einmal um den Balken herumzuschwimmen, dann zweimal, dann zehnmal, zwanzigmal, hundertmal, bis du genügend Kraft und Vertrauen hast, um bis zum Ufer zu gelangen. Erst dann kannst du den Balken vollständig loslassen.«
> (Aus: Johnston 2007, © Droemersche Verlagsanstalt Th. Knaur Nachf. GmbH & Co KG, München)

Ein Therapeut brachte von Spaziergängen immer kleine Stöcke mit, die er seinen Patienten an dieser Stelle schenkte. Und viele Patienten behielten den kleinen »Balken« solange, wie sie ihn brauchten.

»Was der Arzt normalerweise macht, ist aus den Daten und Theorien eine Analyse zu folgern, damit abstrahiert er den Vorgang. Narratives Denken folgert aus tatsächlichen oder möglichen Ideen eine konkrete Folge. Während sich die normale Anamnese auf Einzelheiten und Teilaspekte konzentriert, sieht die Geschichte einen (virtuellen) Gesamtzusammenhang. Die harten Fakten schaffen Tatsachen, eine Geschichte eröffnet Möglichkeiten« (Frenzel 2006, S. 18). Narratives Denken schafft einen neuen eigenen Kommunikationsstil. Dieser vereint die verschiedene Aspekte von Kommunikation – Appellebene, Beziehungsebene und Selbstoffenbarungsebene (▶ Kap. 2.5) – und schafft so Unmittelbarkeit.

> Ein alter Indianer saß mit seinem Enkelsohn am Feuer. Nach einer langen Weile des Schweigens sprach er bedächtig: »In meinem Herzen wohnen zwei Wölfe. Der eine ist grausam, gierig, gewalttätig und machtbesessen. Der andere ist sanftmütig und edel, auf das Wohl seines Rudels bedacht und freigiebig. Diese beiden befinden sich im ständigen Kampf miteinander.« Der Junge fragte: »Und welcher von den beiden wird den Sieg davontragen?« Der Alte antwortete: »Es kommt darauf an, welchen ich füttere.«

6.7 Storytelling – Mensch als Geschichte

Geschichten werden hier nicht als Märchen verstanden. Sie werden gezielt als Hoffnungsbringer oder Lösungsvorschlag eingesetzt, denn in der Fiktion wird über unvorhersehbare Assoziationen ein neuer Weg möglich. Jede Geschichte erzählt von einem Wandel. Joseph Campell (1904–1987) hat den Mythos der Heldenreise erforscht. Er entdeckte, dass es in den Geschichten aller Völker zu allen Zeiten vergleichbare Muster gab.

Wem eine ganze Geschichte zu mächtig erscheint, kann sich doch mit Kleinformen versuchen: Parabeln, Fabeln, Paradoxien und Witzen. Die Auswahl ist unerschöpflich.

- **Dr. No:** Wenn ich jetzt auch noch Geschichten erzähle, halten mich meine Patienten für den Märchenonkel.

- **Dr. Will:** Genau wie auf die körperliche Verfassung nehme ich Einfluss auf die Vorstellungswelt der Patienten.

Weil Dr. No eine Menge Freunde hat, kommen einige davon jetzt zu Wort:

»Ich kann eine ernste Thematik doch nicht so romantisieren.« Sicherlich findet sich kein Anzeichen für Romantik in einer malignen Diagnose. Aber da ist ein Mensch, der die Diagnose fortan tragen muss. Bedürfnisorientiertes Vorgehen berücksichtigt die aktuelle Situation so weit wie möglich. Gerade weil die Landung hart sein wird, gilt es, sie weich vorzubereiten. (▶ Kap. 6.2). Dazu müssen die individuellen Ressourcen eruiert werden, die dem Menschen für die kommende Leistung zur Verfügung stehen. Die allein erziehende Mutter hat schon viele Krisen gemeistert, der Sportler kennt das Gefühl vom Fallen und wieder Aufstehen, der Manager den täglichen Kampf um Erfolg. Indem die Geschichte an die Lebenserfahrung des Patienten anknüpft, wird eine intrinsische Motivation möglich.

Der Arzt seinerseits möchte mit seinem Handeln erfolgreich sein. Neben dem wirtschaftlichen Aspekt seiner Tätigkeit liegt eine große Befriedigung in einer gelingenden Gesprächspraxis.

»Storytelling – das ist wieder ein neuer moderner Gag.« Mitnichten. Es handelt sich um die uralte Tradition, Wissen in Geschichten weiterzugeben. Seit Jahrtausenden, noch lange vor der Erfindung der Schrift oder der IGeL-Verordnung, verfahren die Menschen so. Dabei werden archetypische Muster bedient. Es geht um Scheitern und Durchsetzung und um die Frage, wie Menschen mit den Aufgaben umgegangen sind, die das Leben ihnen gestellt hat. Dabei konnte nicht nur das Offensichtliche erzählt werden, sondern auch implizites Wissen vermittelt werden. Eine gute Geschichte berichtet nicht, wie ein Essen zubereitet wird, sondern wovon Menschen genährt werden. Sie beschreibt nicht die Funktion einer Uhr, sondern die Bedeutung des richtigen Zeitpunkts.

Über eine gemeinsame Geschichte ergibt sich ein geheimer Code von Paaren, von Familien, von Soziolekten und der Menschheit. Wie ein Tropfen, der ins Wasser fällt, breitet sich dieses implizite Wissen aus bis an die äußere Begrenzung.

»Das ist ja alles ganz schön, aber Geschichten sind in der Alltagstaktung der Medizin völlig absurd.« Wenn jemand unter Zeitdruck steht, ist es geradezu absurd, wenn er eine Technik der Entschleunigung ablehnt. Das erinnert an den Mann, der ein Angebot zu einer Entspannungsmeditation ablehnte mit der Begründung, er habe gerade derart viel Druck in der Firma, Entspannung könne er sich erst in einer ruhigeren Phase gönnen. Wann löschen Sie ein brennendes Haus? Wenn es in den Terminplan passt?

Gute Kommunikation dauert genauso lange wie schlechte, aber mit der Technik des *Storytelling* erhöhen Sie die Effektivität Ihrer Arbeit bei gleichzeitiger Entschleunigung. Das nennt man ein Win-win-Geschäft.

- **Dr. No:** Das ist ja ganz nett mit dem Lebenshintergrund, aber eine Fraktur bleibt nun mal eine Fraktur.

▶ **Dr. Will:** Ich behandele keine Frakturen, sondern Menschen mit Frakturen.

Zum Weiterlesen

Greenhalgh T, Hurwitz B. Narrative-based Medicine – Sprechende Medizin. Bern: Huber Verlag 2005.

6.8 Salutogene Kommunikation – energy flows where attention goes

Die Patientin kommt mit einer Überweisung wegen eines Lumbagos vom Orthopäden. Sie ist zum ersten Mal in der Praxis und wirkt offen und freundlich. Dr. S. kommt sofort zur Sache: »Seit drei Jahren haben Sie jetzt die Schmerzen?« Seine Frage klingt wie eine Feststellung, deshalb stellt die Patientin richtig: »Nein, eigentlich habe ich schon viel länger Schmerzen, aber seit drei Jahren bin ich in Behandlung.« »Ja ja, das habe ich auch in meinen Unterlagen, also seit drei Jahren.« Die Patientin wirkt jetzt irritiert. Sie wollte doch eigentlich nur ein Rezept für die Tabletten ausgestellt bekommen, die ihr der Orthopäde für den Akutfall gegeben hatte. Dr. S. will eine manuelle Untersuchung der Reflexe machen, aber das passt ihr gar nicht. »Ich muss mein Kind aus dem Kindergarten holen und bin schon spät dran.« Jetzt fühlt sich Dr. S. nicht ernst genommen:

6.8 Salutogene Kommunikation – energy flows where attention goes

> »Das ist ja hier kein Wunschkonzert, wir arbeiten hier. Wenn Sie keine Zeit haben, müssen Sie eben wiederkommen!« Genau das wird die Patientin nicht tun!

In ▶ Kapitel 2.9 wurden die Arbeiten von Antonovsky zur Salutogenese und ihre Bedeutung für die Kommunikation dargestellt. Dieser Ansatz wurde weiterentwickelt und zu einem konkreten Konzept ausgearbeitet. Als autorisierter Lehrer des Grossarth'schen Autonomietrainings (Grossarth-Maticek 2000) hat der Arzt Dirk Petzold ein System entwickelt, das er »Salutogene Kommunikation« nennt. Diese Entwicklung ist angesichts der ständig anwachsenden Zahl von DMPs (Disease-Management-Programmen) für chronisch Kranke, die das Gesundheitssystem bis an den Rand der Belastungsgrenze bringen, ein wichtiger Schritt. Wenn heute bereits jeder fünfte Bürger in ein sogenanntes Chronikerprogramm gehört, sollte aus medizinischer und gesellschaftlicher Sicht alles getan werden, um diesen Patienten trotz ihrer Krankheit ein selbstbestimmtes Leben zu ermöglichen. Gerade der salutogene Ansatz lässt hoffen, dass aus dem Gefühl der Kohärenz mehr Kraft für die Patienten wächst, ihren Alltag zu bewältigen.

> Das persönliche Arztgespräch hat bei chronisch kranken Patienten eine ganz besondere Bedeutung.

Petzold beschreibt in seinen Arbeiten (2010), wie das **Selbstheilungsvermögen**, das die Schulmedizin stillschweigend voraussetzt und von dem sie optimal profitiert, nun auch in den Fokus der Bewusstheit gestellt werden soll. So können die Patienten in neue Ressourcen vertrauen, die gesundheitsfördernd wirken.

Seit 2003 wurden zunächst an der Universität Göttingen, später auch in Herdecke und Bad Gandersheim Qualitätszirkel aufgebaut, in denen Ärzte nach den Prinzipien der Salutogenen Kommunikation arbeiten. Dabei lehnen sie die klassische, pathogene Sicht auf Krankheit nicht ab. Sie erweitern diese aber um einen salutogenen Blick. In diesem Ansatz spielen folgende Kriterien eine Rolle:

- **Kohärenz**: Man orientiert sich an Verbundenheit und Stimmigkeit, während es im herkömmlichen Arztgespräch oft ausschließlich um Probleme geht.
- **Attraktive Gesundheitsziele** werden anvisiert. Dies drängt die Einflüsse der herkömmlichen Vermeidungsziele zurück. (Der Arzt weist den Patienten also darauf hin, dass er ein gesundes Gewicht erreichen sollte. Er spricht nicht davon, dass der Patient nicht noch mehr zunehmen darf.)
- Der Patient wird mit seinen **Ressourcen** in Verbindung gesetzt. Das verlagert den Blick weg von einer rein Defizit-orientierten Sicht und lenkt ihn auf die salutogenen Ressourcen.

- Das **Subjekt** steht im Mittelpunkt, während in der pathogenetischen Sicht die Norm eine große Rolle spielt.
- Man unterstützt eine **systemische Selbstregulation**. Damit erweitert sich eine isolierende Analyse auf den Kontext des Patienten.
- Die Zeichen stehen auf **Entwicklung und Evolution**, Krankheit ist dann nicht mehr nur ein Zustand bzw. eine Entropie.

Wie oben bereits angedeutet, geht die Salutogene Kommunikation davon aus, dass **mehrere Kriterien** gleichzeitig im Gespräch und im späteren Gesundungsprozess eine Rolle spielen. Für das Arztgespräch ergeben sich beim salutogenen Ansatz beispielsweise diese konkreten Fragen:

»Was tut Ihnen gut? Was tut Ihnen nicht gut?« Viele Patienten werden überrascht sein, denn sie haben vielleicht schon verlernt oder bisher nicht gelernt, nach der Selbstbefindlichkeit zu fragen. Wenn sie sich darauf einlassen, gelingen die zur Heilung gehörenden Interaktionen deutlich besser.
Eine Heilkunde im Sinne einer ganzheitlichen Selbstorganisation fragt, was dem Patienten hilft. Folgendes Experiment veranschaulicht die Theorie: Studenten wurden in zwei Gruppen mit verschiedenen Aufgaben beauftragt. Die eine Gruppe startete einfach so, die anderen Studenten sollten sich vorher fragen, was ihnen während des Tests gut tue. Diese, gewissermaßen eingestimmte Gruppe, schnitt beim folgenden Test signifikant besser ab.

»Welche positiven Ziele haben Sie? Was ist die Wunschlösung für Ihr Problem?« Darauf antworten viele Patienten, sie wünschten, die Krankheit möge aufhören. Aber die Frage beinhaltet ja viel mehr. Sie verweist bereits auf die Zielvorstellung einer gelingenden Problemlösung. So werden die individuellen Gesundheitsziele angesprochen – je attraktiver, umso wirksamer. Erkenntnisse der Neurowissenschaft belegen: Für das Gehirn besteht kein Unterschied, ob ein Zustand real erlebt oder über Bilder intensiv empfunden wird. Im EEG wären die gleichen Daten zu sehen.
Ein Mediziner ist in der Lage, die Krankheit in allen Details, Erscheinungsformen und Stadien zu schildern. Das erzeugt beim Patienten manchmal Abwehr. Wenn der Arzt jedoch Gesundheit schildern könnte, hätte der Patient einen Leuchtturm als Orientierung, der Arzt würde zum Steuermann. Es ist ein »rührender« Versuch, eine Krankenkasse Gesundheitskasse zu nennen, aber die Richtung stimmt.

»Welche Fähigkeiten haben Sie, die Ihnen bei der Heilung helfen?« Hier wird nach den Ressourcen des Patienten gefragt und gleichzeitig wird seine Mitverantwortung für den Heilungsprozess benannt. Ein Patient, der jetzt entgegnet »Wieso meine Fähigkeiten? Sie sind doch der Arzt« ist für dieses Konzept (noch) nicht bereit.

6.8 Salutogene Kommunikation – energy flows where attention goes

»**Wer unterstützt Sie?**« Kein Mensch ist eine Insel. Sollte der Arzt im Gespräch hier auf eine tatsächliche oder gefühlte Einsamkeit stoßen, ist es an der Zeit, dies zu ändern. Viele Menschen haben erst durch eine Krankheit gelernt, Zuwendung zuzulassen und zu schätzen.

»**Was können Sie bereits? Was gilt es noch zu lernen?**« Jede Krankheit verlangt einen Veränderungsprozess. Weist der Arzt früh darauf hin, kann der Patient sich gut darauf einstellen. Dadurch gerät er aus dem Nebel des passiven Behandlungsempfängers.

»**Was können und wollen Sie für Ihr Wohlbefinden tun?**« Ja, wir sind immer noch in einem Arztgespräch und nicht in einem Wellness-Zentrum. Aber ein Dialog, der mit diesem Anspruch abschließt, wird einen Patienten grundsätzlich anders berühren, als wenn man ihn mit einem Rezept in der Hand nach Hause schickt.

Wem das alles viel zu unklar und unverbindlich klingt, dem sei versichert: Patienten bekommen von solchen Gesprächen nicht genug. Sie übernehmen freudig Verantwortung und sind treue Partner des Arztes.
Ein Arzt greift in die körperliche Befindlichkeit eines Menschen ein bis in die kleinste Zelle. Da sollte es einleuchten, dass er mit gleicher Motivation, nämlich der des Heilens, auch das »lebensgeschichtliche System« des Patienten beeinflusst. Damit er auf diesem Feld Erfolg hat, braucht er die Sprache und die Ideen des Patienten. Selbst wenn er auf Vorstellungen stößt, die nicht der wissenschaftlichen Kenntnis entsprechen, kann er die Irrtümer des Patienten zum Ausgangspunkt seiner Einflussnahme machen.
Die Salutogene Kommunikation erkennt die Bedingungen und Bedürfnisse des Patienten als Ursachen seiner Erkrankung an. Aber im Mittelpunkt stehen seine Ressourcen. Im Verständnis des Patienten und seiner Situation wird die Krise angegangen.
Welche konkreten Prämissen ergeben sich für die Ärztliche Kommunikation aus diesen Ideen? Ein Patient, der in ungesunde Abhängigkeiten verstrickt ist, materieller, körperlicher, emotionaler, kultureller oder geistiger Natur, hat schlechte Voraussetzungen. Petzold behauptet sogar, dass »in mangelndem salutogenen Potenzial und ungesunden Abhängigkeiten (…) meist ein Ursprung für chronische Erkrankungen« läge (Petzold 2010).
Aus dieser Sicht ergibt sich die folgende Einteilung der Patienten in drei Gruppen:

Die Patienten der ersten Gruppe erwarten eine definierte **Dienstleistung**, die der Arzt erfüllen soll. Selbst wenn es dabei um überspielte Angst oder fehlgeleitete Anpassung geht, gibt es einen klaren Auftrag (Beispiel Brustvergrößerung).

Die Patienten der zweiten Gruppe benötigen **akute Hilfe** und brauchen eine schnelle symptombezogene Diagnostik und Behandlung. Die Notfallmedizin hat hier den höchsten Anteil, aber auch die größten Erfolge. Doch selbst da kann es zu Missverständnissen kommen, wenn der Arzt nur die Krankheit behandelt und die persönlichen Hintergründe im Schema der evidenzbasierten Medizin durchs Raster fallen. Genauso kompliziert verhält es sich, wenn Ängste vor Nebenwirkungen oder ernsten Prognosen die Zusammenarbeit gefährden oder der Patient im allgemeinen Zeitmangel wichtige Details nicht erwähnt oder bewusst verschweigt.

Die Patienten der dritten Gruppe sind die schon erwähnten **chronisch Kranken**. Sie brauchen eine völlig andere Ansprache, auf die die Schulmedizin so noch nicht ausreichend eingestellt ist.

> Ein älterer Herr sagte einmal mit letzter Kraft zu seinem Arzt: »Schade, dass Sie mich nie gesund sehen. Da würde ich Ihnen gefallen!«

Was im richtigen Leben (leider) nicht möglich ist, im Buch lässt sich ein missglückter Dialog noch einmal aufrollen (vgl. S. 212):

> Die Patientin kommt mit einer Überweisung wegen eines Lumbagos vom Orthopäden. Sie ist zum ersten Mal in der Praxis und wirkt offen und freundlich.
> Dr. S. begrüßt sie: »Sie sind neu in unserer Praxis, aber Ihre Beschwerden sind ja schon länger ihr Begleiter.« »Ja«, sagt die Patientin, »eigentlich seit mein Sohn geboren ist, geht es so schlecht mit dem Rücken.« Dr. S. schaut an ihr vorbei, als suche er jemanden. Sie lacht und sagt, er sei im Kindergarten. »Na, dann wollen wir uns mal sputen. Was ist denn Ihr akutes Thema heute?« Die Patientin fragt, ob sie die Tabletten niedriger dosieren kann, weil sie zunehmend Magenbeschwerden hat. Dr. S. ist einverstanden, man vereinbart eine zweimonatige Beobachtungszeit. Zum Abschied sagt die Patientin: »Meine Freundin hat mich zu Ihnen geschickt, sie macht jetzt seit drei Monaten ein Rückentraining.« Dr. S. bittet sie, sich einen neuen Termin geben zu lassen, dann will er sie genau untersuchen und das weitere Vorgehen mit ihr besprechen. Draußen hört er sie sagen: »Gern schon nächste Woche. Da hat mein Mann Urlaub und ich habe mehr Zeit.«

- **Dr. No:** Ganz nett, aber wer bezahlt mir die Zeit, die das braucht? Im Krankenhaus wird der wirtschaftliche Direktor kein grünes Licht geben.

▶ **Dr. Will:** Die unternehmerische Seite eines Krankenhauses braucht ein Alleinstellungsmerkmal, operieren können viele.

6.9 Vertrauen – ... führt

»Wer nicht genügend vertraut, wird kein Vertrauen finden.«

(Laotse)

> Es geht nur noch darum, wer den Termin in der Rehaklinik macht. Der Patient bietet spontan an, den Anruf zu übernehmen, aber da lässt Dr. L. nicht mit sich reden. »Nein, nein, das machen meine Damen schon. Dann sind wir sicher, dass alles klargeht.« Vielleicht sollte das ein freundliches Angebot sein, vielleicht war es nur das übliche Procedere. Der Patient wird sich später bei seinem Hausarzt über Dr. L. beschweren. Der wolle ja wohl keine aktiven Patienten und Vertrauen hätte er nur zu sich selbst.

In vielen Büchern liest man, der Arzt müsse ein Vertrauensverhältnis schaffen und von Anfang an dafür sorgen, dass der Patient ihm vertraut. Aber wie macht man das? An dieser Stelle schreiben manche Autoren, das könne der eine und ein anderer eben nicht, gefolgt von dem Hinweis, der Arzt solle sich als Mensch zeigen. Dieser gut gemeinte Tipp ist ein bisschen wie der Wunsch nach dem Weltfrieden: Alle sind dafür, aber deswegen wird sich nichts ändern.

Am kontraproduktivsten ist es wohl, das Wort »Vertrauen« dauernd im Mund zu führen. Wer schon einmal vor einem Team von vertrauensbildenden Maßnahmen gesprochen hat, der befand sich mitten in einem Problem. Vertrauen – wie kommuniziert man das? Das Sprichwort sagt, man müsse es sich verdienen, aber auch Volksweisheiten können in die Irre führen. Vertrauen ist eine Vorschubleistung. Der Straßenverkehr ist ein Beispiel dafür: Wenn man über eine grüne Ampel fährt und von der Seite nähert sich ein LKW mit hoher Geschwindigkeit der roten Ampel, kann man nur darauf vertrauen, dass er auch anhält. Denn das rote Licht allein hält keinen Zwölftonner auf. Trotz dieser Erkenntnis wagt man sich in den Straßenverkehr, denn man hat akzeptiert, dass Vertrauen auf die Regelkonformität der anderen den Straßenverkehr erst möglich macht.

Gleich zu Beginn eines Kontaktes von zwei Menschen entscheidet sich, wie vertrauensvoll die Menschen miteinander umgehen werden. In den ersten Sekunden werden, wie beim Vorzeichen in der Musik, die Tonarten definiert. Wenn der Arzt in diesem Moment statt zum Patienten zum PC oder in seine Unterlagen schaut, ist viel verloren. Es gibt nur selten eine zweite Chance für den ersten Eindruck.

Im besten Fall ist der Arzt ausgeruht und hatte zwei Minuten, um sich auf den Patienten einzustellen. Im schlimmsten Fall ist er übermüdet, schlägt sich innerlich mit einem Problem herum und versucht, sich das nicht anmerken zu lassen. Das klingt tapfer vom Arzt, hat aber fatale Folgen: Jede unterdrückte Frustration bezieht der Patient auf sich; er glaubt, lästig zu sein (und ist es ja ohne seine Schuld auch).

Probleme absetzen

Die Technik des Absetzens ist ein Weg, eine gute Arbeit nicht zu gefährden. Wer sich mit einem Problem belastet fühlt, das er weder lösen noch ständig im Auge behalten kann, braucht eine Stelle, wo er das Problem für die Dauer der Sprechstunde absetzen kann. Das kann ein kleines Beistelltischchen oder ein freier Platz im Regal sein. Symbolisch wird das Problem dort geparkt. Man muss nicht in Sorge sein, dass es jemand wegnehmen könnte, es bleibt dort liegen. Jetzt kann der Arzt sich unbelastet dem Patienten widmen. Ein Problem, das er wie einen Rucksack beim Gespräch auf dem Rücken behält, belastet unsichtbar beide, ohne dass es jemandem helfen würde. Wenn im Vorfeld des Gesprächs große Aufregung herrschte, die sich bis zur Gesprächssituation nicht abgebaut hat, kann der Arzt darauf hinweisen, dass es gerade viel zu tun gibt, aber man sich nun auf Zusammenarbeit konzentrieren sollte.

Eine Entschuldigung ist kontraproduktiv und unprofessionell (▶ Kap. 2.3). Entschuldigungen, besonders wenn sie sich häufen, weisen auf Missstände hin, die gleichzeitig stabilisiert werden. Der Patient will keine Entschuldigungen hören, sondern eine Lösung angeboten bekommen. Das kann funktionieren, indem der Arzt

- **benennt**, was geschehen ist (»Offensichtlich ist Ihre Blutprobe vertauscht worden.«),
- **erklärt**, wie es dazu kommen konnte (»Wir klären gerade, ob der Fehler hier in der Praxis geschehen ist oder im Labor.«) und
- die **Verantwortung übernimmt** (»Wir werden die Kosten für eine erneute Entnahme selbstverständlich übernehmen.«).

Vertrauen geben

Man kann nicht geben, was man nicht hat. Das gilt besonders auch für Vertrauen. Wer sich selbst, der Situation und dem Patienten nicht vertrauen kann, dem hilft keine Strategie.

Wie schafft man Vertrauen? Am besten fragen Sie sich selbst, wann und wie Sie Vertrauen zu jemandem bekommen. Was braucht es, damit Sie spontan einem anderen Menschen vertrauen? Und was darf auf gar keinen Fall passieren? Wenn Sie diese beiden Koordinaten verbinden, können Sie richtig effektiv werden. Bleiben Sie bei dieser Strategie, alles andere wirkt aufgesetzt und nicht authentisch. Aber Sie können die Goldader kultivieren und nach und nach Elemente hinzufügen, die Ihnen imponieren. Nach dem Gesetz der selektiven Wahrnehmung werden Sie in Zukunft mehr Vertrauen erkennen, ausstrahlen und bekommen.

»Vertrauen führt«, so heißt das Buch von Reinhard Sprenger, in dem der Unternehmenscoach präzise nachweist, dass sowohl in kleinen Teams als auch in Großunternehmen ohne dieses Prinzip gar nichts geht. Was davon

6.9 Vertrauen – ... führt

ist auf das ärztliche Gespräch anzuwenden? Derjenige, der den Prozess steuert, sollte vorab einen Vertrauensvorschuss aufbauen, an dem sich der andere orientieren kann. Der Arzt sollte dem Patienten vertrauen, damit der Patient Vertrauen zum Arzt fassen kann. Das ist die natürliche Reihenfolge. Es geht sicher nicht um eine Bekundung von Vertrauen, es geht eher um den Beweis.

Wenn man innerlich den Vertrauens-Check bestanden hat, lassen sich im Außen Wege finden, das zu zeigen. Sätze wie
- »Ich glaube, sie können selbst am besten schildern, was geschehen ist« oder
- »Ich vertraue da ganz auf ihre Wahrnehmung«

machen auch einen indifferenten Patienten aufmerksam. Trauen Sie sich zu vertrauen! *Sapere aude.*

Wer innerlich zweifelt, sei gewarnt, dass er mit allen hier im Buch genannten Impulsen scheitern wird. Auf vielen Ärzten lastet die Heilungserwartung der Patienten wie ein großes Gewicht. Sie werden »herzlich rau«, um nicht noch mehr übertriebene Hoffnungen zu wecken. Wer sich im Vertrauen auf das eigene Bemühen und der Einsicht in die Begrenzung menschlichen Handelns dem Patienten zuwendet, wird Wertschätzung und Respekt erfahren. Diese Bringschuld den Patienten gegenüber hat Effekte, die sich ganz persönlich auswirken: »Wer Vertrauen hat, erlebt jeden Tag Wunder« (Peter Rosegger).

> Einen ganz zuverlässigen Eindruck macht der junge Mann nicht. Mal hat er seine Medikamentenliste dabei und mal nicht. Er scheint leichtfertig zu sein. Statt ihm nun dauernd ins Gewissen zu reden, hat sich Dr. Y. entschieden, ihn als Erwachsenen zu betrachten, der sehr wohl Verantwortung für sich übernehmen kann. Als es darum geht, einen längeren Auslandsaufenthalt vorzubereiten, sagt er seinem Patienten: »Ich denke, das können Sie ganz allein. Bei Fragen stehe ich natürlich zur Verfügung, aber ansonsten vertraue ich ganz auf Ihre Selbstkontrolle.«
> Drei Jahre später sehen sich die beiden Männer bei einer Routineuntersuchung wieder. »Wissen Sie eigentlich, Dr. Y., wie ich Sie insgeheim nenne: Meister Yoda. Sie waren der Erste, der mir etwas zugetraut hat, damals. Ich hatte eine Höllenangst, Sie zu enttäuschen. Aber als es dann klappte, wusste ich sicher, dass ich es wirklich kann.«

■ **Dr. No:** Vertrauen ist gut, Kontrolle ist besser.

▶ **Dr. Will:** Wer als Arzt Erfolg haben will, sollte sich selbst kontrollieren und den Patienten vertrauen.

Zum Weiterlesen
Sprenger RK. Vertrauen führt. Frankfurt: Campus 2002.

7 Alles hängt mit allem zusammen

> »Ich kann freilich nicht sagen, ob es besser werden wird, wenn es anders wird; aber so viel kann ich sagen: es muss anders werden, wenn es gut werden soll.«
>
> *(Georg Christoph Lichtenberg)*

Am Anfang des Buches hatte es doch verlockend geheißen, man könne einzelne Kapitel lesen und sie in den eigenen Sprachduktus einbauen. Wer sich auf das Buch eingelassen hat, konnte erkennen, dass die Ideen sich gegenseitig verstärken und verändern. Bei den **Eigenen Impulsen** und **Übungen** zeichnete sich dann auch ab, dass man diese Anregungen nicht verwerten kann, ohne sich selbst zu verändern.

> Wer durch Kommunikation Einfluss auf andere Menschen nimmt, verändert gleichzeitig sich selbst.

Dass eine Veränderung oft von ein wenig Angst begleitet ist, erleben Ärzte bei ihren Patienten tagtäglich. Auch Ärzte unterliegen diesem menschlichen Gesetz. Deshalb etablieren sich Änderungen in der Kommunikation nur zögerlich. Wenn deutlich wird, wie viel sich tatsächlich ändern würde, steigen manche Menschen aus. Zu vertraut sind die eingefahrenen Gleise, mögen sie auch noch so viele Einschränkungen mit sich bringen. Niemand soll zu einer Entwicklung gezwungen werden, auch das Festhalten an Gewohntem verdient Respekt. Es kostet schon viel Kraft, sich täglich auf neue Menschen und neue Ideen einzulassen. Andererseits ist diese Veränderung das einzige, was wirklich jung hält. Während die meisten Anti-Aging-Strategien uneffektiv sind, funktioniert Lernen tatsächlich wie ein Jungbrunnen.
Aber die mit achtsamer Kommunikation einhergehende Verwandlung geht noch viel tiefer: Hinter der Idee, dass Menschen mit ihrer Kommunikation Realität erschaffen, steckt eine bemerkenswerte Botschaft. Wenn die Verantwortung des Arztes für das körperliche Heil des Patienten in der Eigenschaft als Sprache auch den Seelenanteil beider berührt, wird aus der Ärztlichen Kommunikation eine formende Begegnung von zwei Menschen. **Keiner lässt den anderen unverändert zurück.** Die ganzheitliche Sicht verdeutlicht, warum manch wissenschaftlich fundierter Heilungsprozess scheitert und warum andererseits viele engagierte Ärzte in der permanenten Gefahr leben auszubrennen.
So stünde es dem Arzt gut an, sich zumindest innerlich bei seinen Patienten für das Vertrauen in seine Heilkunst zu bedanken. Mit solcher ideellen Geste übertrifft der Lohn für beide jedes abrechnungstechnische Verfahren und

wird zur Belohnung. Diese Sicht auf die Dinge setzt allerdings voraus, dass man erkennt und aushält, dass alles mit allem zusammenhängt.

»Auf die Dauer nimmt die Seele die Farbe der Gedanken an.« Der Satz von Aurelius verweist auf die Gefahr, in der die Ärzte und die Patienten stehen, wenn sie den anderen ablehnen oder gar verachten. Keine Hightech-Medizin könnte das auffangen.

Als die Medizin das Gespräch als Intervention an die Psychotherapie abtrat, gab sie eines ihrer mächtigsten Instrumente aus der Hand. Heilen ohne Reden ist nicht möglich. Schaden abzuwenden vom Patienten, wie es die Standesordnung der Mediziner vorsieht, das geht ohne Sprache und ohne Sprechen nicht.

Das letzte Kapitel verweist auf die Ambiguität der heutigen Situation. Es beginnt den Bogen bei den Möglichkeiten und Gefahren einer virtuellen medizinischen Welt. Dann folgt die Idee, dass die Zukunft vielleicht in der Vergangenheit bereits begonnen hat.

- Zunächst begegnen wir **Dr. Google** und **Dr. Avatar**. Das heißt, wirklich begegnen kann ihnen niemand. Doch was geschehen kann, wenn ein virtuelles Netz die Verantwortung für die Heilung übernehmen soll, zeigen die ersten beiden Unterkapitel. Sie sind vielleicht überzeichnet, aber eine Mahnung allemal wert.
- Ein kleines **Resümee** nähert sich der Frage, wie es heute um die Medizin steht. Da gab und gibt es bereits erfolgreiche Wege.
- **Michael Balint** hat bereits 1950 Gruppen ins Ärzteleben gerufen, nach deren Vorbild bis heute gearbeitet wird. Im freien Bericht tauschen sich Ärzte über ihre Fälle aus und können so das Verhältnis zu den Patienten und den Heilungsvorgang optimieren. Sie werden wie in einer Supervision durch den vertraulichen Austausch entlastet.
- Und die Mediziner der **Akademie für Integrierte Medizin**, die nach dem Vorbild von Thure von Uexküll arbeiten, gehen bewusst neue Wege. Seit 1992 wird u. a. mit der Methode der reflektierten Kasuistik an einer wissenschaftlichen Grundlage der Medizin gearbeitet, die die individuelle Wirklichkeit des Patienten in den Mittelpunkt stellt.
- Aber wenn Kommunikation vielleicht (nur) ein **Placebo** ist?
- Steht Kommunikation im medizinischen Alltag für Krise oder Chance? Das muss jeder Arzt für sich und die Zukunft für uns alle entscheiden. Unser Bemühen um gelingende Kommunikation entstand aus der Hoffnung auf eine wertschätzende Begegnung von Menschen. So schließt dieses Buch auch mit der **Hoffnung** auf eine gelingende Arzt-Patient-Beziehung.

■ **Dr. No:** Der Patient kommt wegen meines Fachwissens, sonst könnte er die Krankheit ja allein in den Griff kriegen.

▶ **Dr. Will:** Der Patient möchte geheilt werden. Dazu braucht es neben einem fundierten Fachwissen auch die menschliche Begegnung.

7.1 Dr. Google – Diagnose aus dem Netz?

> »Die Medizin der Zukunft wird eine kommunikative Medizin sein
> oder sie wird die Menschen verlieren, für die sie eigentlich da ist.«
>
> (Gottschlich 1998, S. 1)

Noch minutenlang sitzt Dr. L. an seinem Schreibtisch: Er hat gerade zum ersten Mal in all den Jahren einen Patienten rausgeworfen. Und dass nicht etwa, weil der randaliert oder sich sonst wie unangemessen verhalten hat. Der gepflegte Mann mittleren Alters, ein Softwarespezialist für das Bankwesen, hatte ruhig und freundlich das Gespräch begonnen. Auch das Thema, übermäßiger Harndrang mit Schmerzen, war nicht auffällig gewesen. Als Dr. L. die ersten Anamnesefragen stellte, um den Verdacht einzugrenzen, zog der Patient mit einem Lächeln einen Tablet-PC aus der Tasche und meinte, das sei alles schon abgeklärt. »Ach so, welcher Kollege hat Sie denn zu mir überwiesen?«, wollte Dr. L. jetzt wissen. »Niemand, den Sie kennen, ich habe die Symptome im Netz recherchieren lassen.« Ohne mit der Wimper zu zucken, berichtete er von seinen Anfragen, die zwei verschiedene Schlüsse zuließen. Er selber tendiere zur akuten bakteriellen Prostatitis und zu Dr. L. sei er nur wegen eines Rezepts gekommen. »Ich soll mich also, ohne Sie zu untersuchen, auf Ihre Internetrecherche verlassen und Ihnen irgendein Medikament verschreiben?« Dr. L. merkte, wie in ihm langsam die Wut hochkochte. Jetzt war der Patient eingeschnappt, er sei ja schließlich erkrankt und Dr. L. habe ja als Arzt die Verantwortung. »Nein«, sagte Dr. L. »die habe ich nur für die Menschen, die auch meine Patienten sein wollen. Und an dieser Stelle ist das Gespräch für mich zu Ende.«

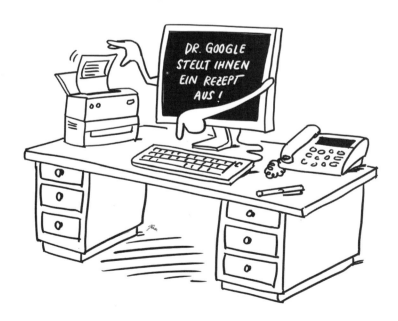

Unter der Überschrift »Was die Zukunft bringt« liest man von Hubert Köferl (2010) Folgendes: »Die Patientenaufklärung wird auch in Zukunft ein wichtiger Bestandteil des Patientenmarketings sein.« Das ist der letzte Satz einer Aufzählung von Maßnahmen, die Ärzte und Kliniken bei einem reibungslosen Ablauf unterstützen sollen. Man stelle sich eine 70-jährige Patientin nach einer Operation vor, für die nach diesen zukunftsweisenden Empfehlungen gilt: »Vor- und Nachsorgehinweise werden im Workflow vor, während und nach dem Klinikaufenthalt patientenindividuell verfügbar sein.« Dabei werden integrierte *e-Health*-Systeme zum Einsatz kommen, die mit einer Software den Patienten-Risiko-Score-Wert ermitteln. Es scheint, als sei aus dem Mediziner-Latein ohne Zwischenstation ein Software-Englisch geworden – beides ist für Patienten nicht unbedingt verständlich. Was dem medizinischen Personal im Sinne des *Case-Management* eine Hilfe ist, wird bei der 70-jährigen Patientin die Idee auslösen, sie sei in einem Science-Fiction-Film gelandet.

Ehe sich der Geruch der Technikfeindlichkeit ausbreitet, stellen sich die drei zentralen Fragen:
1. Nützt es dem Patienten?
2. Nützt es dem Arzt?
3. Nützt es beiden in ihrer therapeutischen Allianz?

Wenn Sie nicht mindestens zwei Fragen mit Ja beantworten können, ist es verzichtbar. Dann nutzen die elektronischen Neuheiten nur anderen.

Der Nutzen eines zunehmend digitalisierten und technologisierten Patientenkontaktes ist im Weiteren gegen Kosten und Risiken abzuwägen. Wenn heute in der Medizin die meisten Fehler an den Schnittstellen entstehen, wer wird dann im Internet die Verantwortung übernehmen? Lown gibt zu bedenken: »Unrealistische Erwartungen steigern die Unzufriedenheit bei vielen, die glauben, dass ihre Störungen nicht diagnostizierbar sind. Meiner Erfahrung nach wird aber der Großteil der Symptome ganz einfach nicht exakt erklärt. Die Ärzteschaft hat dieses Problem teilweise durch das Ersinnen einer Fülle von bedeutungslosen diagnostischen Bezeichnungen, die eher Unwissenheit verdecken als eine Krankheitsursache erhellen, gelöst« (Lown 2004, S. 284).

7.2 Dr. Avatar – jedem seinen virtuellen Arzt?

Unübersehbar groß ist die Anzahl deutschsprachiger Internetseiten, die medizinische Aufklärung anbieten: von der Apotheken-Umschau bis zu Online-Arztpraxen. Was in der Schweiz bereits von den Krankenkassen akzeptiert ist, wie das Zentrum für Telemedizin Medgate (www.medgate.ch), wird

7.2 Dr. Avatar – jedem seinen virtuellen Arzt?

in Deutschland noch mit Argwohn beäugt. Sollten sich Patienten überhaupt noch in überfüllten Wartezimmern langweilen, bis sie für wenige Minuten mit einem Arzt sprechen? Wenn doch heute alles im Netz zu bekommen ist, warum nicht auch Gesundheit? Vielleicht wird eines Tages Realität, was jetzt noch aus einem Science-Fiction-Film stammen könnte?

> **Eine Vision für die Zukunft**
> Menschen übertragen mit einer Art Armbanduhr telemetrisch ihre Vitaldaten einem zentralen Rechner, der morbide Veränderungen diagnostiziert, noch ehe der Mensch selbst sich krank fühlt. Die übermittelten Daten verursachen die Auslösung der entsprechenden Maßnahmen. Vielleicht meldet einen die *Cloud* zu einer OP an, ehe man selbst weiß, dass man eine braucht.

Heutzutage kämpfen die verschiedenen Portale eher mit bürokratischen und juristischen Schwierigkeiten: europäisches Recht, Versicherungsschutz und Datensicherheit. Aber was konkret erwartet einen Interessierten, der sich mit einem Befund auf die Suche macht? Wir testen Anfang 2014 einige zufällig ausgewählte Portale. Während in der Medizin Vieles aus traditionellen und überlieferten Elementen erwächst, stellt das Internet eine Art Informationsbasar dar, der sich in ständigem Wandel befindet. Viele der kommenden Beobachtungen werden sich daher bereits geändert haben.

NetDoktor.de öffnet eine Bilderfolge zum Thema Herz-Rhythmus-Störungen. Aktuelle saisonale Krankheiten sind per Mausklick nachzulesen und einen Newsletter kann man auch abonnieren. Das erinnert an die bekannten Klagen von Ärzten nach medizinischen Fernsehsendungen, die am anderen Morgen die Wartezimmer mit den passenden Syndromen füllten (www.netdoktor.de 2014).

DrEd.com ist deutschsprachig, stammt aber aus London. Zwischen 9 und 29 Euro kosten Diagnose und Rezept. Ermöglicht wird das durch die freie Arztwahl in Europa (www.dred.com 2014).

Symptomat.de trägt einen interessanten Namen und firmiert zunächst nur als Medizin-Lexikon. Aber schon mit drei Symptomen ist man dabei: Obwohl die Seite noch im Aufbau ist, können bereits die ersten Diagnosen gestellt werden.
Wenn man z.B. »innere Unruhe« angibt, ist das Angebot an Krankheiten spektakulär: Von Gehirnhautentzündung, Angststörung, Lungenembolie, Herzinfarkt über Parkinson, Tollwut bis zum Lungenödem und noch weiter reicht die Auswahl. Jetzt spätestens leidet der Leser unter innerer Unruhe! Es ist zu bedenken, was hier nur getestet wurde, ist für viele Menschen bitterer Ernst mit unübersehbaren Konsequenzen (▶ Kap. 7.6, Thema Nocebo). In der Redaktion des Portals hat sich anscheinend herumgesprochen, dass

Menschen in Not gern mit Menschen sprechen. Deshalb kann man die Fachredakteure anklicken. Neben einem Foto finden sich auch Werdegang und Lebensmotto. Sollte das alles nicht reichen, ist ein Link zu einer großen Versandapotheke geschaltet. Außerdem kann man Zusatzinformationen bekommen, wenn man fragt. Wen man fragt und wer antwortet, bleibt unklar (www.symptomat.de 2014).

Eine Medizinsendung im Radio oder im Fernsehen, auch eine Arztseite im Internet – das ist das eine. Mehr oder minder gut aufbereitete Informationen zu einem speziellen Thema werden dort vermittelt. Aber eine individuelle Frage eines Menschen lässt sich in diesem Rahmen wohl kaum umfassend beantworten.
Hier sind zwei typische Anfragen, wie man sie bei jedem Online-Medizin-Portal findet:

> U. kommentierte am 29.11.2011 um 20:44 Uhr:
> »Ich habe schon seit Jahren ein Ziehen in der Schulter. Es zieht aber bei mir in den Schläfenbereich und verursacht ein Kribbeln bzw. Tuckern in der Schläfe. Ich weiß mir keinen Rat mehr oder liege ich am Ende falsch? Bitte antwortet mir, danke.«
>
> H. kommentierte am 19.06.2013 um 22:42 Uhr:
> »Ich habe Problem, dass meine Schultern nicht mehr in der richtigen Lage sind. Sie sind nach vorne verschoben. Das Gefühl ist für mich normal, aber es sieht komisch aus. Ich glaube daran, dass ich zu viel Computer spiele. Ich könnte dagegen trainieren, aber das funktoniert bei mir nicht so gut, weil sie sich schon angepasst haben. Könntet ihr mir eine Hilfe geben? Soll ich mal zur Krankengymnastik gehen?« (Namen geändert, Schreibweise original; www.symptomat.de 2014)

Angesichts der echten (oder gespielten) Hilflosigkeit möchte man Mitleid empfinden. Aber wer erklärt den Menschen, wie viel Hilfe sie im Netz erwarten dürfen? Es erinnert an den Einsatz von Taschenrechnern in der Schule: Erst wer gut kopfrechnen und überschlagen konnte, war in der Lage, sie zu benutzen, ohne unwissend zu einem falschen Ergebnis zu kommen. Es ist eine Frage der Souveränität: Das Internet ist ein guter Knecht, aber ein schlechter Herr.
Mit der inneren Unruhe aus der Testrecherche könnte man vielleicht noch allein fertig werden, aber spätestens eine anstehende Operation bedrückt viele Patienten und mancher möchte eine zweite Meinung einholen. Auch das scheint vom heimischen PC aus möglich zu sein.

Vorsicht-Operation.de® heißt die Seite, die für einige hundert Euro einen Befund kommentiert. *Nomen est omen*, auf der Seite selbst heißt es dann: »Für Patienten. Ihnen steht eine Operation bevor? ... OP-Wut in Deutschland: So landen Sie nicht unterm Messer«. Genau das hatte man doch immer geargwöhnt als Patient. Und auf der Seite wird an alle gedacht: Die Patienten bekommen Rat, die Ärzte sollen sich nach der Spezialisierung bei einer Firma engagieren und die Journalisten bekommen Pressebeiträge, Nachrichten und Informationen zum Gesundheitssystem. Von wegen Servicewüste Deutschland: Wem nach einer menschlichen Stimme zumute ist, der findet eine kostenlose 0800-Nummer.

Wirklich erschreckend dabei ist die Äußerung des Betreibers, er bekomme über den Online-Fragebogen mehr Angaben vom Patienten als so mancher Arzt in seiner Praxis.

Was bedeutet das? Nehmen wir einmal an, ein Patient hat zu seinem langjährigen behandelnden Arzt kein Vertrauen (mehr). Und dann liest er »Die Option vor einem operativen Eingriff: eine medizinische Zweitmeinung in Anspruch zu nehmen, kann sich durchaus auszahlen – gesundheitlich und finanziell.« Seine Zweifel bekommen Nahrung, denn es heißt weiter: »(…) kann eine zweite Arztmeinung für Klarheit sorgen und zu einer sicheren Entscheidung beitragen – vor allem wenn der behandelnde Arzt kein ausgewiesener Spezialist für das entsprechende Krankheitsbild ist« (www.Vorsicht-Operation.de 2014). Spätestens jetzt ist jedes Vertrauen zu seinem Arzt untergraben, jede Sicherheit verloren. Der Patient ist allein.

CrowdMed.com Aber da ist ja noch die sogenannte Schwarmintelligenz: CrowdMed ist ein Portal, in dem man für 200 Dollar seine Symptome schildern kann. Etwa hundert *medical detectives* suchen, bis sie einen passenden Befund für die geschilderten Symptome finden. Dafür werden sie nach einem Bonussystem für richtige Treffer belohnt. Mit den ermittelten drei Top-Diagnosen kann der Patient bei seinem Arzt vorsprechen (Irmer 2013).

Man will rufen: Fragen Sie Ihren Arzt oder Apotheker!
»Es wäre allerdings zu einfach, wenn man sagen würde, dass Hightech-Medizin und technische Apparate die Arzt-Patienten-Kommunikation zwangsläufig stören oder gar zerstören. Zwangsläufig tut sie das nicht, sondern entscheidend ist, ob der Arzt die Datensammlung auch verbal kommunizieren kann, ob er die Kommunikation überhaupt beherrscht, sodass es sogar zu einer ›Belebung der Apparate‹ kommen kann (…)« (Momburg 2010, S. 136). Das ganze Dilemma schwappt in die Praxen der Ärzte und stellt sie auf eine harte Geduldsprobe. Es ist viel leichter, einem Menschen etwas zu erklären, der (noch) nichts weiß, als einem, der glaubt, bereits alles zu wissen, sich dabei aber irrt.

> **Dr. No:** Manche Patienten kommen mit einem unerträglichen Halbwissen aus dem Internet oder der Apotheken-Umschau. Und die Medizinsendungen im Fernsehen gehören verboten.

▶ **Dr. Will:** Das kann schon nerven, aber man kann es auch nutzen: Ich nehme Irrtümer als Ansätze zum Gesprächsbeginn. Dann kann doch Compliance entstehen.

7.3 Resümee – Etappen und Ziele

Die Krise der Medizin ist in aller Munde. Das chinesische Zeichen für das Wort »Krise« besteht aus zwei Teilen: Das erste bedeutet »Gefahr«, das zweite aber »Chance«. Wählen Sie bitte jetzt!
Die oft geforderte Neuorientierung der Medizin darf nicht auf einem Entweder-oder basieren. Die Lösung liegt im Sowohl-als-auch. Wenn der technische Teil der Medizin seinen Erfolg bewahren und ausbauen will, sollte er den Menschen mitnehmen. Das aber geht nur mit Kommunikation.
Weil die Zukunft mit unabsehbaren Möglichkeiten lockt und gleichzeitig mit Gefahren erschreckt, zieht es viele Patienten aus den konventionellen Arztpraxen zu alternativen Heilmethoden. Unabhängig von Richtungen und Methoden der **alternativen Medizin** und generationsübergreifend sagen diese Patienten, dass sie jemanden brauchen,
- der ihnen länger zuhört,
- der empathischer mit ihnen spricht und
- dem sie deshalb vertrauen können.

Noch gehen etwa 90 Prozent der Aufwendungen in der Medizin in den biomedizinschen Sektor. Das Modell, das dahinter steht, reduziert den Menschen auf eine Ansammlung von Organen, Zellen und Molekülen, die bei Fehlfunktion repariert werden. Jeder Euro, der in die sprechende Medizin investiert wird, bringt Ärzten und Patienten Erleichterung. Bereits jetzt lässt sich absehen, dass die persönliche Kommunikation ein Alleinstellungsmerkmal ersten Ranges für Praxen und Kliniken werden wird.
Dem Ruf nach verbesserten Grundlagen für Kommunikation folgen ganz aktuell Taten: Am 11.03.2014 hat die Bundesärztekammer beschlossen, Kommunikation zum festen Bestandteil der ärztlichen Ausbildung zu machen. Bis 2016 sollen alle Studierenden in dieser Fertigkeit für ihren Beruf ausgebildet und geprüft sein. Das macht Hoffnung.
Trotzdem muss der Arzt, der heute jeden Tag in der Praxis vor kommunikative Aufgaben gestellt ist, täglich für sich selbst sorgen, damit er wiederum für seine Patienten ein wirksamer Ansprechpartner sein kann. Wie geht das? Dazu gehört beispielsweise:
- sich ständig neu auf Menschen einlassen,
- sich freimachen von negativen Gedanken über Menschen und Situationen,

- dabei Überforderung bei sich selbst und anderen erkennen und wertschätzend reagieren,
- Humor als Schwert und Schild gleichermaßen einsetzen und
- Techniken, die den Alltag erleichtern, ausprobieren.

Dem Arzt helfen dabei sowohl der gesunde Menschenverstand als auch das natürliche Bestreben, sich selbst vor Überforderung zu schützen. Momburg fasst es so zusammen: »Die Möglichkeit, menschliche Gesundheit durch Interventionen in die soziale und physische Umwelt zu schützen und zu fördern, wird völlig unterschätzt, psychosoziale Einflüsse wie die Stabilität zwischenmenschlicher Beziehungen, der Glaube an Hoffnung, Genesungsmotive, Kontrollüberzeugungen in das eigene Handeln, die in Heilungsprozessen und auch bei der Krankheitsbewältigung eine sehr wichtige Rolle spielen, finden kaum Berücksichtigung« (Momburg 2010, S. 127).

▪ **Dr. No:** Na toll, für die Anfänger wird was getan in Sachen Kommunikation und wir mussten uns alles selbst zusammenbasteln.

▶ **Dr. Will:** Wenn der Nachwuchs jetzt besser qualifiziert wird, ist das für uns alte Hasen ein doppelter Ansporn. Meine Praxis soll eine lernende Organisation sein.

7.4 Balint – Qualitätszirkel in freier Kollegialität

»Vorwärts zu den Wurzeln.«

(Unbekannt)

Die alltägliche Arbeit konfrontiert viele Ärzte mit Fragen, die am besten in fachspezifischen Gruppen geklärt werden können. Solche Qualitätszirkel werden seit über 20 Jahren in der Bundesrepublik angeboten. Dabei suchen 74 % der Teilnehmer (nur) die Möglichkeit des Erfahrungsaustauschs, mehr als die Hälfte wollen die kollegiale Supervision. Ein etwas geringerer Teil (42 %) wünscht Selbstreflexion. Die Zahlen stammen aus den 90er-Jahren, dürften aber auch aktuell noch gelten (Bahrs 2007, S. 68).
Bahrs schreibt in seiner Arbeit über gesundheitsfördernde Arztpraxen, es sei eine Verschiebung der Interessen bei medizinischen Themen zu beobachten. Von den vier Bereichen »symptomorientiert, syndromorientiert, diagnoseorientiert und handlungsorientiert« sei eine Verlagerung von patienten- und anlassbezogenen Themen hin zu arzt-, krankheitsbild- und handlungsbezogenen Themen erkennbar. Das Themenspektrum in Qualitätszirkeln reicht von »Bauchschmerz« bis zu »der schwierige Patient«. Die Heterogenität der Gruppen ermöglicht einen besonders vielfältigen Austausch.

Es wird sogar ein Beispiel aus der Schweiz zitiert, wo ein patientenorientiertes Konzept dadurch bestärkt wird, dass die ärztlichen Teilnehmer videodokumentierte Sprechstundengespräche bearbeiten, um mithilfe eines Supervisors ihre Kompetenzen in der Gesprächsführung zu optimieren (www.sgam.ch/videokr.html; Bahrs 2007, S. 67).

Bereits in den 50er-Jahren hatte Michael Balint mit seinen *trainig-cum-research-groups* eine Art Vorform der späteren Qualitätszirkel geschaffen. Allerdings ging und geht es bis heute um die Vorstellung von Fallbeispielen, an denen sich die Gruppe das Thema Arzt-Patient-Beziehung erarbeiten kann. Acht bis zwölf Ärzte tauschen sich in der freien Fallbeschreibung über Patienten aus, sodass Störungen und Hemmnisse durch die Gruppe aufgegriffen und supervidiert werden können. Dem Gruppenleiter, der für diese Rolle speziell ausgebildet ist, steht dabei eine Art Deutungshoheit zu. Was für Psychotherapeuten zum Standard gehört, stellt für Ärzte aller Fachrichtungen eine Chance dar. Denn je **heterogener** die Gruppen zusammengesetzt sind, umso größer sind Austausch, Unterstützung und Lerneffekt für die Teilnehmer. Es konnte nachgewiesen werden, dass die **Ärzte der Balint-Gruppen**

- weniger Unzufriedenheit mit ihrer Arbeit empfinden,
- weniger Frustration erleben und
- ein gesenktes Burnout-Risiko haben (Foitzik 2007).

■ **Dr. No:** Ich muss mit meinen Problemen schon allein klarkommen.

▶ **Dr. Will:** Ich profitiere seit Jahren vom Austausch in einem Qualitätszirkel.

7.5 Thure von Uexküll-Akademie für Integrierte Medizin

»Medizin für kranke Körper ohne Seelen und für leidende Seelen ohne Körper«

(Thure von Uexküll)

In der Tradition der reflektierten Kasuistik, wie sie Balint angedacht hatte, entwickelte sich in den 90er-Jahren eine besondere Formation. Um den Mediziner und Begründer der Biosemiotik Thure von Uexküll fanden sich unterschiedliche Wissenschaftler zusammen, die der Gedanke einte: die Verbindung der getrennt voneinander betrachteten Einheit von Körper und Seele in der Medizin wieder anzustreben. Sowohl Theoretiker wie auch Praktiker fanden sich bei Werkstatttreffen und Jahrestagungen in der ganzen Bundesrepublik zu unterschiedlichen Themen. »Vom Studenten über Psychotherapeuten, Haus- und Fachärzten in eigener Praxis, Ärzten und Psychologen in der Rehabilitation bis zum Chefarzt und Hochschullehrer«,

7.5 Thure von Uexküll-Akademie für Integrierte Medizin

wie ein Abbild der medizinischen Landschaft stellt sich die Mitgliederstruktur dar (www.int-med.de 2014).

Die Schulmedizin gilt nicht als »Feind«. Der angestrebte Paradigmenwechsel sucht vielmehr die Integration. Denn besonders schwierige Krankheitsbilder und chronische -verläufe erfordern eine Sicht auf den Patienten, die ihn vom Opfer zum Regisseur seines Leidens macht. Geigges beschreibt es so: »Für eine wirksame therapeutische Interaktion (Gemeinschaftshandlung) ist eine kommunikative Abstimmung (Code-Anpassung) zwischen den Wirklichkeitskonstruktionen von Arzt und Patient notwendig« (Geigges 2002, S. 28).

▶ Kapitel 2.8, 3.7, 5.3, 6.1 und 6.4 – das ist die Liste der Kapitel, in denen genau das postuliert wird, was die Akademie für Integrierte Medizin erreichen möchte: Empathie und positive heilungsfördernde Verbindungen, *Strokes* und Emotionale Intelligenz, kurz: eine wertschätzende Allianz von Arzt und Patient. Momburg fasst es so zusammen: »Die Möglichkeit, menschliche Gesundheit durch Interventionen in die soziale und physische Umwelt zu schützen und zu fördern, wird völlig unterschätzt, psychosoziale Einflüsse wie die Stabilität zwischenmenschlicher Beziehungen, der Glaube an Hoffnung, Genesungsmotive, Kontrollüberzeugungen in das eigene Handeln, die in Heilungsprozessen und auch bei der Krankheitsbewältigung eine sehr wichtige Rolle spielen, finden kaum Berücksichtigung« (Momburg 2010, S. 127).

Die vielen Ansätze finden ihren Bezugspunkt in einem Menschenbild, das den Patienten nicht als »defekte Maschine« sieht, sondern Krankheit als Störung der Lebensumstände versteht. Kann der Therapeut die Passung ermöglichen, findet der Patient seinen Weg. Die Orientierung an den Bedürfnissen der Patienten und der Fokus auf die Probleme bei der Übermittlung von Informationen, das alles verweist auf die Notwendigkeit einer gelingenden Kommunikation. Im Frühjahr 2014 fand bei Hamburg über das Thema »Körperliche Untersuchung als Dialog« eine Modellwerkstatt statt. Das ist ein zukunftsweisender Weg.

■ **Dr. No:** Manchmal träume ich ja auch davon, es könnte anders gehen, aber wie soll ich mich selbst an diese schwierigen Fragen herantrauen?

▶ **Dr. Will:** Nicht weil die Dinge schwierig sind, wagen wir sie nicht, sondern weil wir sie nicht wagen, sind sie schwierig.

7.6 Placebo – un(er)messliche Wirkung

»Worte – Das mächtigste Placebo von allen.«

(Bernhard Lown)

Ein ganzes Buch über den gelingenden Einsatz von Worten und alles könnte nur auf den Placebo-Effekt zurückzuführen sein? Aber eigentlich funktionieren Placebos ja, genau wie ihre dunklen Geschwister, die Nocebos. Was weiß man über diese Effekte?

Im Januar 2013 trafen sich in Tübingen über 100 internationale Experten aus Medizin und Psychologie zur Placebo-Tagung, die Professor Paul Enck leitete. Zur Wirkungsweise von Placebos stellt er klar: Sie können die Medizin nicht ersetzen, ohne wirksame Arzneien wäre die Welt eindeutig kränker. Aber wenn Placebos eine messbare Wirkung auf Symptome haben, können sie den Patienten nutzen. Dabei ist eine Täuschung des Patienten rechtlich und medizinisch inakzeptabel. Er schlussfolgert: Ausschlaggebend ist die ärztliche Empathie (Obermüller 2011).

Was man noch Mitte des 20. Jahrhunderts für Reaktionen neurotischer Patienten hielt, wird heute in doppelblinden Studien weltweit getestet. Für einige Medikamente kam es nicht zur Zulassung, als sich herausstellte, dass sie den Placebos gleichwertig waren. Im Bereich der Schmerzhemmung weisen Placebos die besten Ergebnisse auf: Einem gesunden Patienten trägt man eine Salbe auf den Arm auf, der dann einem Schmerzreiz ausgesetzt ist. Der Schmerz wird mit Salbe deutlich schwächer empfunden als ohne Salbe, obwohl sie keine schmerzlindernden Wirkstoffe enthält. Im fMRT zeigt sich, dass im Zentralnervensystem die Aktivierung erfolgt, die auch ein Schmerzmittel auslösen würde. Das Gleiche lässt sich auch in der Gegenrichtung beobachten: Eine Hyperalgesie kann durch dieses Experiment mit einer Salbe ohne Wirkstoffe ebenfalls ausgelöst werden. Das ist der berüchtigte **Nocebo-Effekt**.

Die neuronale Kommunikation beginnt sehr früh: Wenn eine Mutter ihr Baby stillt, wird das »Vertrauenshormon« Oxytocin ausgeschüttet. Dieselbe Reaktion wird im späteren Leben durch beruhigend wirkende Situationen erreicht. Dieser Effekt wird verstärkt durch positive wie durch negative Erfahrungen des Menschen.

Konkret heißt das für die Ärztliche Kommunikation: Wenn es dem Arzt gelingt, im Gespräch eine wohltuende Ruhe zu schaffen, ist durch die »Droge Arzt« ein erster Schritt in Richtung Gesundheit getan.

> **Cave:** Je öfter ein Patient schlechte Erfahrungen mit einem Arzt gemacht hat, umso schwieriger ist es, den positiven Effekt bei einem Arztgespräch zu erreichen. Und umso wichtiger!

7.6 Placebo – un(er)messliche Wirkung

Ein Placebo kann auch dann wirken, wenn der Patient weiß, dass es »nur« ein Placebo ist, der Arzt also ehrlich und korrekt aufklärt. Dann entsteht eine Allianz zwischen Arzt und Patient auf einer Art Trägerstoff, der selbst redundant ist. Natürlich ist es nicht gleichgültig, welche Medikamente man nimmt oder nicht, aber die Schlüsselfunktion scheint beim verordnenden Arzt zu liegen. So sehen es die Probanden der Studien, während andere einen verstärkten Selbstheilungseffekt postulieren.

Dazu bedarf es noch nicht einmal der doppelblinden Studie: »Wird Patienten (mit Reizdarmsyndrom) ein Placebo gegeben mit der ehrlichen und korrekten Aufklärung, dass es keinen Wirkstoff enthält, es aber aufgrund uns bislang nur unzureichend bekannter Mechanismen dennoch in der Lage ist, Symptome zu bessern, zeigte sich in einer Studie der Arbeitsgruppe um Kaptchuk (Boston) ein deutlich besseres Ergebnis als keine Behandlung« (Universitätsklinikum Tübingen Pressemitteilung 2013).

Englische Ärzte konnten nachweisen, dass eine Erkältung einen Tag kürzer dauert, wenn der Hausarzt sehr einfühlsam und empathisch mit dem Patienten umgeht. Da wird der Placebo-Effekt auch ohne Placebo wirksam, wie auch bei Lown nachzulesen ist: »Eine britische Studie unterstreicht den therapeutischen Wert ermutigender Worte. Zweihundert Patienten mit unspezifischen körperlichen Klagen und ohne erkennbare Krankheit wurden in zwei gleichartige Gruppen eingeteilt. Der einen Gruppe wurde gesagt, dass keine ernste Erkrankung entdeckt werden konnte und dass die Patienten sich in zwei Wochen wahrscheinlich wieder besser fühlen würden. Und in der Tat: Zwei Wochen später waren 64 % dieser Patienten wieder hergestellt. Den Patienten der zweiten Gruppe wurde lediglich mitgeteilt, dass der Arzt nicht wisse, was mit ihnen los sei. Zwei Wochen später waren nur 39 % dieser Patienten wieder gesund« (Lown 2004, S. 459).

Wir wissen: Was wirkt, hat auch Nebenwirkungen. Was sind die Nebenwirkungen eines Placebos, wenn es doch nichts hat, was wirken kann? Wenn Worte wie Placebos wirken, dann sind die Nebenwirkungen – Nocebos – schädigende Einflüsse durch das falsche Wort zur falschen Zeit.

Viele Bücher klagen über die negativen Folgen, die ein unbedachtes Wort des Arztes beim Patienten auslösen kann, und auch wir haben am Anfang vieler Kapitel gesehen, was auch bedachten Ärzten passieren kann, wenn sie überlastet oder abgelenkt sind. Auch wer am Phänomen Placebo zweifelt, kann in seinem Umfeld unzählige Beispiele für die Wirkung von Nocebos finden. Vom Waschzettel bis zum unbedachten Wort: Alles wirkt, besonders beim kranken Menschen. Das sollte uns zu täglicher Achtsamkeit aufrufen.

7.7 Hoffnung – der Arzt des Menschen Freund

»Der Ziellose erleidet sein Schicksal – der Zielbewusste gestaltet es.«
(Immanuel Kant)

Aufmerksame Leser haben es sicher bemerkt: Alles hängt mit allem zusammen. Das Vier-Ohren-Modell von Schulz von Thun lässt sich mit den Kategorien von Riemann-Thomann korrelieren. Die Gesprächskiller bei Virginia Satir entsprechen der Wolfssprache bei Marshall Rosenberg. Das Erwachsenen-Ich aus der Transaktionsanalyse spiegelt sich in der Emotionalen Intelligenz wieder. Und so könnte man die Liste fortsetzen.

Was zunächst nur nach einer Ähnlichkeit klingt, hat einen tieferen Hintergrund. Allem Fortschritt zum Trotz sind die Variablen der Kommunikation geprägt von den archetypischen Bedürfnissen der Menschen. Wobei nonverbales Verhalten durch alle Zeiten und Kulturen den größten gemeinsamen Nenner hatte.

> Ein General, der sich in einem ziemlich aktuellen Konflikt mit seinen Leuten plötzlich von gegnerischen Männern umringt sah, befahl seinen Soldaten, sich hinzuknien und zu lächeln. Keiner verstand die Sprache der anderen, aber durch diesen klugen Schachzug kam es zu keiner Aggression.

Jeder Mensch braucht freundliche Beachtung und Wertschätzung. Für einen Patienten ist es eine Lebensnotwendigkeit. Denn er kann in der Regel nicht den Gesprächspartner wechseln, besonders nicht im Krankenhaus (Tritt u. Götz 2005).

Kommunikation gelingt da, wo der Arzt sich selbst auch als verletzlich wahrnehmen darf. Dann werden Empathie und eine Verbindung zum Patienten möglich und heilsam. Wenn sich der Arzt dem Patienten mit dem Mittel der Sprache nähert, kann er dort das Eigene des Menschen mit allen Bedürfnissen und Hoffnungen erkennen. Dann erst begegnet der Arzt dem Patienten als Mensch, dann beginnt Heilung.

Wer will angesichts der wenigen Möglichkeiten das erste von drei Instrumenten aus der Hand geben? Denn es gilt: »Zuerst heile mit dem Wort, dann mit der Arznei und zuletzt mit dem Messer« (Asklepios).

Dieses Buch hat gemacht, was es fordert: dazu verlocken, auch gravierende Veränderungen zuzulassen und zu nutzen. Möge das einen Beitrag dabei leisten, dem einzelnen Arzt die Entscheidung in die Hand zu geben, den professionellen Kontakt mit dem Patienten für sich und den anderen Menschen gelingen zu lassen.

7.7 Hoffnung – der Arzt des Menschen Freund

Und am Ende nach vielen Dialogen suchen Dr. No und Dr. Will Antworten mithilfe von Sätzen, die andere vor ihnen gesagt haben. Der eine zitiert Ödön von Horváth, der andere zitiert aus dem Unesco-Bericht 1972 von Paris.

- **Dr. No:** »Ich bin eigentlich ganz anders. Ich komme nur so selten dazu.«

- **Dr. Will:** »Jeder Mensch ist dazu bestimmt, ein Erfolg zu sein. Und die Welt ist dazu bestimmt, diesen Erfolg zu ermöglichen.«

Literatur

Antonovsky A. Salutogenese: Zur Entmystifizierung der Gesundheit, Tübingen: DGVT 1997.
Argyle M. Körpersprache & Kommunikation. Nonverbaler Ausdruck und Soziale Interaktion. Paderborn: Junfermann 2013.
Arnold P. Krankheit was anfängt kann aufhören. Oldenburg: Isensee 2011.
Assagioli R. Die Schulung des Willens. Paderborn: Junfermann 2008.
Bär T. Die spontane Gesprächszeit von Patienten zu Beginn des Arztgesprächs in der hausärztlichen Praxis. (Dissertation) Berlin 2009.
Bahrs O. Gesundheitsfördernde Praxen. Der Mensch 31-32_03_03_BahrsOetal_Gesundheitsfördernde Praxen Bern 2007 (Zugriffsdatum 10.06.2014).
Balint M. Der Arzt, sein Patient und die Krankheit. Stuttgart: Klett-Cotta 2010.
Bartens W. Lexikon der Medizinirrtümer. München: Piper 2006.
Bartens W. Sprechstunde. München: Knaur 2008.
Bartens W. Heillose Zustände. München: Droemer 2012.
Bartens W. Das sieht aber gar nicht gut aus: Was wir von Ärzten nie wieder hören wollen. München: Pantheon 2013.
Bauer J. Warum ich fühle, was du fühlst. Intuitive Kommunikation und das Geheimnis der Spiegelneurone. Hamburg: Heyne 2005.
Beaulieu D. Impact-Techniken für die Psychotherapie. Heidelberg: Carl Auer 2011.
Becker S, Schulze Willbrenning B, Muthny FA. Training der Gesprächsführung in »schwierigen klinischen Situationen« – Evaluationsergebnisse eines Schauspieler-unterstützten Intensivtrainings. Z Allg Med 2008; 84(11): 489–496.
Bergert F, Bergert W, Braun M, Conrad D, Ehrenthal K, Feßler J, Gross J, Gundermann K, Hesse H, Hüttner U, Kluthe B, LangHeinrich W, Liesenfeld A, Luther E, Neubig H, Pchalek R, Seffrin J, Sterzing A, Wolfring HJ, Zimmermann U. Hausärztliche Leitlinie: Hausärztliche Gesprächsführung. Ärztliches Zentrum für Qualität in der Medizin. Berlin 2008.
Bergner T. Wie geht's uns denn? Stuttgart: Schattauer 2009.
Bergner T. Gefühle: die Sprache des Selbst. Stuttgart: Schattauer 2013.
Berne E. Spiele der Erwachsenen: Psychologie der menschlichen Beziehungen. Reinbek: Rowohlt 2002.
Bernhaut A. Ein Indianer kennt keinen Schmerz? München: Südwest 2009.
Bertram W. Die Akademie für Integrierte Medizin. In: Hontschik B, Uexküll T v (Hrsg.). Psychosomatik in der Chirurgie – Theorie und Therapie. Stuttgart: Schattauer 1999.
Bucka-Lassen E. Das schwere Gespräch. Köln: Dt. Ärzte 2011.
Burisch M. Das Burnout-Syndrom. Wien: Springer 2003.
Cohn R, Farau A. Gelebte Geschichte der Psychotherapie. Stuttgart: Klett-Cotta 2008.
Dahmer H. Gesprächsführung. Stuttgart: Thieme 2003.
Damasio A. Descartes' Irrtum. Berlin: List 2004.
Danzer S, Klamke B. Reden Sie mit mir – Ich bin Ihr Patient. Hannover: Schlütersche 2006.
Decker S A. Kommunikationsmuster zwischen Arzt und Patient bei emotionalen und psychosozialen Themen (Dissertation). Freiburg im Brsg 2005.

Dehn-Hindenberg. Gesundheitskommunikation im Therapieprozess. Dissertationen. Idstein: Schulz-Kirchner 2010.
de Shaver S. Mehr als ein Wunder: Die Kunst der lösungsorientierten Kurzzeittherapie Heidelberg: Carl Auer 2008.
Dimberger R. Kleine Einführung in Grundbegriffe der Transaktionsanalyse. Skriptum für das Psychotherapeutische Propädeutikum der ÖAGG 2008.
Dörner K. Der gute Arzt. Stuttgart: Schattauer 2001.
Duxbury J. Umgang mit »schwierigen« Klienten – leicht gemacht. Bern: Huber 2002.
Ekman P. Gefühle lesen. Heidelberg: Spektrum Akademie 2010.
Elzer M. Ein halbes Jahrhundert Balint-Gruppe. Psychoanalyse aktuell 2008.
Engelhardt K. Verlorene Patienten? Darmstadt: Primus 2011.
Falkenberg I, McGhee P, Wild B. Humorfähigkeiten trainieren. Stuttgart: Schattauer 2013.
Faust V, Sandner J. Gesprächs-Art. Köln: Kopp 2010.
Fischbacher A. Geheimer Verführer Stimme. Paderborn: Junfermann 2008.
Fitzgerald A, Zwick G. Patientenorientierte Gesprächsführung im Pflegeprozess. Wien: Springer 2001.
Foitzik E. Epidemiologische Untersuchung zur Entwicklung der Balintarbeit in Deutschland (von 1970 bis 2000). 2007. http://darwin.bth.rwth-aachen.de/opus3/volltexte/2007/2078/pdf/Foitzik_Eva.pdf (Zugriffsdatum: 10.06.2014).
Frenzel K. Storytelling. München: Hanser 2006.
Frisch M. Tagebuch 1946–1971. Berlin: Suhrkamp 1972.
Fritz E. Ganzheitliches Management in der Arztpraxis. Berlin: Beuth 2001.
Früstück C. Die Beurteilung von Arztgesprächen beim Überbringen schlechter Nachrichten. (Dissertation) München 2010.
Gehm T. Kommunikation im Beruf. Weinheim: Beltz 1999.
Geigges W. Reflektierte Kasuistik als Instrument der Forschung und Lehre einer Integrierten Medizin. In: Uexküll T v, Geigges W, Plassmann R. Integrierte Medizin. Stuttgart: Schattauer 2002.
Geisler L. Arzt und Patient – Begegnung im Gespräch Frankfurt a. M.: PMI 2002.
Gendlin E. Focusing – Selbsthilfe bei der Lösung persönlicher Probleme. Reinbek: Rowohlt 2012.
Gerndt C. Der Hund im Kühlschrank. Eine Anleitung zur lebendigen und bewussten Kommunikation. München: Südwest 2011.
Gerold D. Das Kommunikationsmodell der Transaktionsanalyse. Paderborn: Junfermann 2008.
Goldbecker V, Buchholz G (Hrsg.). Transaktionsanalyse. http://f4.hs-hannover.de/fileadmin/media/doc/f4/Aktivitaeten/Veroeffentlichungen/2009/GB-03-09-Ta.pdf 2009 (Zugriffsdatum: 10.06.2014).
Goldstein N, Martin SJ, Cialdini RB. Yes! Andere überzeugen – 50 wissenschaftlich gesicherte Geheimrezepte. Bern: Huber 2009.
Goleman D. EQ Emotionale Intelligenz. München: Deutscher Taschenbuch 1997.
Gordon T, Sterling Edwards W. Patientenkonferenz: Ärzte und Kranke als Partner. Hamburg: Hoffmann und Campe 1997.
Gottschlich M. Medizin und Mitgefühl. Wien: Böhlau 2007.
Gottschlich M. Sprachloses Leid. Wege zu einer kommunikativen Medizin. Die heilsame Kraft des Wortes. Wien, New York: Springer 1998.

Greenhalgh T. Narrative-based Medicine. Bern: Huber 2005.
Groß O. Einfach gesagt. Göttingen: Business Village 2008.
Grossarth-Maticek R. Autonomietraining. Berlin, New York: Springer 2000.
Grossarth-Maticek R. Selbstregulation, Autonomie und Gesundheit: Krankheitsrisiken und soziale Gesundheitsressourcen im sozio-psycho-biologischen System. Berlin: de Gruyter 2002.
Günthert E. Psychosomatische Urologie. Stuttgart: Schattauer 2004.
Haisch J. Der mündige Patient und sein Arzt. Heidelberg: Kröning: Asanger 2002.
Haller N. Die erfolgreiche Diabetesschulung. München: Urban & Fischer 2008.
Hammer S (Hrsg.). Mein Patient macht nicht mit – was nun? Idstein: Schulz-Kirchner 2013.
Harnack EW. Partner statt Patient. Berlin: W. Beckert 2009.
Harris TA. Ich bin o.k., Du bist o.k. Reinbek: Rowohlt 2011.
Häuser W, Hansen E, Enck P. Nocebophänomene in der Medizin: Bedeutung im klinischen Alltag. Deutsches Ärzteblatt int 2012; 109 (26): 459–465.
Heilmann M. Win-Win-Gespräche. Göttingen: Business Village 2012.
Hellmann W (Hrsg.). Abteilungsmanagement für leitende Ärzte. Heidelberg: Economica 2008.
Herberger G. Ganzheitlich beraten in der Pflege. Hannover: Schlütersche 2005.
Hinsch R, Wittmann S. Soziale Kompetenz kann man lernen. Weinheim: Beltz 2003.
Hoefert HW. Kommunikation als Erfolgsfaktor im Krankenhaus. Heidelberg: Economica 2008.
Hoefert HW. Psychologie in der Arztpraxis. Göttingen: Hogrefe 2010.
Höfner E, Schachtner HU. Das wäre doch gelacht. Humor und Provokation in der Therapie. Reinbek: Rowohlt Taschenbuch 1997.
Hontschik B, Bertram W, Geigges W. Auf der Suche nach der verlorenen Kunst des Heilens. Stuttgart: Schattauer 2013.
Hösl G. Kommunikation – eine Fremdsprache. DVD Berlin 2010.
Hoppe JD. Das Arzt-Patienten-Verhältnis im 21. Jahrhundert. Rede auf dem 1. Kölner Symposium zum Medizinrecht, 10.10.2008.
Irmer J. Sinn und Unsinn der Diagnose bei Dr. Google. In: Die Welt 24.09.2013, http://www.welt.de/gesundheit/article120348234/Sinn-und-Unsinn-der-Diagnose-bei-Dr-Google.html (Zugriffsdatum: 02.06.2014).
Johnston A. Die Frau, die im Mondlicht aß. München: Knaur Taschenbuch 2007.
Kaczmarczyk L. Führungshandbuch für Ärztinnen: Gesunde Führung in der Medizin. Berlin, Heidelberg: Springer 2010.
Kälin K, Müri P. Sich und andere führen, Thun: Ott 1999.
Kalitzus V, Will S, Matthiesen PF. Narrative Medizin – Was ist es, was bringt es, wie setzt man es um? Z Allg Med 2009; 85 (2): 16–22.
Köferl H. Entwicklung der Patientenaufklärung im Gesundheitswesen. http://www.mh-hannover.de/fileadmin/organisation/ressort_krankenversorgung/downloads/risikomanagement/RMAktuellerStand/2010/6-Koeferl-EntwicklungPatientenaufklaerungGesundheitswesen2010.pdf (Zugriffsdatum: 02.06.2014).
Klappenbach D. Mediative Kompetenz. Paderborn: Junfermann 2006.
Klemperer D. Wie Ärzte und Patienten Entscheidungen treffen. Berlin: WZB 2003.
Klemperer D. Lohnt sich die partizipative Entscheidungsfindung? In: Public Health 19, Heft 70, 2011.

Klemperer D, Rosenwirth M. Chartbook Shared Decision Making: Konzept, Voraussetzungen und politische Implikationen. Gütersloh: Bertelsmann 2005.
Konitzer M, Jäger B, Schmid-Ott G. Schauspielpatienten sind auch »Sprachspiel«-Patienten. GMS Zeitschrift für Medizinische Ausbildung 2010.
Kowarowsky G. Der schwierige Patient. Stuttgart: Kohlhammer 2011.
Krukemeyer M. Kultur in der Medizin (Das ärztliche Gespräch). Stuttgart: Schattauer 2014.
Kutscher P. Kommunikation – Erfolgsfaktor in der Medizin. Heidelberg: Springer 2007.
Lalouschek J. Ärztliche Gesprächsausbildung. Radolfszell: Verlag für Gesprächsforschung 2002.
Langer T, Schnell MW (Hrsg.). Das Arzt-Patient Gespräch. München: Marseille 2009.
Langkafel P, Lüdke C. Breaking bad news. Heidelberg: Economica 2008.
Lasater J. Weil Worte wirken. Paderborn: Junfermann 2011.
Leu L. Gewaltfreie Kommunikation. Paderborn: Junfermann 2005.
Ley U, Kaczmarczyk G. Führungshandbuch für Ärztinnen. Berlin: Springer 2010.
Lippert-Burmester W, Lippert H. Medizinische Fachsprache – leicht gemacht. Stuttgart: Schattauer 2014.
Lown B. Die verlorene Kunst des Heilens. Stuttgart: Schattauer 2004.
Maehrlein K. Die Bambus-Strategie. Offenbach: Gabal 2012.
Marston W. Emotions of Normal People. Taylor & Francis Ltd 1928.
Maoz B, Rabin S, Katz H, Matalon A. Die Arzt-Patienten-Beziehung. Berlin: Logos Berlin 2006.
Matolycz E. Kommunikation in der Pflege. Wien: Springer 2009.
McKay M, Davis M, Fanning P. Botschaften. München: Goldmann 2011.
Mehrabian A, Ferris S. Inference of Attitudes from Nonverbal Communication in Two Channels. In: Journal of Consulting and Clinical Psychology 1967; 31(3): 248–252.
Menz F, Lalouschek J, Gestettner A. Effiziente ärztliche Gesprächsführung. Wien: LIT 2008.
Metzner MS. Achtsamkeit und Humor. Stuttgart: Schattauer 2013.
Molcho S. Körpersprache des Erfolgs München: Ariston 2005.
Momburg M, Schulte D (Hrsg.). Das Verhältnis von Arzt und Patient. Wie menschlich ist die Medizin? München: Fink 2010.
Motschnig R. Konstruktive Kommunikation. Stuttgart: Klett-Cotta 2009.
Müller K. Kenntnisse und Einstellung klinischer Ärzte zum Patientengespräch (Dissertation) Berlin 2006.
Myerscough P. Kommunikation mit Patienten. Bern: Huber 2001.
Navarro J. Menschen verstehen und lenken. München: mvg 2011.
Nowak AM, Highfield R. Kooperative Intelligenz. München: Beck 2013.
Nowak R. Transaktionsanalyse und Salutogenese. Münster: Waxmann 2011.
Obermüller E. Placebos als Therapie? Interview mit Paul Enck. In: science ORF.at vom 24.01.2011, http://science.orf.at/stories/1673906 (Zugriffsdatum: 02.06.2014).
Ottawa Charter for Health Promotion 1986, Kanada November 1986.
Otten H. Professionelle Beziehungen. Berlin: Springer 2012.
Otterstedt C. Der verbale Dialog: für Begleiter von Schwerkranken. Dortmund: Modernes Lernen 2005.
Otterstedt C. Der nonverbale Dialog. Dortmund: Modernes Lernen 2005.
Otto C. Mehr Dialog bei Krebs (Audio-CD). Stuttgart: Schattauer 2012.

Patrzek A. Wer das Sagen hat, sollte reden können. Paderborn: Junfermann 2008.
Peintinger M. Therapeutische Partnerschaft. Berlin: Springer 2003.
Petermann F. Patientenmotivation und Compliance. Regensburg: Roderer 2011.
Petermann F, Daseking M (Hrsg.). Fallbuch HAWIK-IV. Göttingen: Hogrefe 2009.
Petzold D. Praxisbuch Salutogenese: Warum Gesundheit ansteckend ist. München: Südwest 2010.
Pflüger E, Schönwälder T. Kommunikation in der Arztpraxis. Heidelberg: Economica 2008.
Rappe-Gisecke K. Vorwärts zu den Wurzeln – Balint-Gruppenarbeit aus kommunikationswissenschaftlicher Sicht. Balint J 2000; 1(2): 26–42.
Riemann F. Grundformen der Angst und die Antinomien des Lebens. Basel/München: Ernst Reinhardt 2007.
Ripke T. Patient und Arzt im Dialog. Stuttgart: Thieme 1994.
Roch K, Trubrich A, Haidinger G, Mitterauer L, Frischenschlager O. Unterricht in ärztlicher Gesprächsführung. Zeitschrift für Medizinische Ausbildung GMS 2010; 27.
Rogall R, Josuks H, Adam G, Schleinitz G. Professionelle Kommunikation in Pflege und Management. Hannover: Schlütersche 2005.
Rogers C. Die Klientenzentrierte Psychotherapie. Frankfurt a. M.: Fischer 2012.
Rosenberg M B. Einführung in die gewaltfreie Kommunikation. Eine Sprache des Lebens. Paderborn: Junfermann 2012.
Rössler W (Hrsg.). Die therapeutische Beziehung. Berlin: Springer 2005.
Ruch W, Proyer RT. Positive Psychologie: Zum Glück geboren? In: Holenstein A, Meyer Schweizer R, Perrig-Chiello P, Rusterholz P, von Zimmermann C, Wagner A, Zwahlen SM (Hrsg.). Glück. Bern: Haupt 2011.
Rust S. Wenn die Giraffe mit dem Wolf tanzt. CD Burgrain: Koha 2007.
Ryborz H. Beeinflussen – Überzeugen – Manipulieren. Regensburg: Walhalla Fachverlag 2012.
Sachweh S. »Noch ein Löffelchen?«. Bern: Hans Huber 2012.
Salovey P, Mayer J D, DiPaolo M. Perceiving affective content in ambiguous visual stimuli: A component of emotional intelligence. In: Journal of Personality Assessment. Band 54, 1990.
Saß B, Kolster B (Hrsg.). Survivalbook für den medizinischen Alltag. Berlin: Lehmanns 2008.
Satir V. Meine vielen Gesichter. München: Kösel 2001.
Satir V. Mein Weg zu Dir. Kontakt finden und Vertrauen gewinnen. Kösel 2001.
Satir V. Familienbehandlung: Kommunikation und Beziehung in Theorie, Erleben und Therapie. Freiburg im Breisgau: Lambertus 1994.
Schachtner C. Krankheits- und Gesundheitsbilder: Metaphern als strukturierende Strukturen. Journal für Psychologie 2001; 9(4): 61–74.
Schachtner HU. Frech, aber unwiderstehlich. Der magische Kommunikationsstil. Harmony Balance 2007.
Schaffer-Suchomel J, Pletsch-Betancourt M. Entdecke die Macht der Sprache. München: mvg 2012.
Schäffner L. Das Patientengespräch. Münster: Waxmann 2012.
Scheibler F, Schwantes U, Kampmann M, Pfaff H. Shared decision-making. GGW 1/2005.
Schellenbaum P. Nimm deine Couch und geh! München: Kösel 1999.

Schlegel L. Handwörterbuch der Transaktionsanalyse. Freiburg: Herder 1993.
Schmidt L. Medizinerausbildung: Menschen hinter Spiegelglas. FAZ 05.06.2008.
Schmidt-Tanger M. Charisma-Coaching. Paderborn: Junfermann 2009.
Schulz von Thun F, Stegemann W (Hrsg.). Das Innere Team in Aktion. Hamburg: Rowohlt Taschenbuch 2008.
Schulz von Thun F. Abschiedsvortrag. Was ich noch zu sagen hätte. 23.10.2009. lecture-2go.uni-hamburg.de/veranstaltungen/-/v/10197 (Zugriffsdatum 05.06.2014).
Schulz von Thun F. Miteinander reden. Reinbek: Rowohlt Taschenbuch 2010.
Schulze-Rauschenbach S. Arzt-Patienten-Beziehung. www.meb.uni-bonn.de/psychiatrie/medpsy/manuskripte/sitzung_7_arzt-patienten.ppt (Zugriffsdatum 10.06.2014).
Schwantes U. In: Jonitz G. Narrative Medizin als Ansatz für eine ganzheitliche Patientenbetreuung. Ärztekammer Berlin. http://www.aerztekammer-berlin.de/40presse/20_VortraegePraes/942_BrixenNarrative_Medizin.pdf; 2008.
Schwartz D. Vernunft und Kommunikation. Dortmund: Borgmann publishing 2012.
Schweickhardt A, Fritzsche K. Kursbuch ärztliche Kommunikation. Köln: Dt. Ärzte 2007.
Sears M. Gewaltfreie Kommunikation im Gesundheitswesen. Paderborn: Junfermann 2012.
Seeberger A. Schamlose Neugier. München: Integral 2012.
Seiwert L, Gay F. Das neue 1×1 der Persönlichkeit. München: Gräfe und Unzer 2004.
Simon G. Kommunikationstheorien. Vortrag am 7. November 2008. http://www.hernadi.info/download/studium/kommunikationstheorien_praesentation.ppt. (Zugriffsdatum: 06.06.2014).
Simon S (Hrsg.). Der gute Arzt im Alltag. Köln: Dt. Ärzte 2005.
Specht-Tomann M, Tropper D. Hilfreiche Gespräche und heilsame Berührungen im Pflegealltag. Berlin: Springer 2011.
Spitzer M. Vortrag Berlin Renaissancetheater 18.02.2013 (Gedächtnisprotokoll).
Sprenger RK. Vertrauen führt. Frankfurt a. M.: Campus 2002.
Ternes D. Kommunikation – eine Schlüsselqualifikation. Paderborn: Junfermann 2008.
Tewes R. »Wie bitte?« Kommunikation in Gesundheitsberufen. Berlin: Springer 2010.
Thill KD. Konfliktbewältigung in der Arztpraxis. Köln: Dt. Ärzte 2004.
Thomann C. Klärungshilfe. Konflikte im Beruf. Reinbek: Rowohlt 1988.
Tritt K, Götz K. Kommunikation in der Arzt-Patient-Beziehung. http://www.meb.uni-bonn.de/psychiatrie/medpsy/manuskripte/ss06_medizinsoziologie_kommunikation_arzt_patient_tritt.pdf 2005 (Zugriffsdatum: 02.06.2014).
Troschke J. Die Kunst, ein guter Arzt zu werden. Bern: Huber 2004.
Uexküll T v, Geigges W, Plassmann R (Hrsg.). Integrierte Medizin, Modell und klinische Praxis. Stuttgart: Schattauer 2002.
Ullmann E. Humor in der Medizin. Script zum Workshop, Leipzig 2013.
Unesco (Bericht) http://whc.unesco.org; 1972.
Universitätsklinikum Tübingen Pressemitteilung vom 21.03.2013. Placeboeffekte in der Medizin. In: http://www.medizin.uni-tuebingen.de/Presse_Aktuell/Pressemeldungen/2013_01_21-p-63040.html (Zugriffsdatum 02.06.2014).
Vesper S. Strategien der Kooperation in der lösungsfokussierten Kurztherapie von Steve de Shazer und Insoo Kim Berg. Dissertation. Lang, Frankfurt a. M. u. a. O. 2010.
von Franz ML. Der Mensch und seine Symbole. Freiburg: Walter 1980.
von Hirschhausen E. Arzt – Deutsch Deutsch – Arzt. Berlin: Langenscheidt 2007.

Literatur

WadMed. Paper zum Wintersemester 2005. Medizinische Psychologie an der JLU Gießen. 2005.

Watzlawick P. Die Möglichkeit des Andersseins – Zur Technik der therapeutischen Kommunikation. Bern: Huber 2007.

Watzlawick P. Menschliche Kommunikation. Bern: Huber 2009.

Watzlawick P. Anleitung zum Unglücklichsein. München: Piper 2009.

Watzlawick P, Beavin JH, Jackson DD. Menschliche Kommunikation. Formen, Störungen, Paradoxien. Bern: Huber 1969.

Weckert A. Der Tanz auf dem Vulkan. Gewaltfreie Kommunikation & Neurobiologie in Konfliktsituationen. Das Training mit dem »roten Tuch«. Paderborn: Junfermann 2012.

Wedler H. Das ärztliche Gespräch. Stuttgart: Schattauer 1998.

Weisbach CR. Professionelle Gesprächsführung. München: Deutscher Taschenbuch Verlag 2013.

Weller D. Ich verstehe Sie! Filderstadt: Weinmann 2006.

Welling H. Kommunikation in der Medizin. Landsberg: ecomed 2005.

WHO. Gesundheit für alle. http://www.euro.who.int/de/publications/policy-documents/declaration-of-alma-ata,-1978 (Zugriffsdatum: 13.06.2014).

Wild B (Hrsg.). Humor in Psychiatrie und Psychotherapie. Stuttgart: Schattauer 2011.

Wild B. Humorfähigkeit trainieren. In: Falkenberg I, McGhee P, Wild B. Humorfähigkeiten trainieren. Stuttgart: Schattauer 2013.

Wingchen J. Kommunikation und Gesprächsführung für Pflegeberufe. Hagen: Kunz 2006.

Wühr E, Simmel M. Charisma in der Patientenführung. Bad Kötzing: Ganzheitliche Medizin Erich Wühr 2009.

www.dred.com (Zugriffsdatum: 02.01.2014)

www.jeder-fehler-zaehlt.de (Zugriffsdatum: 02.06.2014)

www.medgate.ch (Zugriffsdatum: 02.01.2014)

www.netdoktor.de (Zugriffsdatum: 02.01.2014)

www.symptomat.de (Zugriffsdatum: 02.01.2014)

www.vorsicht-operation.de (Zugriffsdatum: 02.01.2014)

Young J, Klosko JS. Sein Leben neu erfinden: Wie Sie Lebensfallen meistern. Den Teufelskreis selbstschädigenden Verhaltens durchbrechen ... Und sich wieder glücklich fühlen. Paderborn: Junfermann 2006.

Zwack J. Wie Ärzte gesund bleiben – Resilienz statt Burnout. Stuttgart: Thieme 2013.

Sach- und Personenverzeichnis

A

Ablenken 16, 18–19
Abschlussfrage 142
Adhärenz 4, 29, 42, 82, 200, 207–208
Ärger 36, 94
Akademie für Integrierte Medizin 222
Aktives Zuhören 46
– s. a. Zuhören
– Fallstricke 87–88
– lernen 86–87
Akzeptanz 94
alternative Medizin 228
Anerkennung 145, 150
Angst, Nähe-Situation 51
Anklagen 17–18
Anspannung 206
Antonovsky, Aaron 10, 40–41, 213
Antreiber 100
– Chancen und Nachteile 111
– Kommunikation 112
– Motor oder Quälgeist 105–106
– Optimierer 111
Antreiber-Test 106–111
– Auswertung/Profilerstellung 109
Appellebene 25, 210
Arena 103
Arnold, P 117
Arzt
– Dienstleistungsrolle 113–117, 215
– Kernkompetenz 116
– Rolle im Wandel 114–118
– Rollenverständnis 99
– Selbstverständnis 133
– Verantwortung als Stroke-Geber 150–151
– virtueller 224–228
Arzt-Patient-Beziehung 23, 114–115, 117, 222, 230
Arzt-Patient-Gespräch 55, 74
– Gegner 10
– situativer Kontext 114

Asklepios 183, 234
Assagioli, Roberto 1
Assoziationen 85
Aufklärung 160
Augenkontakt 14, 71, 125, 138, 180, 206
– Körpersprache 71
Augenmenschen 13–15
Aussage, Umformulierung 36–37

B

Balance, ausgeglichene 54–55
Balint, Michael 222, 229–230
Balint-Gruppen 100, 230
Bambus-Strategie 74, 137, 144–147
Befehlen, Gesprächskiller 166
Begegnung ohne Worte 5–6
Beobachten/Beobachtungen 35, 91, 103
Bereitschaft zur Lösung 146
Beruhigung, partizipative Entscheidungsfindung (PEF) 178
Beschwichtigen 17, 30
Besorgnis 36
Bestätigung 145
Bewerten 29, 84, 91, 126
Beziehungsebene 22, 25–26, 210
biosoziales Umfeld des Patienten 42
Bitte
– Erfolg versprechende 38–39
– erfüllbare, konkrete bzw. zeitnahe 38
blinder Fleck 103–104, 129
breaking bad news 43, 81

C

Campell, Joseph 211
Case-Management 224

Change-Management 101
chronische Erkrankungen 216
– Beobachtung 43
Code of Medical Ethics, American Medical Association 92
Compliance 4, 55–56, 97, 139, 176
– Verhinderung durch Angst/Unsicherheit 194
CrowdMed.com 227

D

Dalai Lama 118
Dauer-Mensch 48–49, 54
Depression 94
Diagnose aus dem Netz 223–224
DISG® 45, 76–84
– Arbeitsblatt 76–79
– Auswertung 79–81
– dominanter Typ 76, 79–80
– gewissenhafter Typ 76, 81
– Grundtypen 76
– initiativer Typ 76, 80
– Patientenkommunikation 81–84
– Persönlichkeitsanalyse 76
– stetiger Typ 76, 80
Distanz-Mensch 47, 50, 54
DMPs (Disease-Management-Programme) 213
Don Juan 184
Dramadreieck 100, 118–125
– Nichtberücksichtigungssystem 121
– Opfer-Rolle 120, 123–124
– Retter 120–121, 123
– Rolle, eigene 121–122
– Transaktionsanalyse 123–125
– Verfolger-Rolle 119–120, 122
DrEd.com 225
Drohen/Drohgebärde 17–19

Sach- und Personenverzeichnis

E
Echtheit 28
Edison, Thomas A 56
Ego-States 125
e-Health-Systeme 224
Ehrlichkeit, Komplimente 155
Eigenverantwortung 49
Einklang 174, 187–190
Einstiegsfrage 142
Eisberg-Modell 95–97
Eltern-Ich 65–67, 125
– Anamnese 68
– Kritisches 65–66, 123
– Helfendes 66–67
eminenz-orientierte Medizin 117
emotional quotient (EQ) 32
Emotionale Intelligenz 10, 31–33, 231, 234
Emotionale Kompetenz 32
Emotionen 31
Empathie 28–30, 32, 39, 46, 234
– Widerstände auflösen 171–172
energy flows 212–216
Enttäuschung 36
Erklären 159–162
– lernen, schrittweise 160–162
– Perspektivenwechsel 159
– Technik 138
Erschöpfung 37
Erstanamnese, Metaphern 200–203
Erwachsenen-Ich 67–69, 123, 125
Erwachsenensätze, typische 67
Evidenzbasierte Medizin 117

F
Feedback 100, 104, 128–132
– Regeln für das Formulieren 131
– Regelwerk 129
– Vertrauen 129
Feedback-Runden 130
Flexibilität
– Humor 192–193
– Stärke, stabile 144–147

Flip-Flop-Technik 196–197
Folgegespräch 159
Fragen 68
– Antreiber-Test 107–108
– Dramadreieck 121–123
– Entlastung 36
– ermittelnde 142
– Ermunterung 140
– geeignete 139
– geparkte 93
– geschlossene 142–143
– im Intranet 135, 137
– konfrontative 201
– kontraproduktive 82
– Mehrfachwahl der Antworten 99
– an Mitarbeiter 143
– nicht gestellte 200
– offene 140
– präzisierende 140, 142
– Versäumnis 143
– zentrale 178, 224
– zusammenfassende 141
Fragentreppe 142
Fragetechniken 137–144
– Möglichkeiten 140–144
Fremdbild 103, 128–132
friendly fire 39
Frisch, Max 132

G
Gefühle
– heilende Macht 31–33
– Zustände 35–36
Gegenfragen 141
Geschichten 212
– emotional aufgeladene 204
– Freude 205
– Informationsübermittlung 205
– Katalysator 209
– Kern 206
– KISS (keep it short and simple) 208–211
– Muster, einfache 208
– Überdosierung 209
Gespräche
– Authentizität 20
– Dissonanz, Erklärung 61
– emotionale Teilhabe 93
– Fünf Freiheiten 20
– haltgebende, nonverbale

und verbale Ebene 180
– No-Gos 166
– Verläufe, negative 16
– Wohlbefinden 20
Gesprächskern 11–12
Gesprächskiller 138, 166–169
– Beispiele 166
Gestik 14–15, 70
Gesundheit
– attraktive Ziele 213
– veränderter Blick 40–44
– WHO-Definition 40
Gewaltfreie Kommunikation 34–39
– Empathie 39
Gewohnheiten 100–102
– im Alltagsgeschehen 151
Glut unter der Asche 201
Goethe, Johann Wolfgang von 11, 69, 132
Goleman, Daniel 31
Gordon, Thomas 10, 27–30
Gottschlich, M 223
Grenzüberschreitung 26
Grossarth-Maticek, Ronald 44
Grotius, Hugo 125

H
Halo-Effekt 46, 90–92
Handhaben 41–42
Harris, Thomas A 68
Hauptfragen 12
Heilung 2
– Fähigkeiten 214
– Kommunikation, gelingende 4
Hilfe, akute 216
Hippokratisches Gesetz 207
Hochleistungszeiten 135
Hoffnung 222, 234–235
Hugo, Victor 9
Humboldt, Wilhelm von 147
Humor 174, 190–198
– dunkle Geschwister 197
– Element zum Erfolg 193–194
– erkennen und erlernen 194–195
– medizinische Wirkung 191–192
– Selbstschutz 194

Humor
- versus Stress 197–198
- Zeichen von Toleranz und Flexibilität 192–193

I

Ich bin nicht o.k.
- du bist nicht o.k. 58
- du bist o.k. 57
Ich bin o.k. 56
- du bist nicht o.k. 57–58
- du bist o.k. 45, 57–61, 76
Impact 138, 162–165
- Anschauungsobjekt 165
- Informationsinhalt 165
- nonverbaler 164–165
- verbaler 164
Impulse, eigene 6, 13, 15, 33, 221
Ingham, Harry 103
Inhalt(saspekt)
- des Gesagten 14
- Kommunikation 22
Inneres Team 125–128
- Mitglieder, Stellenbeschreibungen 127
- teamfähig machen 126–128
Integrierte Medizin, Thure von Uexküll-Akademie 230–231
Ironie 197

J

Ja-Nein-Prinzip 99
Johari-Fenster 100, 103–105

K

Kaczmarczyk, L 72
Kant, Immanuel 234
Kierkegaard, Sören 104
Killerphrasen 29–30, 166
Kind-Ich 62–65, 125
- Anamnese 68
- Spontanes 62–63, 65
- Angepasstes 63–65, 163
- Trotziges 64–65, 123
Kleist, Heinrich von 199
Körperhaltung 14

Körpersprache 45, 69–73
- Betreten eines Raums 70–71
- Dominanzprinzip 72
- Erwachsenen-Ich 67–68
- Gegenüber spiegeln 71–72
- Hände 71
- Hals, aufgerichteter 71
- nonverbale/verbale Anteile 72–73
- Wirkungen 70–71
Kohärenz(gefühl) 41, 168, 174, 213
Kollegialität, Qualitätszirkel 229–230
Kommunikation
- Abläufe, Interpunktion 23
- Antreiber 112
- Bedeutung 15
- Beziehungsaspekt 22
- Compliance-Rate 139
- fünf Thesen 3
- für alle 137–162, 164–172
- für Fortgeschrittene 173–219
- Gebrauchsanweisung 6–7
- gelingende 4, 6, 137, 222
- Geschick 33
- Goldene Regel 5
- gute 3–4, 137
- Inhaltsaspekt 22
- mit dem Dritten 73–75
- Navigationshilfe 7–8
- positive 4
- Postulate 41
- Skills, ärztliche 2
- sprachlicher Austausch 5
- Watzlawicks fünf Axiome 21–24
- wertschätzende 2, 4, 23, 75
- Zeit 10
Kommunikationsexperten, Sprechende Medizin 9–44
Kommunikationstheorie, Konfliktsituationen 29
kommunikative Kompetenz 102
Komplimente 138, 154–158
- effektiv einsetzen 157–158
- Ehrlichkeit 155
- Lob 156–157
Konflikte
- Bearbeitung, mediative Verfahren 184

- Bedürfnisse, verdeckte 34
Konstruktivismus 10
kooperativer Stil 113
kritisches Urteil 30

L

Laotse 217
lebensgeschichtliches System, Patient 215
Lebenswunde 201
Levine, Samuel A 183
Lewald, Fanny 45
Lichtenberg, Georg Christoph 221
Lob 150
- effektiv einsetzen 157–158
- Komplimente 156–157
Lösung, sachgerechte 146
Lösungsbereitschaft 146
lösungsorientierter Ansatz, Erwachsenen-Ich 67
Lown, Bernard 173, 183, 232
Luft, Joseph 103

M

Mach es allen recht 110–111
Mach schnell 110–111
Manipulation 162
Maoz, Benyamin 114
Mediation/mediative Verfahren 174, 184–187
- Vorteile 185
Medizinverständnis, traditionelles 40
Mehrabian, Albert 10, 13–15, 129
Ménage-à-trois 119
Merkblätter 159
Metaebene 46
Metakommunikation 28, 92–95
Metaphern 165, 174, 199–203
- Analogien 199–200
- Erstanamnese 200–203
Mimik 15, 70, 73, 87, 148
missing link 200
mit einem Dritten sprechen 45
miteinander entscheiden 175–179

Sach- und Personenverzeichnis

Molcho, Samy 69–70
Moralisieren
– Bewertung 87
– Gesprächskiller 167
Moses 73
Multiple-Choice-Verfahren 99

N

Nähe, Riemann-Thomann-Modell 47
Nähe-Mensch 50–54
narrative based medicine 174, 204
Navarro, J 124
Nervosität 36
NetDoktor.de 225
nonverbale Elemente 14–15, 114, 123, 137, 161, 164, 180–181, 234
– Strokes 148–149, 156
nonverbale Reaktionen 87

O

Online-Arztpraxen 224
Opfer-Rolle, Dramadreieck 120, 123–124

P

Palaverbäume 184
paradoxe Intervention 89
Paraphrasieren 86, 89–90, 141
Pareto, Vilfredo 11
Pareto-Formel 10–13
partizipative Entscheidungsfindung (PEF) 174–179
– Beruhigung 178
– emotionale Ebene 176
– Vertrauen 178
paternalistischer Stil 113
Patient
– lebensgeschichtliches System 215
– Selbstbestimmungsrecht 176
– Wissensstand 183
Patientenblatt, Übergabe an den Arzt 74

Patientenkommunikation, DISG® 81–84
Patientenorientierter Ansatz 27–28
Perfektionismus 111
Persönlichkeitsanalyse, DISG® 76
Persönlichkeitsbildung 102
Persönlichkeitsmerkmale, Balance, ausgeglichene 54–55
personalized medicine 117
Petzold, Dirk 213
Pindar 76
Placebo 222, 232–233
Platon 137
Primum non nocere 207
Probleme
– absetzen 218
– Wunschlösung 214
– zuhören 27
Protest 94

Q

Qualitätszirkel, Kollegialität 229–230

R

Rationalisieren 18–19
– Gesprächskiller 167
Reaktionen, indirekte 86
Reframing 188
55/38/7-Regel 14
Respekt 46
Ressourcen 213–214
Riemann, Fritz 47
Riemann-Thomann-Modell 45, 47–56
– Dauer 47
– Dauer-Mensch 48–49
– Distanz-Mensch 50
– Nähe-Mensch 50–54
– Wechsel-Mensch 49
Rilke, Rainer Maria 154
Ringelnatz, Joachim 95, 179, 190, 203
Ripke, Thomas 94, 133, 178
Risikofaktoren, pathogenetische 40
Rogers, Carl 10, 27–30

Rolle(n)
– des Arztes im Wandel 114–118
– Dramadreieck 121–122
– Metakommunikation 93
Rollenangebote 113–118
Rollenverständnis 99–100
Roosevelt, Eleonore 61
Rosenberg, Marshall D 34
Rosenthal, Robert 132–133
Rosenthal-Effekt 100, 132–133

S

Sachebene 25
Sachfragen 19
Salutogene Kommunikation 44, 174, 212–216
– breaking bad news 43
Salutogenese 40–44, 201, 213
Satir, Virginia 10, 16–20
Schachtner, Christina 47, 200–203
Schellenbaum, P 175
Schiller, Friedrich von 113
Schlüsselminuten 11
Schock 93
Schopenhauer, Arthur 13
Schulz von Thun, Friedemann 10, 24–27
Schwantes, Ulrich 43
Schwarmintelligenz 227
Schweigen 22
– Kongruenz/Respekt 28
SDM (shared decision-making) 175
Secundum cavere 207
Sei perfekt 110–111
Sei stark 111
Selbstaufgabe 111
Selbstbewusstsein
– gesundes 67
– offenes 129
– reloaded 56–61
Selbstbild 103
– Hilfe durch das Fremdbild 128–132
Selbsterkenntnis 103
Selbstheilungsvermögen 213
– Aktivierung 188
Selbsthilfeorganisationen 183

Selbstkontrolle 32, 219
Selbstmotivation 32
Selbstoffenbarungsebene 25–26, 210
Selbstregulation 44
– systemische 214
Selbstrespekt 101
Selbstschutz
– Humor 194
– Paraphrasieren/ Verbalisieren 89
Selbstverständnis, Arzt 133
Selbstwahrnehmung 32
– Arzt 100
self-fulfilling prophecy 132
Seneca 159, 169
shared decision-Haltung 23
Sinnfrage 41–42
Small Talk 29
Soft Skills 134, 156–157
Sokrates 90
Sowohl-als-auch-Vorschlag 94
soziale Kompetenz 33, 156
Spiegeln, Körpersprache 71–72
Spikes 174, 179–184
– Gesprächsrealität 180–181
– kommunikative Impulse 180–181
Sprechart 14
Sprechende Medizin, Kommunikationsexperten 9–44
Stimmlage 14
Storytelling 174, 203–212
– Abhärenz 207–208
– archetypische Muster 211
– Erfolge, gesicherte 206–207
Strategie, wirklichkeitskompatible Lösung 36
Stress versus Humor 197–198
Stroke-Geber, Verantwortung des Arztes 150–151
Strokes 137, 147–151, 231
– bedingte 149
– bedingungslose 149
– Koordination 148
– negative 148–149, 151
– nonverbale 148–149
– positive 148

– schlechte 149
– Transaktionsanalyse 150
– verbale 148–149
Subjekt 214
Suggestion 162
Suggestivfragen 140
Symptomat.de 225–226

T

Teamfähigkeit 33
Teamsitzung 135
Teresa von Ávila 42
Tertium sanare 207
Toleranz
– effektiver Erfolgsfaktor 192
– Humor 192–193
Tolstoi, Leo 103
Tonfall, moralisierender 29
training-cum-research-groups 230
Transaktionsanalyse 45, 61–69, 119
– Dramadreieck 123–125
– Strokes 150
Trösten 17, 30
– Gesprächskiller 167
Trost 19
Twain, Mark 24, 105, 154, 166
typengerechte Kommunikation 55–56

U

Überforderung 111
Überzeugungsarbeit 169–172
Überzeugungsgespräche, schrittweise lernen 170–171
Überzeugungskraft 33
Uexküll, Thure von 222, 230
Ullmann, Eva 194
Urteilen, Gesprächskiller 167

V

verbale Elemente 14
verbale Reaktionen 86
Verbalisieren 86, 89–90

Verfolger-Rolle, Dramadreieck 119–120, 122
Verhandlung 94
Verleugnung 94
Verständnis 55
– Überprüfung 139
Verstehen 41–43
Vertrauen 217–219
– Feedback 129
– geben 218–219
– partizipative Entscheidungsfindung (PEF) 178
Vier-Ohren-Modell 10, 24
Vorsicht-Operation.de® 226–227
Vorwurf zum Wunsch umformulieren 152–154
VW-Regel/-Technik 138, 152–154

W

Wahrnehmungseinheiten, positive 148
Warnung 168
Watzlawick, Paul 10, 21–24
Watzlawicks fünf Axiome 21–24
Wave 169–172
Wechsel-Mensch 47, 49, 54
Wertschätzung 28, 63, 97, 127, 129, 172, 181, 219, 234
– Fragen an Mitarbeiter 143
Wertungen vermeiden 29
Widerstände durch Empathie auflösen 171–172
Wiederholungsfrage 142
Wilde, Oscar 40, 99
Win-win-Geschäft/-Situation 168, 212
„Wir Team" 137–162, 164–172
Wirklichkeiten, gute/ schlechte 21–23
wirklichkeitskompatible Lösung, Strategie 36
Wissen als Geschenk 159–162
Wissensstand, Patient 183
Wohlbefinden 215
Wohlwollen, Gebrauchsanweisung 154
Work-Life-Balance 117
Worte/Wortwahl 22

Z

Zeit 133–135
- Struktur 13
Ziele 228–229
Zorn 36

Zuhören 84–90
- s. a. Aktives Zuhören
- erfolgreiches 84
- Fähigkeit 88
Zuwendung 147–151
- körperliche 148
zwischenmenschliche Beziehungsabläufe, komplementäre/symmetrische 23

Die Arzt-Patienten-Beziehung bei Schattauer

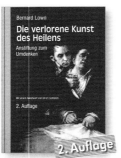

Bernard Lown
Die verlorene Kunst des Heilens
Anstiftung zum Umdenken

Mit einem Geleitwort von Ulrich Gottstein
Deutsche Übersetzung von Helga Drews

Mit diesem Buch ermutigt Lown die Ärzte, den Kampf für eine menschlichere Medizin nicht aufzugeben. Er stiftet seine Kollegen dazu an, sich wieder auf Werte, Fertigkeiten und Kenntnisse zu besinnen, die sie befähigen, nicht nur ihren Patienten gerecht, sondern auch zufriedener in ihrem eigenen Beruf zu werden.

2. Nachdruck 2012 der 2., erw. u. illustrierten Aufl. 2004. 327 Seiten, 20 Abb., geb.
€ 39,99 (D) / € 41,20 (A) | ISBN 978-3-7945-2347-4

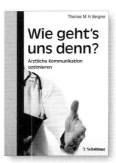

Thomas Bergner
Wie geht's uns denn?
Ärztliche Kommunikation optimieren

Thomas Bergner zeigt konkrete Wege auf, wie Sie Ihre ärztlichen Gespräche effektiver gestalten können und zielsicher zu dem von Ihnen angestrebten Ergebnis gelangen. Sie erhalten valide und praxiserprobte Anregungen, wie Sie mit Ihren Patienten oder deren Angehörigen sprechen können, damit Sie sich sicher fühlen und der Patient sich gut aufgehoben fühlt.

2009. 246 Seiten, 37 Übungen und STEPS, 7 Abb., 11 Tab., kart.
€ 29,99 (D) / € 30,90 (A) | ISBN 978-3-7945-2717-5

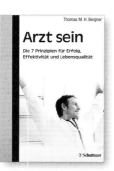

Thomas Bergner
Arzt sein
Die 7 Prinzipien für Erfolg, Effektivität und Lebensqualität

Spannend und 100% praxistauglich vermittelt Bergner seine 7 Prinzipien für mehr Lebensqualität als Arzt: von persönlicher Kompetenz über Selbstwahrnehmung, Eigenverantwortlichkeit, richtige Kommunikation, Empathie, Ethik bis zur persönlichen Zufriedenheit.

2009. 293 Seiten, 94 Übungen und Tests, 5 Abb., 39 Tab., kart.
€ 29,99 (D) / € 30,90 (A) | ISBN 978-3-7945-2681-9